现代护理学新编

主　编　姚蕴伍　郭常平
副主编　张明耀　周杏仙　章湘文

浙江大學出版社

《现代护理学新编》

编委会

图书在版编目(CIP)数据

现代护理学新编 / 姚蕴伍,郭常平主编. —杭州：浙江大学出版社,2005.7(2010.6 重印)

ISBN 978-7-308-04302-1

Ⅰ.现...　Ⅱ.①姚...②郭...　Ⅲ.护理学　Ⅳ.R47

中国版本图书馆 CIP 数据核字(2005)第 071575 号

现代护理学新编

姚蕴伍　郭常平　主编

责任编辑　陈晓嘉　张　鸽

出版发行　浙江大学出版社

(杭州市天目山路 148 号　邮政编码 310007)

(网址:http://www.zjupress.com)

排　　版　杭州求是图文制作有限公司

印　　刷　德清县第二印刷厂

开　　本　787mm×1092mm　1/16

印　　张　19.25

字　　数　427 千字

版 印 次　2005 年 8 月第 1 版　2010 年 6 月第 6 次印刷

印　　数　16001—18000

书　　号　ISBN 978-7-308-04302-1

定　　价　29.50 元

前　　言

根据医学远程教学具有开放式和交互式的特点，针对专升本护理学员已学过临床护理课程，在基本掌握内、外、妇、儿常见病、多发病护理知识与技能的基础上，需要了解和掌握现代医学和护理进展的知识更新要求，我们编写了这部《现代护理新编》。相对于传统模式的教材内容设置，本教材有以下特点：第一，把新的护理理念、护理程序贯穿教材始终；第二，打破了传统教材中按内、外、妇、儿科护理学编排内容的格局，以新的医学理论、技术与现代护理及健康保健方面的新进展作为编写教材内容的指导思想；第三，每一章都设置了“学习目标”和“思考题”，使学生能够在明确学习目标的前提下检验学习成果。基于此，本教材中未涉及有关专科护理的内容，以免与临床护理大专课程的内容重复。

本教材在绪论之后分为三篇。第一篇介绍临床疾病的医疗进展和护理，包括支气管哮喘、急性胰腺炎、肠易惹激综合征、白血病、原发性肾小球疾病、颅内高压、颅脑损伤、骨肿瘤、外科急腹症、儿童遗传性和内分泌疾病等疾病的治疗和现代护理；第二篇介绍临床医疗技术和护理，内容涉及冠心病的介入性治疗、消化道疾病的内镜下治疗、肾功能支持、器官移植、辅助生育、产前诊断、营养支持等新技术和护理；第三篇是有关现代护理和健康保健的内容，主要涉及儿童体格与心理行为保健、围生期保健、绝经期保健及糖尿病健康教育等。通过本教材的学习，将使学生对现代医学及医疗技术有比较全面的了解，对护理学的新进展有所认识，同时有益于树立起以现代护理观指导护理实践，提高独立思考的意识及实践能力，全面提高护理水平。

本教材作为国内首套远程医学教育系列教材之一，是在浙江大学远程教育学院的组织和支持下完成的，是所有参加编写的医护教师共同辛勤劳动的结果，尤其是干梦九教授悉心指导和修改，使我们受益匪浅。在此一并感谢。

需要指出的是，本书编著过程中已尽力使所涉及的药物（器械）剂量和方法等确切有据，并符合出版当时人们共识的原则。但限于水平，仍可能存在不当之处，而随着知识和实践的不断发展，相应内容亦会随之改变，故建议读者在采用本书建议的药物或器械时，应以国家审定的说明书为准。

最后，诚恳地希望广大读者及同行不吝赐教。

编　者

2005 年 7 月

前言

目 录

第二篇 临床新技术与护理

第三篇 现代护理与健康保健

绪　论

医学科学的迅猛发展以及高新科学技术在医学领域中的应用，使护理这一传统医学专业无论从理念到工作内容、技术要求都发生了深刻的变化；加之，社会和经济的发展，人民生活水平的改善，群体对健康需求的提高，也对护理工作提出了更新更高的要求。

传统的医院护理以病情观察、执行医嘱、预防保健、康复指导为重点。随着医学模式的改变，现代护理观倡导以人为本的整体护理理念，不仅要求护理人员及时掌握现代医疗技术和方法，熟悉新型医疗设备及药物对护理技能方面的要求，考虑病人生理的需要；还要求护理人员有较高的人文素养，考虑病人甚至家属在心理、精神、社会、环境方面的需求及健康教育方面的需要。因此，必须了解护理对象，了解其动态的健康状况，对出现的各类问题进行辩证、准确地施护；通过帮助病人掌握健康知识，从自身状况出发防治疾病，增强对疾病的应对及适应能力，达到心身俱佳的理想状态；合理地按照护理程序及工作方法，实施生理、心理全面的整体护理，这是现代护理的主体思想。

第一节　整体护理

整体护理（holistic nursing）是以护理服务对象为基础的现代护理模式，强调以病人的健康为中心，以人、环境、健康、护理四个概念为理论框架和指导思想，将护理程序工作方法应用于临床护理实践，既满足病人的需求，亦促使护理质量的提高。

整体护理的实施，需要有理论、有知识、有才能的护理人员，他们应能按照现代护理的观念，进行护理哲理的思考；按照现代护理程序，以人为本，制订个性化的护理方案；以为病人解决问题的效果作为评价标准，充分体现护士行为的最高水平，反映护理学科的专业性和相对独立性，并以此来检查和衡量自身的言行。

第二节　护理程序

护理程序（nursing process）是一种科学的工作方法，它以系统论、信息论、方法论、人的基本需要理论等作为基本理论基础，运用估计、诊断、计划、实施、评价等护理步骤，有计划、系统地解决病人问题，是实施整体护理的核心。

护理程序体现了护理的基本特征，要求对病人全程负责，尊重病人的生命、尊严和权利，运用自已的知识、经验、技能、思想和智慧去处理疾病治疗的全过程，解决病人的问题，帮助病人恢复健康、减轻痛苦、预防疾病、促进健康。

相对于传统护理，现代护理程序更突出以人为本的工作理念，其中两个重要的阶段是评估和护理诊断，现分述如下。

一、评估

评估(assessment)是护理程序的第一个步骤,主要是通过主观和客观两方面的途径来收集与病人相关的资料,包括病人的健康资料、病人患病后生理、心理的反应,社会、家庭、支持系统的态度等,目的是为下一步提出护理诊断提供依据。

1. 评估方法

(1)访谈:用语言沟通的方式和病人谈论与之健康有关的问题,了解病人的一般情况,对病人的生理、心理、社会环境等情况做出初步估计;了解病人对疾病有哪些主诉和症状,对疾病和健康的认识和要求,以及住院对病人和家庭的影响等。

(2)观察:通过与病人接触和交谈,观察病人的非语言行为和病人的精神状态,包括病人的外貌、面色、姿态、步态,以及病人饮食、排泄、活动等方面的信息。

(3)检查:通过望、闻、触、叩、听等技术检查病人的生命体征,对人体各系统进行必要的功能性检查,收集必要的实验室检查资料。

2. 评估内容

(1)病人的基本资料。

(2)病人目前的症状和体征。

(3)病人对疾病的反应和恢复健康的期望。

(4)病人的简要病史(包括过去曾患的疾病,接受过何种手术,用过什么药物,家属中有无慢性病、遗传性疾病等)。

(5)生理评估:对病人的神经、心血管、呼吸、消化、运动、皮肤等各系统做全面检查。

(6)日常生活能力:包括洗漱、沐浴等个人卫生情况,行走、排泄、睡眠、饮食、卫生习惯等。

(7)心理评估:包括①感知能力:视、听、触、嗅等感觉功能有无减退或消失,是否有错觉、幻觉;②认知能力:对时间、地点、人物等的定向力,记忆、理解、判断和抽象思维能力;③沟通:语言沟通能力(语音、语调、语速、语意)、思维内容及过程;④情绪状态:病人的心情状况,有无焦虑、抑郁、失望、恐惧;⑤对疾病和健康的理解与反应;⑥对应激事件的反应;⑦自我概念与自尊;⑧价值观与信仰。

(8)社会评估:包括①受教育情况;②生活与居住环境;③职业及工作环境;④家庭关系;⑤经济负担:支持系统是否良好,经济收入状况,收支是否影响疾病的治疗;⑥社交状况:社交网,参与社会活动的情况,人际关系,有无社交障碍等。

二、护理诊断

有关护理诊断,国际上缺少通用标准,但目前许多国家以北美护理诊断协会(North-American Nursing Diagnosis Association,NANDA)公布的"护理诊断"作为参照。NANDA将护理诊断定义为"关于个人、家庭或社区对现有的或潜在的健康问题或生命过程反应的一种临床判断,是护士对为达到预期结果而选择护理措施负责的基础"。迄今,NANDA 共公布了 155 个护理诊断标准。

1. 护理诊断的组成

护理诊断由名称、定义、诊断依据、相关因素四个部分组成。

名称(title):护理诊断的名称是对护理对象健康状态的概括性描述,一般采用改变、缺陷、无效、低效、过多、受损、紊乱等词汇,以几个特定用语来描述健康状态的变化。

定义(definition):定义是对名称的一种清晰、正确的描述,每一个护理诊断都有自己的特征性意义,以与其他诊断相鉴别。

诊断依据(characteristics):诊断依据是临床判断标准,这些判断标准可能是一组症状和体征以及有关病史,也可能是危险因素。

相关因素(related factors):相关因素即有关的原因或引起因素,也可称之为致危因素(risk factors),是致不健康的环境因素和生理、心理、遗传或化学因素,它使个体、家庭和社区人群的易感性增强。

2. 护理诊断分类

按 Marjory Gordon 的健康功能形态,护理诊断可按 11 类进行。

健康感受与管理:指护理对象对于自己健康状况的认识,包括作何种处理可以维持其健康,对疾病的描述;此外还应包括护理对象的认知、心态、反应以及行为情况。

营养与代谢:包括与代谢需要相关的食物、体液的代谢情况,皮肤、黏膜、毛发、口腔、牙齿的功能等。如按照年龄、身高、体重所需的营养或液体摄入的不足或过多,皮肤有无破损,黏膜、毛发、指甲组织的完整性如何,体温的变化(如体温的维持和调节),环境温度对体温的影响等。

排泄:包括有无排泄物成分、性状的异常和方式的改变(如排泄障碍或失禁)等。

活动与休息:日常生活能力(active daily living,ADL)、自我照顾及处理家务的能力;运动的量、种类,步态、姿势、肌力状况,身体有无残缺,关节活动度及手的握力情况,有无功能性障碍或潜在性功能障碍等。

认知与感知:认知功能的诊断包括语言功能,记忆、判断、解决问题以及做出决策的能力等。感知能力指听、看、闻、尝以及触摸的能力,三定(定时、定人、定点)能力,以及疼痛时的表现。

睡眠与休息:包括睡眠是否有效,睡眠时间有无减少,睡眠以后能否应付一天的活动。

自我感受与自我概念:指每个人对自己本身的意识与感受,包括对自我身体形象和能力的认识、自尊程度和价值观念,自我对社会认可自己能力的认识、情绪变化的情况。

角色与人际关系:人际关系有许多层次。一个人在家庭与社会中角色的变化,会导致失落,甚至造成脾气、性格、心理的巨大改变,对引发和加重疾病起到不可估量的作用。

性与生殖:指性的行为表现,个人发育和性功能及其本身的满足或不满足情况。

应付与应激能力:指对特定或突发事件产生的即时反应,如对于威胁事件的应对方式和适应能力。

价值-信念形态:不同年龄的人价值观与信念有所不同。信念是指一个人自认为可以确信的看法,价值观是指关于价值的信念、倾向、主张和态度的综合观点,起着引导行为取向、对事物进行评价的原则和尺度的作用。

3. 合作性问题

当病人正经历并发症或处于并发症易感性增加的情况时，为了及早发现和预防并发症，就存在合作性问题。即仅仅依靠护理诊断是不行的，而需要医护人员共同配合，及时发现和处理潜在并发症（potential complication, pc）。护士需要执行医嘱，进一步监测和评估病人及实施有关护理措施。

护理诊断和合作性问题虽然都涉及护理程序的所有步骤（评估、诊断、计划、实施、评价），但过程和方法不同，最重要的是目标不同。护理诊断中，护士能针对病人的情况提出合适的护理措施，并达到预期结果；而合作性问题中，护士不能单独提出护理措施，必须与医生共同努力，提出相应的治疗和护理手段，其结果可与医疗诊断标准对照。因此，预期结果和措施可能是评判护理诊断与合作性问题的关键，见图 1。

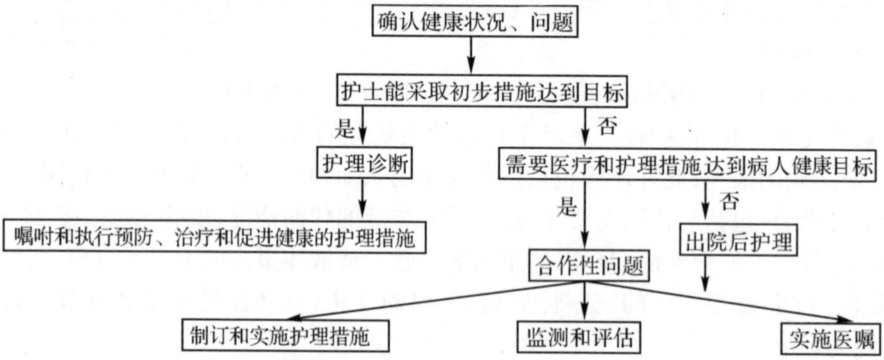

图 1 护理诊断和合作性问题的确认

案例 1（合作性问题：潜在并发症——颅内压增高）

一位颅脑损伤的病人，出现烦躁、瞳孔改变、对光反应迟钝、呕吐等状况。血压18.7/8.00kPa（140/60 mmHg），脉搏 65 次/min，呼吸 12 次/min，体温 38℃。上述检查结果提示病人可能发生颅内压增加，护士无法阻止和预防颅内压增高，因此需与医生合作处理：护士要监测病人的身体功能，执行医嘱和采取护理措施，医生则根据护士的观察和监测提出治疗方案。

案例 2

液体容量缺损（护理诊断问题）。

定义：个体能摄入液体（不禁食），有血管内、组织间隙内、细胞内脱水状态。

诊断依据：经口摄入液体不够，进出不平衡，皮肤黏膜干，重量轻。血清钠升高，尿量减少或排出量过多，尿浓缩、尿频，皮肤弹性差，恶心呕吐、口渴。

有关因素：液体缺少可继发疼痛、衰竭，进水量少和丢失液体。

预期结果：增加液体摄入，特别是根据年龄、代谢率确认液体缺损危险因素，增加液体摄入需要维持的正常范围的尿量，病人能诉说脱水症状和体征。

护理措施：评估引起脱水的原因。如极度虚弱不能喝水者，应协助喂水；因疼痛不能饮水者，应给予含止痛药的水。对不了解饮水重要性者，应给予教育指导。

如果病人有出血或手术后禁食，不能简单地施行护理诊断，此时已属于合作性问题范畴，应采用合作处理问题的方法。

第三节 现代临床护理的任务

现代护理学要求以人的健康为中心，运用护理程序对不同个体、不同文化背景、不同心理状态的病人进行个性化的护理，其临床护理任务包括基础护理、心理护理、专科护理（循证护理）、健康教育。

一、基础护理

（1）根据病人具体情况制订评定，可按照人的基本层次需要及每日的日常生活能力（active daily living, ADL）评定，个体在满足需要时缺乏哪些能力？需要提供哪种方式的帮助？是协助病人将物品放置在所需位置，还是由于个体无能为力，需要全部帮助。如病人的洗、梳、进餐、排泄、下床、走路等。

（2）观察病情：对于生命体征有变化的病人，根据病情变化的轻重，确定观察的内容和频率。有摄入不足或过多排出时，应考虑水和电解质的失衡，必要时准确记录出入量和监测电解质。对于有阳性体征的病人，严密观察其特征性变化，如意识、瞳孔、出血、呕吐、腹泻、疼痛、气急、呼吸困难、浮肿等的程度和性状的变化，及时予以对症护理。

（3）根据医嘱完成药物治疗，并观察疗效和不良反应，防止输液所致的并发症。

（4）创造有利于病人休息的良好环境和人际关系。

二、心理护理

由于对疾病的认知程度不一，病人对疾病的想法也会表现出不同的态度。护理人员应注意以人为本，因势利导地解除病人的思想顾虑，使之保持良好的心理状态，正确对待疾病。这对提高病人的免疫力和抗病能力有积极的意义，也是对病人进行心理护理的必要性所在。

病人主要在以下三个时期需要心理护理。

1. 过渡期

当病人知道自己患病或感觉到不适，尤其是知道患的是不治之症时，很容易产生焦虑、震惊、生气、否认、怀疑、害怕等心理反应。护理人员应耐心倾听病人的诉说，解释有关疾病的知识，使病人逐渐改变自己的过高期望，认识并接受诊断和治疗。

2. 承认期

随着诊断的明确，病人对疾病有了进一步的认识，开始逐渐接受疾病影响健康甚至生活这一事实，但有些病人会生气，怨天尤人，愤怒和发脾气。对这一时期的病人，护理人员应多陪伴，并让其发泄、哭泣，然后多加安慰，在生活上给予更多的照顾。有时，一些病人会产生较强的依赖心理，除给予适当照顾外，更重要的是加强健康教育，鼓励病人树立战胜疾病的信心，参与自我护理。

3. 恢复期

经过治疗与护理，病人的身体逐渐恢复正常或症状缓解，但此时多数病人会认为尚未完全恢复，希望更多地依赖医务人员及家属，也不知道如何去面对今后的健康问题。

因此，护理人员要加强对病人及其家属的健康教育，让他们明白提高自我生活能力及改变不健康行为的重要性，克服危险因素，促进健康。有的病人疾病有了好转，但功能没有恢复，护理人员应告知病人如何进行康复锻炼，以促进身体功能的恢复，提高生活质量。

三、专科护理

随着医学科学的不断进展，专科护理无论在护理理论和技术方面，均在原有基础上逐步提高，既充实了现代护理的理念，又推进了自身的发展，尤其是受到以护理研究为基础的、强调用实证来决策的循证护理(evidence based nursing)理论的影响。

要使护理学科适应医学和整个社会的发展，必须开展循证护理。所谓循证护理，即以有价值的、可信的科学研究结果为证据，系统地搜寻、评价和应用当前的研究成果，并以此作为临床决策的依据。其核心思想是审慎、明确、明智地应用当代科技方法获得最佳证据，运用科研获得的知识指导实践，应用研究结果解决临床问题；是一种使护士能够以最新、最科学的方法实施护理，通过加强医护间的协调和护理的科学性，将护理问题与循证的方法有机结合，运用批判性的思维(critical thinking)对现存的护理实践寻求实证的护理理念。

长期存在的经验式护理模式阻碍了以科学为基础进行护理决策的行为方式，因此应该有意识地将循证护理的观念、方法渗透到护理的各个领域，将护理研究与护理实践紧密结合起来，使专科护理通过不断实证、总结经验，提高专业水平；使护士朝专科护士方向发展。

四、健康教育

健康教育是一种有计划、有组织、有系统的教育活动，它通过信息传播和行为干预，帮助个人和群体掌握卫生保健知识、树立健康观念，自愿地采取有利于健康的行为和生活方式。其目的是使健康的人们自觉地采取有利于健康的行为，减少或消除危险因素，预防疾病，降低发病率；使病人降低或消除伤残率和死亡率，学习有效照顾自我所需的技能，提高生活质量。

参考文献

1. 李宁. 护理诊断手册. 北京:科学技术文献出版社,2001.

2. Donna D. Ignatavicius, et al. Medical-surgical nursing. 2 nd Edition. W. B. saunders co, U. S. A, 1995.

3. Rath E Graven, constanc, et al. Fundamental of Nursing. J. B. Lippincott co U. S. A. 1992.

4. Lyndajuall Carpenito. Nursing Diagnosis. J. B. Lippincott co. 8th. 2000.

5. 姚蕴伍. 护理基础教程. 杭州: 浙江大学出版社, 2002.

6. 胡雁，杨英华. 关于以实证为基础的护理的理论与实践. 中华护理杂志,2001,37(4):244.

（姚蕴伍）

第一篇

临床疾病医疗进展与护理

第一章 支气管哮喘的治疗与护理

学习目标：

- 了解支气管哮喘病因和发病机制
- 熟悉支气管哮喘诊断标准和病情分级
- 熟悉支气管哮喘治疗及雾化吸入治疗
- 掌握支气管哮喘护理

支气管哮喘(简称哮喘)为呼吸道常见疾病，是由多种细胞及细胞因子参与的慢性气道炎症，常伴随气道反应性增高，导致反复发作的喘息、气促、胸闷和(或)咳嗽等症状，多发生在夜间和(或)凌晨，常伴有广泛而多变的气流阻塞，可自行或通过治疗而逆转。、

哮喘是发达国家中发展最快、受累人群最多的公共健康问题之一。目前，全世界共有约1.5亿哮喘病人，我国哮喘的患病率也有逐年增加的趋势。2002年全国哮喘会议公布的上海、北京、沈阳及广东等地的流行病学资料显示，全国共有1000万～2000万哮喘病人，其中以儿童和青壮年居多。

第一节 病 因

一、遗传因素

哮喘是一种具有复杂性状和多基因遗传倾向的疾病，其主要特征有外显不全的显性遗传、遗传异质化、多基因遗传、协同作用等。这些现象解释了哮喘发病与某一组群体中发现的遗传连锁相关，而在另一个不同的群体中则不能发现。

二、变应原

目前认为哮喘最重要的激发因素可能是吸入变应原，有室内和室外两种。屋螨是最常见、危害最大的室内变应原，主要有屋尘螨、粉尘螨、宇尘螨和多毛螨。蟑螂为亚洲国家常见的室内变应原，尤其在阴暗潮湿和通风不良的地方。真菌亦是存在于室内空气中的变应原之一。花粉与草粉是最常见的引起哮喘发作的室外变应原，本草植物常引起春季哮喘，而禾本植物常引起秋季哮喘。

引起职业性哮喘的常见变应原有谷物粉、面粉、木材、饲料、茶、咖啡豆、蘑菇、蚕、鸽子，抗生素、异氰酸盐、松香、活性染料等。

三、促发因素

呼吸道病毒感染与哮喘发作密切相关。病毒参与哮喘发病的过程,婴儿期使病人获哮喘表型,在继后的发病中,病毒又成为诱发因素。

吸烟和大气污染是重要的哮喘促发因子。围生期胎儿的母体和体外环境,可以增加出生后变态反应和哮喘发病的可能性。另外,剧烈运动、气候转变、吸入冷空气和蒸馏水雾滴、精神因素等均可诱发哮喘。

第二节　发病机制

哮喘的发病机制复杂,而且目前还未完全阐明。主要认为是一些环境因素作用于易感个体,通过T细胞、嗜酸性粒细胞、肥大细胞等释放细胞因子和炎症介质,作用于气道产生炎症和气道高反应性。反复的炎症刺激及细胞因子和炎症介质的作用,气道产生不完全修复,引起气道上皮下基底膜网状结构增厚和纤维化、细胞外基质沉积增多、平滑肌增生肥厚等结构的变化,即发生气道重构(airway remodeling)。目前认为,气道重构是临床上慢性持续性哮喘气道阻塞加重及气道阻塞不可逆性的重要原因。

哮喘是一类炎症性疾病,已得到广泛共识。主要基于以下现象:气道炎症是所有类型哮喘的共同病理基础;气道炎症存在于哮喘的所有阶段;症状和气道高反应性的物质基础是炎症;哮喘可通过抑制炎症而得到控制。炎症除引起气道高反应性外,反复发作的炎症还可导致气道的不完全性修复,如气道基底膜增厚、平滑肌增生等,并最终使气道重构。哮喘的炎症过程见图1-1-1。

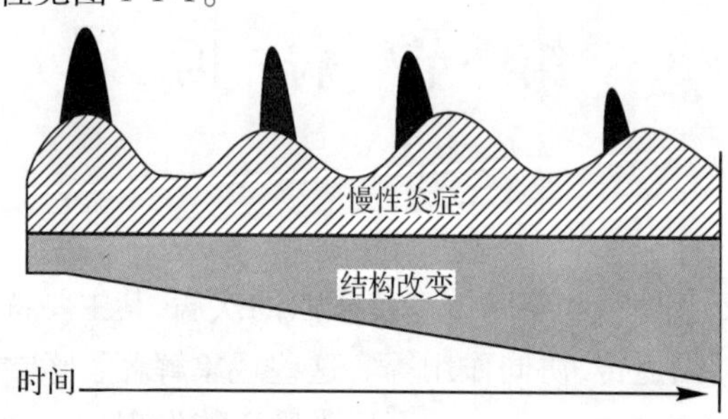

图1-1-1

过去认为,参与哮喘发病的细胞,主要是嗜酸性粒细胞和肥大细胞,后来发现Th2细胞也在气道中起重要作用,并且有Th1/Th2平衡失调理论。当Th2细胞占优势时,通过分泌IL-4而调控B淋巴细胞生成IgE,IgE作用于嗜酸性粒细胞和肥大细胞并使之致敏。后者一旦再次接触同种抗原,即可产生炎症介质释放的链式反应,此为"T细胞调控IgE依赖"机制。另外,Th2细胞还可通过释放的多种细胞因子如IL-4、IL-5、IL-3、IL-13等,直接引起各种炎症细胞的聚集和激活,从而促发炎症反应和迟发型变态反应,此为"T细胞调控非IgE依赖"机制。

最近的研究认为,巨噬细胞、树突状细胞、中性粒细胞、气道上皮细胞、平滑肌细胞、成纤维细胞也参与哮喘的疾病过程。

除上述细胞因素外，气道的神经调节机制也和哮喘发病有关。气道的神经调节除经典的胆碱能和肾上腺能神经系统外，还存在着非胆碱能、非肾上腺能神经系统。后者分泌一些神经肽类，引起支气管平滑肌收缩、黏液过度分泌、血管通透性增强，加重了炎症过程。

气道炎症、气道高反应性和气道重构均可导致气管狭窄，发生哮喘。哮喘早期产生的气管狭窄，主要是由于气道平滑肌收缩和黏膜水肿所致，很少发现器质性改变，气管狭窄也有较大的可逆性。如哮喘未得到控制而持续发展时，黏膜水肿加重，并由于炎症细胞聚集，黏液分泌亢进，渐成慢性黏液栓，此时哮喘的临床表现持续且不能完全缓解。当病情进一步发展，即会出现支气管平滑肌肥大、气道上皮下纤维化及气道重构，进入不可逆阶段。

第三节 临床表现及诊断

一、症状

哮喘发作的典型表现为发作性的咳嗽、喘鸣、胸闷，以呼气相为主的呼吸困难。一般不伴有咳痰，但在哮喘症状趋于缓解时可出现咳痰，多为白色黏痰，质稠，可呈米粒状或黏液状。哮喘发作症状轻时仅有胸部紧迫感，持续数分钟；重者则极度呼吸困难，甚或可出现呼吸衰竭，需要机械通气支持，有时症状可持续数周甚至更长时间。

当病人仅以发作性咳嗽为唯一的临床表现时，常被误诊为支气管炎，需要经过气道反应性测定等检测，才能诊断为哮喘，此即所谓咳嗽变异性哮喘。有些青少年病人以运动时出现胸闷、气急为唯一表现。个别女性在月经前或期间出现哮喘发作或哮喘症状加重。这些特殊情况在临床工作中均需重视。

二、体征

哮喘发作的典型体征是呼吸困难，同时出现并且同时消失的呼气相延长、伴呼气相哮鸣音。一般说来，哮鸣音与支气管痉挛或狭窄呈正相关，音调越高，支气管痉挛或狭窄越严重，症状也越严重。部分危重病人气道几乎完全阻塞，气流严重受限，哮鸣音反而消失，此时呼吸音也极弱，即出现所谓“沉默肺”（silent lung）。

哮喘发作期与哮鸣音同时存在的体征还有肺过度充气现象，如桶状胸、叩诊过清音、触觉语颤及呼吸音减弱等。病情严重时可有紫绀、呼吸辅助肌和胸锁乳突肌收缩增强，并由于胸内压增高、外周血回流受限制，出现呼气相颈静脉怒张、奇脉等。

三、诊断标准

2003 年中华医学会颁布的《支气管哮喘防治指南》中，诊断标准为：

- 反复发作喘息、气急、胸闷或咳嗽，多与接触变应原、冷空气、物理、化学性刺激、病毒性上呼吸道感染、运动等有关。
- 发作时双肺可闻及散在或弥漫性，以呼气相为主的哮鸣音，呼气相延长。

• 上述症状可经治疗缓解或自行缓解。

• 除外其他疾病所引起的喘息、气急、胸闷和咳嗽。

• 临床表现不典型者(如无明显喘息或体征)应至少具备以下一项试验阳性:①支气管激发试验或运动试验阳性;②支气管舒张试验阳性即第1秒用力呼气容积(FEV_1)增加15%以上,且FEV_1增加绝对值>200ml;③最大呼气流量(PEF)日内变异率或昼夜波动率≥20%。

符合(1)~(4)条或(4)、(5)条者,可以诊断为支气管哮喘。

四、病情严重程度分级

哮喘病人的病情严重程度分级应分为三个部分,即治疗前、治疗期间和急性发作时的严重程度分级判断。

1. 治疗前哮喘病情严重程度的分级

包括新发生的哮喘病人和既往已诊断为哮喘而长时间未应用药物治疗的病人,治疗前的病情分级见表1-1-1。

表1-1-1 治疗前哮喘病情严重程度的分级

分级	临床特点
间歇状态 (第1级)	症状<每周1次 短暂出现 夜间哮喘症状≤每个月2次 FEV_1占预计值(%)≥80%或PEF≥80%个人最佳值,PEF或FEV_1变异率<20%
轻度持续 (第2级)	症状≥每周1次,但<每天1次 可能影响活动和睡眠 夜间哮喘症状>每个月2次,但<每周1次 FEV_1占预计值(%)≥80%或PEF≥80%个人最佳值,PEF或FEV_1变异率为20%~30%
中度持续 (第3级)	每天有症状 影响活动和睡眠 夜间哮喘症状≥每周1次 FEV_1占预计值(%)为60%~79%或PEF为60%~79%个人最佳值,PEF或FEV_1变异率>30%
重度持续 (第4级)	每天有症状 频繁出现 经常出现夜间哮喘症状 体力活动受限 FEV_1占预计值(%)<60%或PEF<60%个人最佳值,PEF或FEV_1变异率>30%

2. 治疗期间哮喘病情严重程度的分级

进行病情严重程度、规范化分级治疗期间的病情严重程度分级(见表1-1-2),目的在于避免临床诊治过程中对哮喘病情的低估,并指导正确使用升降级治疗。

表 1-1-2　治疗期间哮喘病情严重程度的分级

目前病人的症状和肺功能	原设定的治疗级别		
	间歇状态	轻度持续	中度持续
间歇状态(第 1 级)	间歇状态	轻度持续	中度持续
轻度持续(第 2 级)	轻度持续	中度持续	重度持续
中度持续(第 3 级)	中度持续	重度持续	重度持续
重度持续(第 4 级)	重度持续	重度持续	重度持续

3. 哮喘急性发作时病情严重程度的分级

哮喘急性发作是指喘息、气急、咳嗽、胸闷等症状突然发生,或原有症状急剧加重。其主要表现是呼吸困难,以呼气量降低为其特征,常因接触变应原等刺激物,偶或因治疗不当等所致。其严重程度不一,病情加重可在数小时或数天内出现,偶尔可在数分钟内危及生命,故应对病情做出正确评估,以便给予及时有效的紧急治疗。哮喘急性发作时,病情严重程度的分级见表 1-1-3。

第四节　治疗与护理

一、治疗

哮喘虽然目前尚无根治方法,但以抑制气道炎症为主的适当治疗,通常可使病情得到控制。

1. 哮喘的治疗原则

哮喘治疗有两个要点,即强调早期治疗和长期治疗。哮喘的有效干预越早,气道重构越不容易发生。由于哮喘的气道炎症长期存在,在有些病人中甚至伴随其一生,所以哮喘需要长期治疗。长期治疗方案的选择基于其在治疗人群中的疗效及其安全性,以病人的病情严重程度为基础,并根据病情控制变化而增减(升级或降级)的阶梯治疗原则选择治疗药物,见表 1-1-4。

2. 哮喘急性发作时的治疗

治疗方案取决于急性发作的病情的严重程度,可先参照表 1-1-3 判断。若病人对起始治疗的反应差或症状恶化很快,或病人存在可能发生死亡的高危因素,应按下一个更为严重的级别治疗。

二、护理

1. 护理诊断:不能进行有效呼吸

与气道变应性炎症和高反应性、支气管痉挛有关。

护理目标:呼吸困难缓解,呼吸频率、幅度在正常范围,哮鸣音消失。

表 1-1-3　哮喘急性发作时病情严重程度的分级

临床特点	轻度	中度	重度	危重
气短	步行、上楼时	稍事活动	休息时	
体位	可平卧	喜坐位	端坐呼吸	
讲话方式	连续成句	只闻单词	仅闻单字	讲话困难
精神状态	可有焦虑,尚安静	时有焦虑或烦躁	常有焦虑、烦躁	嗜睡或意识模糊
出汗	无	有	大汗淋漓	
呼吸频率	轻度增加	增加	常 > 30 次/min	
辅助呼吸肌活动及三凹征	常无	可有	常有	胸腹矛盾运动
哮鸣音	散在,呼吸末期	响亮、弥漫	响亮、弥漫	减弱乃至无
脉率(次/min)	< 100	100 ~ 120	> 120	脉率变慢或不规则
奇脉	无, < 10mmHg	可有,10 ~ 25mmHg	常有, > 25mmHg	无,提示呼吸肌疲劳
使用 β_2 激动剂后 PEF 预计值或个人最佳值%	> 80%	60% ~ 80%	< 60%或 < 100L/min 或作用时间 < 2h	
PaO_2(mmHg)	正常	≥60	< 60	
$PaCO_2$(mmHg)	< 45	< 45	> 45	
SaO_2(吸空气,%)	> 95	91 ~ 95	≤90	
pH 值			降低	

表 1-1-4　哮喘病人长期治疗方案选择

分级	每天控制治疗药物	其他治疗选择
间歇状态	不必	
轻度持续	吸入糖皮质激素（≤500μgBDP 或相当剂量其他吸入激素）	缓释茶碱或色甘酸钠，或白三烯调节剂
中度持续	吸入糖皮质激素（200 ~ 1000μgBDP 或相当剂量的其他吸入激素），联合吸入长效 β_2 激动剂	吸入糖皮质激素（500 ~ 1000μgBDP 或相当剂量的其他吸入激素）合用缓释茶碱，或吸入糖皮质激素（500 ~ 1000μgBDP 或相当剂量的其他吸入激素）合用口服长效 β_2 激动剂，或吸入大剂量糖皮质激素（＞1000μgBDP 或相当剂量的其他吸入激素），或吸入糖皮质激素（500 ~ 1000μgBDP 或相当剂量的其他吸入激素）合用白三烯调节剂
重度持续	吸入大剂量糖皮质激素（＞1000μgBDP 或相当剂量的其他吸入激素），联合吸入长效 β_2 激动剂，需要时再增加 1 种或 1 种以上下列药物：缓释茶碱、白三烯调节剂、口服长效 β_2 激动剂、口服糖皮质激素	

注：BDP 即二丙酸倍氯米松（Beclomethasone）

护理措施：

（1）评估病人呼吸困难程度，呼吸频率、节律、深度、呼吸音性质。

（2）病人应取半坐卧位，胸部尽量向前倾。亦可伏于床桌上，以利于呼吸肌的运动。

（3）根据病情测定血气分析，随时调整给氧浓度，使动脉血氧分压提高在 10.7kPa（80mmHg）以上。

（4）经鼻导管或面罩吸氧，氧流量 2 ~ 5L/min，若呼吸困难，有胸闷、气急、紫绀等症状者，经血气分析示动脉血氧分压＜8.00kPa（60mmHg），可考虑经口/鼻插管行机械呼吸，以改善通气，提高动脉血氧分压。

（5）根据症状的轻重程度以及分级情况，参照哮喘治疗方案，建议医嘱给药。在使用雾化剂时，要教会病人正确掌握雾化器、干粉吸入器及定量吸入器的操作方法，如使用后症状未改善，应检查病人吸入技术是否正确。不能正确使用的病人，可采用储雾器，将喷出的气雾先储存在储雾器内，经多次呼吸后吸尽药液（见附 3）。在应用茶碱类药物氨茶碱静推时，须稀释后缓慢静注或静滴，边推注边仔细观察，以免引起心动过速、心律不齐，甚至心脏骤停等不良反应。

（6）呼吸极度困难往往会引起病人恐惧心理，更进一步加重呼吸困难，须进行心理安慰、诱导和劝说，减轻其恐惧心理，稳定情绪。

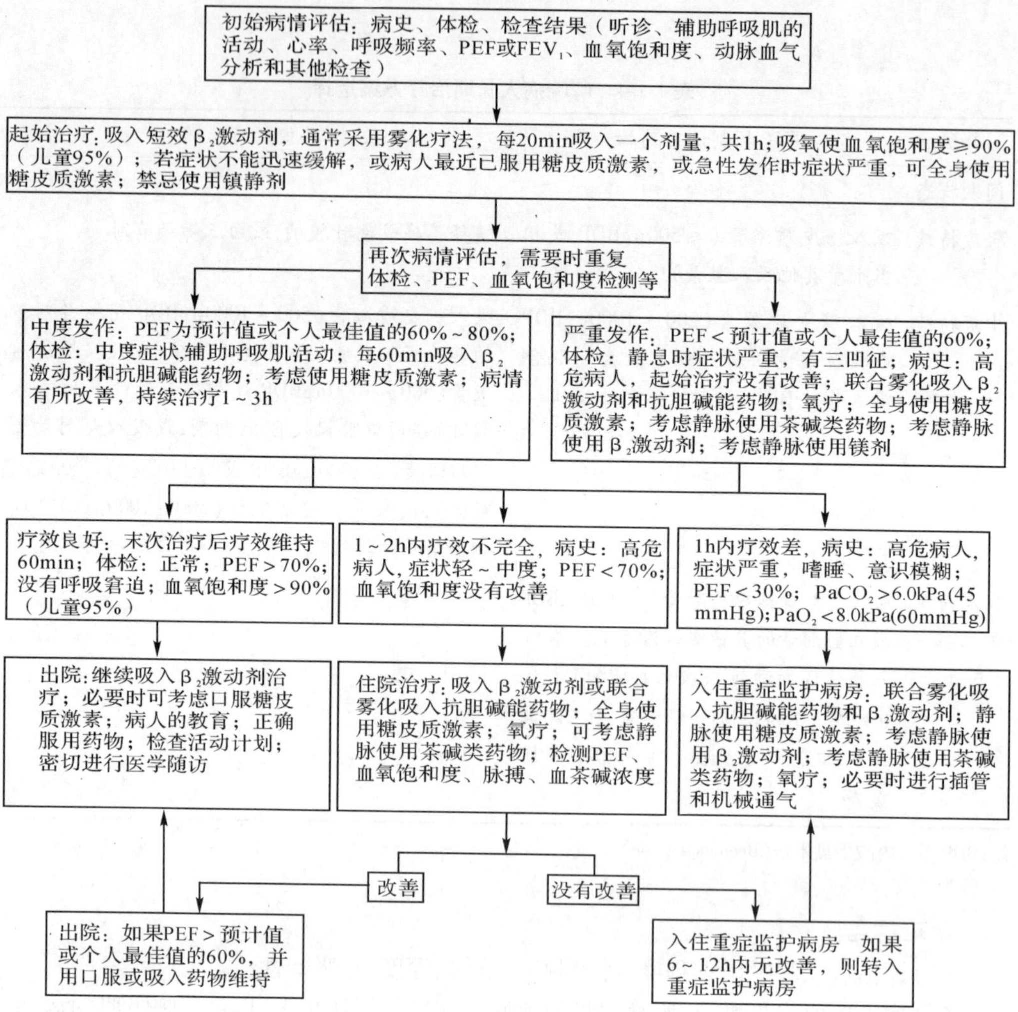

图 1-1-2 哮喘急性发作医疗流程图

(7)指导病人学会做噘嘴呼吸及腹式呼吸。

2. 护理诊断:气道清除无效

与黏液分泌过多,无效咳嗽,体力下降有关。

护理目标:病人能有效咳嗽,咳痰通畅,痰量减少。

护理措施:

(1)保持室内空气新鲜,温度 20～22℃、湿度 60%～70%为宜。

(2)评估痰的性状、量、色、气味。

(3)监测每天液体摄入量,每天进水 2000ml 左右。

(4)教会病人有效咳嗽,但切忌叩背,否则会加重支气管痉挛。

(5)必要时气雾,即湿化和喷雾治疗。雾化器将溶液喷雾成微粒,当细小微粒吸入肺组织后直接接触气管或支气管黏膜,稀释气管内分泌物,顺利排痰。

3. pc:低氧血症

(1)监测生命体征及呼吸系统评估,定时血气分析,给予机械呼吸,根据病情调节呼吸机参数,纠正缺氧。

(2)使用支气管扩张药物,早期应用激素。

(3)控制感染,根据痰培养药敏结果,客观地选用抗生素。

(4)纠正酸碱平衡失调。

(5)改善微循环。

(6)营养支持。

三、哮喘病人的教育及管理

对哮喘病人进行教育和管理是哮喘防治工作中十分重要的组成部分。通过哮喘教育可以显著地提高病人对于疾病的认识,更好地配合治疗和预防,提高病人的防治依从性,达到减少病人哮喘发作次数,维持病情稳定,提高生活质量并减少医疗费用的目的。哮喘教育包括初级教育和长期管理两方面内容。

1. 初级教育的内容

(1)使病人相信通过长期、规范的治疗,可以有效地控制哮喘。

(2)了解诱发哮喘的各种因素。结合每位病人的具体情况,找出具体的促发因素,以及避免诱因的办法,如减少变应原吸入,避免剧烈运动,忌用诱发哮喘的药物等。

(3)初步了解哮喘的发病机制。

(4)熟悉哮喘发作先兆表现及相应处理办法。

(5)了解峰流速仪的测定和记录方法,鼓励病人记录哮喘日记。

(6)学会在哮喘发作时进行简单的紧急自我处理方法。

(7)初步了解常用药物的作用特点、正确用法,并了解各种药物的不良反应及如何减少、避免这些不良反应。

(8)正确掌握使用各种定量雾化吸入装置的技术。

(9)知道什么情况下应去医院就诊或看急诊。

(10)了解心理因素在哮喘发病和治疗中的作用,初步运用心理调试技术。

2. 长期管理的目标

(1)使哮喘病人对防治措施具有良好的依从性。

(2)尽可能控制、消除有关症状,包括夜间症状。

(3)预防、控制哮喘发作,到医院就诊的次数达到最低限度。

(4)保证病人能参加正常活动,包括体育活动,将因病误工、误学的时间减少到最低限度。

(5)使肺功能尽可能接近正常水平。

(6)少用或不用短效 β_2受体激动剂。

(7)使药物不良反应发生率降至最低,最好是无不良反应。

(8)尽量使哮喘病人不发生不可逆性气流受限。

(9)减少哮喘病人发生猝死的概率。

附1　哮喘治疗的常用药物

哮喘治疗的常用药物有糖皮质激素、β_2受体激动剂、茶碱类、抗胆碱能药物、白三烯调节剂。

1. 糖皮质激素

糖皮质激素是最有效的抗变态反应的药物，其作用机制包括干扰花生四烯酸代谢，减少白三烯和前列腺素的合成；抑制嗜酸性粒细胞的趋化与活化；抑制细胞因子的产生；给药途径包括吸入、口服、静脉给药。吸入糖皮质激素是长期治疗持续性哮喘的首选药物，目前吸入的糖皮质激素有二丙酸倍氯米松(Beclomethasone，BDP)、布地奈德(Budesonide，BUD)、丙酸氟替卡松(Flulicasone)，三者的每天剂量和换算关系见表1-1-5。

表1-1-5　常用吸入糖皮质激素每天剂量(μg)与换算关系

药物	低剂量	中剂量	高剂量
二丙酸倍氯米松	200~500	500~1000	>1000
布地奈德	200~400	400~800	>800
丙酸氟替卡松	100~250	250~500	>500

2. β_2受体激动剂

β_2受体激动剂分短效与长效两种。短效β_2受体激动剂通常在数分钟内起效，疗效持续数小时，是缓解轻度和中度急性哮喘症状的首选药物。如沙丁胺醇(salbutamol)，每次吸入100~200μg；或特布他林(Terbutaline)，每次吸入250~500μg，必要时每20min重复1次，1h后疗效不满意者，应向医生咨询或看急诊。长效β_2受体激动剂有福莫特罗(Formoterol)和沙美特罗(Salmeterol)，适用于哮喘的预防和持续期的治疗，尤其适用于夜间哮喘和运动诱发哮喘。福莫特罗推荐剂量为50μg，每天吸入2次。福莫特罗起效迅速，可按需用于哮喘急性发作时的治疗。

3. 茶碱

茶碱具有舒张支气管平滑肌、强心、利尿、扩张冠状动脉、兴奋呼吸中枢和呼吸肌等作用。口服给药包括氨茶碱和茶碱控释剂(葆乐辉，Protheo)，一般不单独用于治疗哮喘，常与糖皮质激素联用。但与β_2受体激动剂联用时，易出现心率增快和心律失常等，应注意。

4. 抗胆碱能药物

吸入抗胆碱能药物通过降低迷走神经张力而舒张支气管，其舒张支气管的作用比β_2受体激动剂弱，起效慢，但可长期给药，对老年人疗效不低于年轻人。常用药物有溴化异丙托品(ipratropium bromide)、溴化氧托品(coxitropium bromide)等。

5. 白三烯调节剂

白三烯调节剂包括半胱氨酰白三烯受体拮抗剂和5-脂氧化酶抑制剂如齐留通(Zileuton)，目前国内应用的主要是半胱氨酰白三烯受体拮抗剂。该药主要与糖皮质激素联用，可减少吸入糖皮质激素的剂量并提高其疗效，尤其适用于阿司匹林过敏哮喘和运动性哮喘病人的治疗。常用口服给药包括：扎鲁司特(Zafirlukast)20mg，每天2次；孟鲁司特(montelukast)10mg，每天1次。

附2　哮喘治疗的目标及控制标准

1. 哮喘治疗目标

(1)有效控制急性发作症状并维持最轻的症状，甚至无任何症状。

(2)防止哮喘加重。

(3)尽可能使肺功能维持在接近正常水平。

(4)保持正常活动(包括运动)的能力。

(5)避免哮喘药物的不良反应。

(6)防止发生不可逆的气流受限。

(7)防止哮喘死亡,降低哮喘病死率。

2. 哮喘控制标准

(1)最少的(最好没有)慢性症状,包括夜间症状。

(2)哮喘发作次数减至最少。

(3)无需因哮喘而急诊。

(4)最少的按需使用 β_2 受体激动剂的量(最好不需要)。

(5)没有活动(包括运动)限制。

(6)PEF 昼夜变异率 <20%。

(7)PEF 正常或接近正常。

(8)最小的或没有药物不良反应。

附 3　雾化吸入治疗

雾化吸入治疗又称气溶胶吸入疗法,是将水分和药物混合成气溶胶的液体微滴或固体微粒,应用特别的气溶胶产生装置从而使其被吸入并沉积于呼吸道和肺泡靶器官,以达到治疗哮喘、改善症状的目的。

一、雾化装置

在治疗的过程中,雾化装置起着十分重要的作用。根据雾化装置的不同,可将其分为雾化器(nebulizer)、干粉吸入器(dry powder inhalator)、定量吸入器(metered dose inhalator, MDI)三种。

1. 定量吸入器

MDI 是目前雾化吸入治疗中应用最广泛的吸入装置,其驱动力是氯氟碳(chloroflurocarbon, CFC),常称氟利昂。MDI 产生的气溶胶在正确吸入后,只有小部分(约 10%)的药物达到肺内的作用部位,80%左右撞击于口咽部,9.8%留存于气雾装置内。撞击在口咽部的药物吞咽后,在血液中被稀释,如 β_2 受体激动剂;或由肝脏代谢而失活,如糖皮质激素;或经胃肠道排出体外,如色甘酸钠。

MDI 的优点:便于携带,随时可用,价廉,不用消毒,因而在过去几十年中得到广泛的成功应用,但其疗效与正确掌握吸入技术密切相关。正确的吸入方法为:

(1)摘下喷嘴盖,摇晃吸入器;

(2)呼气至残气位;

(3)将喷嘴放入口内,紧闭双唇,在开始吸气的同时按下吸入器顶部将药喷出,作慢(0.5L/s)而深的吸气,直至肺总量;

(4)吸气末屏气约 10s;

(5)缓慢呼气,此后正常呼吸。若病情需要,可在休息 2min 后重复 1 次上述全过程。最后将喷嘴盖套回喷嘴口。

MDI 的主要缺点:病人不能正确和协调地完成吸气及喷药的动作,尤其对于老人和儿童病人。肺活量严重减少的病人吸入到下呼吸道的药量大为减少,也会影响疗效。储雾器(spacer)作为喷嘴的延伸,可以克服以上一些不足。使用时,药物先喷入储雾器内,随后病人吸入储雾器内的空气和药物,这样就避免了喷药与吸药的不同步。气雾到达病人体内时,速度变慢,雾粒变小,从而减少了药物微粒在口咽部的沉积,提高了疗效,减少了不良反应。见图 1-1-3。

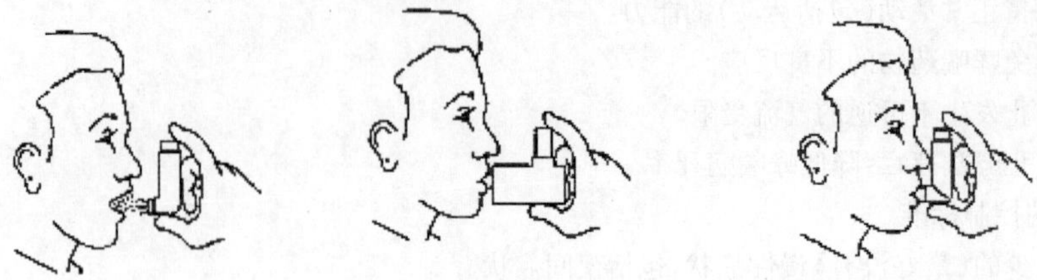

(1)吸入器未放入口中，不正确　(2)储雾器的使用　(3)将吸入器完全放入口中

图 1-1-3　MDI 及储雾器使用

2. 干粉吸入器

干粉吸入器的驱动力来自病人的吸气,故不需要使用喷药动作,但需要较高的吸气流量。病情严重的病人或小儿因为最大吸气压力低,会影响到吸入效果。

3. 雾化器

按驱动装置的不同,雾化器又分为挤捏式、喷射式、泵式和超声雾化器,其中以喷射式雾化器及超声雾化器最为常见。

(1)喷射式雾化器:属于气动雾化装置,由压缩空气或氧气作为驱动力。当高速气流通过细孔喷嘴时,由于 venturi 效应,高速气流周围会产生负压,再由于 bermoulli 的作用,雾化液从毛细管被吸引进入气流中。雾化液经高速气流的粉碎,在表面张力的作用下形成雾滴,其中大的颗粒占 90%以上。小的雾滴被吸入呼吸道,大的雾粒撞击在挡板上又回到雾化器上重新雾化。

(2)超声雾化器:属于电动雾化装置,所需能量来源于压电晶片高速震荡产生的能量。其振荡频率为 1 ~ 3MHz,气溶胶雾粒直径大小与振荡频率成反比。振荡越强,产生的雾粒越多越细。超声雾化器产生的气雾量比喷射式雾化器多,但产生的雾粒较大(3.7 ~ 10.5μm),在肺内的沉降率为 2% ~ 12%。

二、雾化吸入疗法

应根据病情需要,合理选用适宜而有效的雾化吸入方式,必要时联用有效的药物,可以提高雾化吸入的效果。

病情危重的支气管哮喘和慢性阻塞性肺疾病伴呼吸衰竭的病人,因为其支气管痉挛、气道炎症及分泌物引起气道阻力增加,肺进一步充气过度,致使深吸气量显著减少,呼吸浅促,病人无法配合有效地使用 MDI 治疗。此时应采用带定量吸入储雾器或喷射式雾化器串联于呼吸机进入病人吸入的通气管道中,进行无创(经鼻或经口鼻面罩)或有创(气管插管或气管切开)机械通气雾化吸入。

一般先用 β_2受体激动剂和抗胆碱能阻断药,隔 15 ~ 20min 后再吸入糖皮质激素或祛痰剂。应注意 β_2受体激动剂吸入过量可引起低钾、心率加速和心律失常等不良反应。而抗胆碱能阻断药几乎无不良反应,故可反复多剂量使用,以便尽快舒张支气管,改善通气功能。

若无条件进行机械通气,可采用定量吸入器,配合简易呼吸器进行经口鼻面罩辅助通气雾化吸入治疗。对一些年老体弱或呼吸功能明显受损的病人,宜以慢而深且吸气后停顿的腹式呼吸方式,采用喷射式雾化器吸入治疗。对于轻、中度哮喘或呼吸功能稍差者,常用 MDI 吸入疗法,必要时加用储雾器吸入。

思考题

1. 支气管哮喘的病因因素有哪些?
2. 如何理解支气管哮喘发病机制?
3. 支气管哮喘病情如何分级?

4. 支气管哮喘的治疗原则是什么？
5. 吸入治疗有哪几种？各有哪些特点？如何应用？
6. 支气管哮喘的低效性呼吸困难护理措施有哪些？
7. 支气管哮喘教育的内容有哪些？
8. 支气管哮喘病人如何长期管理？
9. 支气管哮喘控制标准有哪些？

参考文献

1. Bousquet J. Global Initiative for Asthma (GINA) and its objectives. Clin Exp Allergy, 2000, 30:2 – 5.

2. 朱元珏,陈文彬. 呼吸病学. 北京:人民卫生出版社,2003.

3. Lemanske R J. Viruses and asthma: Inception, exacerbation, and possible prevention. Pediatr, 2003, 142:S3 – 7, discussion S7 – 8.

4. 支气管哮喘防治指南(支气管哮喘的定义、诊断、治疗及教育和管理方案). 中华结核呼吸杂志, 2003,26(3):132 – 138.

5. Pelaia G, Vatrella A, Calabrese C, et al. New perspectives in asthma treatment. Allerg, 2000, 55 (Suppl 61):60 – 66.

6. 沈华浩. 哮喘手册. 北京:人民卫生出版社,2004.

（沈华浩　徐卫华）

第二章　急性胰腺炎的治疗与护理

学习目标：

- 熟悉急性胰腺炎发病机制。
- 掌握急性胰腺炎临床表现及主要检查。
- 掌握急性胰腺炎主要护理诊断相关因素、护理措施。

急性胰腺炎是各种原因使胰腺分泌的多种消化溶解酶消化和破坏胰腺自身及其周围组织的病理过程，临床上以急性上腹部疼痛和血、尿淀粉酶升高为特征，是消化系最为常见的疾病之一。

第一节　病因和发病机制

一、病因

- 胆道疾病是引起急性胰腺炎的最常见病因，尤其是胆石症，临床上称之为胆源性胰腺炎。
- 十二指肠乳头及其周围组织的病变可造成 Oddi 括约肌功能不全、胆胰管梗阻，而使胆汁或十二指肠液逆流入胰管诱发胰腺炎。
- 胰腺疾病包括胰管结石、胰腺癌、胰腺转移癌和环状胰腺、胰腺分裂等先天性胰腺异常，它们均可造成胰管阻塞、胰液分泌异常，从而引发胰腺炎。
- 饮酒和暴饮暴食使大量食糜短时间内进入十二指肠，刺激乳头水肿，Oddi 括约肌痉挛，刺激胰腺外分泌旺盛，胰胆管系统压力增高还有胰液淤积，致使高浓度的蛋白酶排泄障碍，胰腺泡破裂而发病。
- 腹腔手术特别是胰腺及其胃、胆道和肝脏等邻近脏器的手术，可能直接损伤胰腺，亦可损伤胰腺小血管，导致胰腺炎。
- 其他如 ERCP、高钙血症、利尿剂、皮质激素等均可引发胰腺炎。

二、病理

通常将急性胰腺炎的病理改变分为两型：

急性间质水肿型：胰腺呈间质水肿、渗出，实质内可有少量脂肪坏死灶，无大体的胰腺坏死和出血。

急性出血坏死型：胰腺肿大、质硬，胰实质及胰周脂肪结缔组织坏死，有时可波及胸膜、纵隔、皮下及骨髓等全身各部。

三、发病机制

急性胰腺炎的病因很多，其发病机制也有争论，主要倾向于以下几种：

• 胰腺在各种致病因素作用下，首先胰蛋白酶原被激活，形成胰蛋白酶；进一步激活磷脂酶A、弹性硬蛋白酶和胰血管舒缓素。磷脂酶A使卵磷脂变成具有细胞毒性的溶血卵磷脂，引起胰腺坏死；弹性硬蛋白酶使血管壁弹力纤维溶解，致胰血管受损、破裂、出血与坏死；胰血管舒缓素可使血中激肽原转变为激肽和缓激肽，使血管扩张，并增加血管的通透性和液化作用。消化酶与坏死组织液又可通过血循环及淋巴管途径输送到全身，引起全身脏器损害，产生多种并发症并致病人死亡。

• 胰腺消化溶解酶的自身消化作用导致胰腺微循环障碍，它与胰腺炎的严重程度相关。

• 在胰腺炎的发病过程中，细菌的感染不仅与胰腺炎的发生有关，还与疾病的严重程度和死亡率密切相关。

• 近年研究发现，白介素（IL-1，IL-2，IL-8 等）、肿瘤坏死因子（TNF）、转化生长因子（TGF）、前列腺素（PG）和血小板活化因子（PAF）等，另外如氧自由基和一氧化氮（NO），均与急性胰腺炎的发病以及胰外器官的损伤有密切关系。

第二节　临床表现和检查

急性胰腺炎的临床症状轻重不一，轻者有胰腺水肿，表现为腹痛、恶心、呕吐等；重者胰腺发生坏死或出血，可出现休克和腹膜炎，病情凶险，死亡率高。本病好发年龄为20～50岁，女性较男性多见。

一、症状

腹痛：为本病的主要症状，大多为突然发作，常于饱餐和饮酒后1～2h发病，疼痛为持续性，有阵发性加剧，呈钝痛、刀割样痛或绞痛，常位于上腹或左上腹，亦有偏右侧腹部者；可向腰背部放射，仰卧位时加剧，坐位或前屈位时略减轻。当伴有腹膜炎时，疼痛弥漫全腹。少数老年体弱病人可无腹痛或疼痛不明显。

发热：大部分病人呈中度发热。急性间质水肿型的发热在3～5d内可自退；急性出血坏死型呈高热或持续不退，提示胰腺或腹腔有继发感染。

恶心、呕吐与腹胀：起病时有恶心、呕吐等症状，有时较频繁，呕吐物为当日所进食物，剧烈者可吐出胆汁或咖啡渣样液，多同时伴有腹胀。急性出血坏死型常伴麻痹性肠梗阻，且腹胀显著。

黄疸：较少见，于发病后第2～3d出现轻度黄疸，数天后消退。此系胰头部水肿压迫胆总管引起，亦可因并发胆管结石或感染所致。

休克：仅见于急性出血坏死型胰腺炎。休克可逐渐发生或突然出现。休克的原因除呕吐使大量的消化液丢失，或麻痹性肠梗阻时大量消化液积于肠腔、腹腔及腹膜后间隙造成低血容量外，血管通透性增加，周围血管扩张。大量的渗血、出血可使循环血容量更

为不足。此外,胰腺还可能分泌一种抑制心肌的多肽,与休克有关。

二、体征

急性间质水肿型病人体征较轻,可有腹胀及上腹部压痛,无腹肌紧张及反跳痛,压痛往往与腹痛程度不相称。急性出血坏死型病人上腹压痛显著,出现腹膜炎时,压痛可遍及全腹,并有腹肌紧张及反跳痛;并发肠麻痹时则明显腹胀,肠鸣音减少而弱。胰液渗入腹腔或经腹膜后途径进入胸导管时,可出现血性或紫褐色胸腹水,淀粉酶浓度显著增高。严重病例渗出物透过腹膜后途径渗入腹壁,可见肋腹皮肤呈灰紫斑(Grey-Turner 征)或脐周皮肤青紫斑(Cullen 征)。病人如有低血钙,可引起手足抽搐。低血钙的发生是由于脂肪坏死时分解的脂肪酸与钙形成脂肪酸钙所致,此外,还与胰腺炎可使胰高糖素释放、刺激甲状腺分泌降钙素有关。

三、辅助检查

- 血、尿、粪常规:了解白细胞计数、分类;血细胞比容、血红蛋白、血小板计数和血型等及尿、粪情况。
- 血清淀粉酶测定:起病后 6 ~ 12h 开始升高。尿淀粉酶增高出现稍迟,一般在起病后12 ~ 24h开始升高,但延续时间较长。
- 血液生物化学测定:了解肝转氨酶、血清胆红素升高状况及白蛋白、球蛋白含量。重症时,血脂可增高。此外,了解肾功能情况,血糖和血钙、钾、钠、氯、镁等离子的浓度。
- 血气分析:可存在低氧血症、体内酸碱失衡等状况。
- DIC 全套:这是有关弥散性血管内凝血的化验指标。在极严重的病例中可呈阳性,伴 D-二聚体及纤维蛋白降解产物增高。
- C-反应蛋白:急性胰腺炎时升高并与病情平行。
- 心电图:示心肌缺血或损伤,由心肌抑制因子(MIF)、低血压和电解质紊乱等引起。
- X 线检查:腹部平片可以排除其他原因的急腹症。
- B 型超声:估计胰腺炎的严重程度,如是否发生腹腔局部并发症(如腹水等)。
- CT 检查:是诊断胰腺疾病的重要手段。结合临床指标,可以判断急性胰腺炎病人的预后。

急性重症胰腺炎的 APACHE 标准(表 1-2-1)积分在 8 分或以上,Balthazar 标准(表 1-2-2)CT 分级在 C 级或以上。急性期,当有胰腺以外另一器官的受损征象,就应考虑有重症胰腺炎的可能。

第三节 护 理

一、急性胰腺炎的重点护理

首先根据病人的临床表现及实验室检查进行评估,除一般护理外,按现代护理观念

表 1-2-1 APACHE 胰腺炎严重性分级标准

指标	异常增高范围					异常降低范围			
	+4	+3	+2	+1	0	+1	+2	+3	+4
体温(肛温℃)	≥41	39~40.9		38.5~38.9	36~38.4	34~35.9	32~33.9	30~31.9	≤29.9
平均动脉压(kPa)	≥26.3	17.3~26.2	14.8~17.2		9.3~14.5		6.6~9.2	≤6.5	
心率(次/min)	≥180	140~179	110~139		70~109		55~69	40~54	≤39
呼吸次数(次/min)	≥50	35~49		25~34	12~24	10~11	6~9		≤5
动脉血氧分压 PaO_2(kPa)					>9.3	8.1~9.3	7.3~7.9	<7.3	
动脉血 pH	≥7.7	7.6~7.69		7.5~7.59	7.33~7.49		7.25~7.32	7.15~7.24	<7.15
血清 Na^+(mmol/L)	≥180	160~179	155~159	150~154	130~149	120~129	111~119	≤100	
血清 K^+(mmol/L)	≥7	6~6.9	5.5~5.9	3.5~5.4	3~3.4	2.5~2.9			<2.5
血清肌酐(μmol/L)	≥309	176.8~300.6	132.6~167.9		53.0~123.7		<53.0		
血细胞比容	≥60%		50%~59.9%	46%~49.9%	30%~45.9%		20%~29.9%		<20%
白细胞计数($\times 10^9$/L)	≥40		20~39.9	15~19.9	3~14.9		1~2.9		<1

注:年龄大于 55 岁加 3 分,有重要脏器疾病应附加 2~5 分;各项指标积分≥ 8 分者为急性重症胰腺炎

重点提出以下护理诊断。

表 1-2-2　Balthazar 胰腺炎 CT 分级标准

分　级	CT　表　现
A 级	胰腺正常
B 级	胰腺增大,呈局灶性或弥漫性。异常改变包括形态不规则的腺体内不均匀的密度减弱,胰管扩张及胰体内灶性积液
C 级	除胰体内异常表现外,有胰周脂肪炎症,表现为胰周有模糊影及线条状密度增深
D 级	胰腺有多个低密度区(坏死)
E 级	胰腺有两个或以上的积液,胰腺内或胰周有气体

轻度:A、B 级,中度:C 级,重度:D、E 级。

1. 疼痛

与胰腺炎症、酶激活渗漏有关。

护理目标:减轻疼痛。

护理措施:

(1)观察疼痛部位及程度。

(2)根据医嘱可使用以下药物控制疼痛。

镇痛剂:哌替啶、曲马多和强痛定等。禁用吗啡。

抗胆碱能剂:阿托品和山莨菪碱等。有青光眼、前列腺肥大和肠麻痹者不宜。

非甾体类抗炎药:消炎痛栓等。其作用可能与抑制胰腺内源性前列腺素合成有关,因前列腺素能明显地增加胰腺微血管的通透性,使病情进展。早期应用非甾体类抗炎药,还有助于延缓或逆转病情的发展。

(3)禁食和胃肠减压:胰腺炎病人原则上均应禁食,因进食特别是进食蛋白质时,胃酸和蛋白质分解产物可使促胰液素和胆囊收缩素分泌,进而促进胰液和胰酶的分泌。病情较重者应进行胃肠减压。禁食和胃肠减压是减少胰腺分泌的重要措施。当病人痛止、热退、白细胞和淀粉酶恢复正常后可以拔管,给予少量无脂流食,数日后逐渐增加低脂低蛋白饮食。若有复发现象,立即停止进食。

(4)给予合适体位,使病人处于弯腰卷腿体位,以缓和疼痛。

(5)卧床休息,以降低代谢和减少胃泌素分泌。

(6)根据评判性思维与护理目标综合分析,按医嘱使用如下抑制胰腺分泌的药物。

抗胆碱能剂:如阿托品,抑制胃酸和胰液分泌,解痉和松弛 Oddi 括约肌。对中老年男性、青光眼、前列腺肥大和肠麻痹者不宜。

H_2受体拮抗剂:如雷尼替丁(ranitidine)或质子泵阻断剂奥美拉唑(omeprazole),前者抑制胃酸和胰液分泌,后者明显地抑制胃酸分泌,两者均可预防应激性溃疡的发生。

抑制胰腺分泌的激素类药物:如胰高糖素(glucagon)、降钙素(calcitonin)、生长抑素(somatostatin),也应用于临床较重的病人。目前最常用的是肽类激素生长抑素、14 肽生长抑素施他宁及人工合成8肽生长抑素善宁(octreotide\sandostatin)。生长抑素能抑制各种因素引起的胰腺分泌,抑制胰酶的合成,降低Oddi括约肌的基础压力,减少临床上止痛剂的需要量,减少局部并发症。

(7)根据评判性思维与护理目标综合分析,按医嘱应用抑制胰酶活性的药物,抑制蛋白酶、激肽系统、纤维蛋白溶酶、凝血酶系统的活力。常用的胰蛋白酶抑制剂(gabexale mesilate)即加贝酶,可减少并发症。

(8)根据评判性思维与护理目标综合分析,按医嘱给予足量广谱抗生素。急性胰腺炎以化学性炎症为主,多数胰腺炎与胆道疾病有关,且重症病人常有胰腺坏死组织继发感染或邻近脏器功能失常合并感染,故多常规应用抗生素。

(9)根据评判性思维与护理目标综合分析,按医嘱应用中医中药。采用的中药制剂主要有柴芍承气汤和丹参液,前者具有抑制胰酶分泌和激活、稳定溶酶体膜、降低血管通透性、松弛Oddi括约肌、抑制炎症介质和细胞因子、增加肠蠕动以及排出细菌和毒素等作用。后者通过改善血液流变学及微循环,抑制溶酶体酶,抑制中性白细胞趋化作用和抗氧化等作用,发挥其减轻胰腺炎症及组织损伤的功效。

2. 营养改变

低于机体需要量,与禁食、大量能量消耗有关。

护理目标:能摄取足够营养。

护理措施:

(1)评估营养状况,口腔、黏膜、舌、头发等营养状况以及每天体重。

(2)观察呕吐物、胃肠减压和留置导尿管引流液的性状、量,准确记录出入量。

(3)严密观察生命体征,观察有无口干、皮肤弹性及外周静脉血充盈情况,判断失水程度。用胃复安和枢复宁等控制呕吐。

(4)快速建立有效的静脉输液通道,根据评估资料选用中心静脉输液。根据年龄及心肺功能调节输液速度,遵医嘱补液、输血。如有异常,及时报告医生。除根据医嘱补充晶体液以外,还应积极补充胶体成分,如血浆、白蛋白或血浆代用品,必要时输全血。同时纠正电解质紊乱和酸碱失衡,主要是低血钙、低血钾和酸中毒。如低血钾不易纠正,要考虑是否合并低血镁症。维持水、电解质的平衡,尤其是坏死性胰腺炎、胰周大量渗液,会导致低血容量性休克。

(5)营养支持疗法:轻症胰腺炎通常在4~6d可恢复低脂低蛋白流食;重症胰腺炎至少数周不能进食,此时机体处于高分解代谢状态。加上感染及大量血浆外渗,若无足够热量补充,机体将处于负氮平衡与低蛋白血症状态,因此必须根据病人的具体病况,替补相应的糖、蛋白质、脂肪、维生素和其他人体必需的营养素。可建议全胃肠外营养(TPN)或肠内营养。全胃肠外营养(TPN)能恢复适当的营养,支持病人度过凶险的病程。多数研究结果表明,TPN并不增加胰腺的分泌;当肠功能恢复时,应全部或部分采用。可通过鼻空肠或空肠造口营养,使造口管位于屈韧带以下20cm以上。

3. 体温增高

与感染有关。

护理目标:达到体温正常。

护理措施：

(1)严密观察体温变化。每4小时测体温一次，做好口腔、皮肤护理。

(2)体温在39℃以上，应采用物理降温。

(3)建议定期查血、尿、粪、痰、引流液的细菌及真菌培养。深静脉导管拔管前，经导管抽血送培养；拔管后，在无菌操作下，切取导管尖端送细菌及真菌培养。

(4)早期给予广谱抗生素，可防止继发感染，缩短病程，减少并发症。出血坏死型应加大剂量。

二、并发症的治疗和护理

急性间质水肿型胰腺炎绝大多数病情经过顺利，一般很少有并发症；而急性出血坏死型胰腺炎几乎都有并发症。出血坏死型胰腺炎时可影响全身各器官，并发休克、成人呼吸窘迫综合征(ARDS)、急性肾功能衰竭、心功能不全、胰性脑病、上消化道出血、弥散性血管内凝血(DIC)、糖尿病、低钙血症、高脂血症、低蛋白血症、电解质紊乱和酸碱失衡、败血症及胰腺脓肿和胰腺假性囊肿等。

1. 应用脏器功能支持技术

出现胰性脑病、心功能不全、急性肾功能不全、ARDS 和 DIC 等并发症时，应采取措施进行相应的治疗和护理，改善氧和营养代谢障碍，抑制全身炎症反应综合征，重建全身炎症反应综合征与代偿性抗炎反应综合征的平衡，并有可能阻断过度炎症反应的发展，从而达到防治 MODS 之目的。

2. 腹腔灌洗疗法

对重症胰腺炎，为了清除腹腔内渗出物和各种活性酶、血管活性物质，减少细菌和毒素对腹膜的刺激及因它们进入血循环对全身器官的损害，应早期采用腹腔灌洗疗法。此法对急性肾功能衰竭者还有治疗作用。也有报道称用短时间血滤可以缩短病程，降低早期死亡率。

3. 内镜下治疗

内镜下 Oddi 括约肌切开术(EST)和鼻胆管、胰引流术等对胆源性胰腺炎，已成为一种重要的非手术疗法，用于胆道紧急减压引流和去除胆石梗阻，能起到治疗和预防胰腺炎发展的作用。较适用于老年人不适合行手术者，死亡率比保守治疗低。

4. 外科手术治疗

根据具体病情考虑手术治疗。

思考题

1. 急性胰腺炎主要发病机制是什么？
2. 急性胰腺炎临床表现及主要检查有哪些？
3. 急性胰腺炎疼痛护理诊断的相关因素是什么？应采取哪些护理措施？
4. 急性胰腺炎营养改变护理诊断的相关因素是什么？应采取哪些护理措施？
5. 急性胰腺炎护理诊断相关因素是什么？应采取哪些护理措施？
6. 急性胰腺炎有哪些主要并发症？治疗原则是什么？

参考文献

1. Freeman S, Lehman GA. ERCP and endoscopic sphincterectomy-induced pancreatitis. Pancreas, 1991, 6:350.

2. Agarwal N, Pichumoni CS, Sivaprasad AV. Evaluating tests for acute pancreatitis. Am J Gastroenterol, 1990, 85:356.

3. Tanaka S, Kobayashi K , et al. Corticosteroid – responsive diabetes mellitus associated with autoimmume pancreatitis. Lancet, 2000, 356(9233):910.

4. Messori A, Rampazzo R, Scroccaro G, et al. Effectiveness of gabexate mesilate in acute pancreatitis. A metaanalysis. Dig Dis Sci, 1995, 40(4):734.

5. Rau B, Uhl W, Buchler MW, et al. Surgical treatment of infected necrosis. World J Surg, 1997, 21(2):155.

6. 梅长林,等. 内科学教程. 北京:人民卫生出版社,2003.

（许国强　李静华）

第三章　肠易激惹综合征的治疗与护理

学习目标：

- 熟悉肠易激惹综合征概念。
- 熟悉肠易激惹综合征发病机制。
- 掌握肠易激惹综合征临床表现和主要检查。
- 掌握肠易激惹综合征疼痛、腹泻、便秘护理诊断的相关因素及护理措施。

肠易激惹综合征(irritable bowel syndrome,IBS)系指一组包括腹痛、腹胀、排便次数和性状异常,而缺乏特异性形态学、生化改变或(和)感染性原因的症候群。主要靶器官在结肠,但小肠、胃、食管等整个消化道甚至胆囊、膀胱等器官也可受累。20～50岁年龄段好发,女性多于男性。有IBS症状者只有14%～50%的病人就诊。

第一节　病因和发病机制

一、病因

IBS的确切病因未明,一般认为是以下多种因素综合所致。

1. 精神因素

由于心理障碍和精神异常可引起自主神经功能紊乱,通过脑－肠轴影响肠道功能,导致结肠运动及分泌功能异常而发病。

2. 饮食因素

部分IBS病人对某些食物不耐受,这些食物可促发或加重IBS症状。引起IBS食物的质和量均因人而异。

3. 肠道菌群失调

肠道菌群失调会影响食物的肠内代谢,降低肠道防御功能,继发致病菌交替感染,从而影响肠道的分泌和运动成为IBS发生的可能原因。

二、发病机制

1. 胃肠动力学异常

(1)结肠:结肠是最主要的受累器官,其动力异常一般表现在以下几方面。

结肠肌电活动异常:正常时表现为持续数秒钟的短峰突发波(short spike burst, SSB)和持续约半分钟的长峰突发波(long spike burst, LSB),前者与结肠非推进性分节收缩有关,后者则与肠道内容物的推进运动有关。

乙状结肠动力异常:腹泻型 IBS 病人静息时乙状结肠腔内压力降低,便秘型增高。

胃结肠反射:IBS 病人进食后结肠运动增加出现延迟,持续时间延长。

结肠输送时间:腹泻型 IBS 病人近端结肠输送时间缩短,而便秘型则延迟。

(2)直肠:便秘型 IBS 病人肛管内静息压异常增高,肛门括约肌对直肠扩张的反应性松弛迟钝,排便时外括约肌异常收缩;腹泻型肛管内括约肌静息压减低,直肠静息压及肛门直肠压力差均明显降低。

总之,IBS 病人的结肠对各种生理性和非生理性刺激如食物、肠内化学物质、药物、胃肠激素、机械性扩张和精神因素等的反应性明显高于正常人群,从而产生上述一系列结肠动力学异常并出现相应的临床症状。

(3)小肠:腹泻型 IBS 病人白天的移行性运动复合波(MMC)出现次数增多,餐后运动状态持续时间缩短,进餐时小肠高压收缩增加,一些病人的自发腹痛与高压收缩相关,空肠出现较多的丛集收缩波,回肠推进性收缩增多。腹泻型小肠输送加速,而便秘型减慢。小肠对脂肪餐、缩胆囊素、气囊扩张的反应性收缩过强;应激刺激下 MMC 消失或产生不规则的异常收缩。

(4)回肠、盲肠部:腹泻型转运速度加快,而明显腹胀者则减慢,回肠排空延迟,回盲部清除功能受损。

(5)胃和食管:食管下段括约肌张力降低,食管体的同步波频率增高,自发及反复性收缩较多;食管下段对扩张的耐受性差;胃、食管反流多见;胃排空延缓。

2. 内脏感觉过敏

IBS 病人对肠道扩张的反应性增高,痛阈降低,即内脏痛觉过敏。这种痛觉过敏,可能仅局限于内脏,因为 IBS 病人对躯体疼痛刺激(如皮肤电刺激或冰水刺激)的感知阈常较高。内脏敏感性的改变是 IBS 病人的重要病理生理表现,可导致一系列反射活动,影响胃肠道运动、分泌、吸收功能和局部血供,是造成 IBS 病人临床出现腹痛、腹胀等症状的病理基础。

3. 结肠分泌和吸收功能改变

便秘型 IBS 病人因粪便在肠道内运输过缓,致使液体过度吸收;而腹泻型的胃肠道通过时间缩短,且结肠内前列腺素 E 增高,促进黏膜分泌黏液,故常有稀黏便。

第二节　临床表现和检查

一、症状

IBS 的临床表现无特异性,不同个体可表现不同,但对于某具体个体则多有固定不变的发病规律和形式。通常慢性起病,病程长而全身状况良好,症状可为持续性或间歇性,如便秘、腹泻或两者交替。

1. 腹痛

腹痛为最主要的症状,约占 70% ~90%,多伴有排便异常。常于进食或冷饮后腹痛开始发作并加重，而于排便或排气后缓解；可发生于腹部任何部位，局限性或弥漫性，但最多见于下腹部；疼痛性质多样，常为紧缩感，程度各异，但不呈进行性加重，通常不在睡眠时发作。

2. 腹泻

一般只是排便次数增多（2～10 次/d），而粪量少，不超过每日正常排便总量（<250g/d），故不会引起大量液体丧失；排便不尽感明显，禁食 72h 后腹泻消失；夜间不出现腹泻。腹泻可由进食诱发（约占 1/4），粪便呈糊状，可伴有大量白色或透明黏液，有时全为黏液。进食脂肪或凉冻食可诱发或加重腹泻，精神紧张，应激或受凉可使排便次增多。

3. 便秘

多见于女性，可以便秘为主，或与短期腹泻交替。每周排便 3 次或粪便量每日少于 40g，粪便干，硬结呈羊粪样；粪柱细、硬或呈铅笔样。

4. 腹胀

常与便秘或腹泻相伴，肛门排气或排便后可减轻；白天较重，夜间睡眠后多消失，腹围一般不增加。

5. 全身症状

包括非胃肠道症状和神经精神症状等。

根据主要症状，可将 IBS 分为四种类型：腹泻型、便秘型、腹痛型、黏液便型。

二、体征

IBS 的特点之一是症状明显，而无相应明显的体征。Fielding 提出四条 IBS 相关体征，可作参考：

- 腹部触及结肠（尤其乙状结肠），并有压痛。
- 右髂窝部嘈杂音。
- 肛门指检感括约肌张力增加，痛觉过敏。
- 肛门指检的指套带有单纯黏液或球形粪块。

三、检查

实验室检查常无明显的阳性表现，具体可作如下检查。

1. 影象学检查

B 超检查以排除肝、胆、胰、泌尿生殖系统和甲状腺等疾病。X 线检查有腹部平片、GI、小肠造影和钡灌肠，甚至 ERCP 等。

2. 内窥镜检查

包括胃镜、小肠镜和结肠镜检查，其中以结肠镜检查最为重要。肠镜直视下可观察大肠黏膜及活检，并能观察肠道的舒缩情况；镜下可见肠管痉挛、蠕动增多、肠袋变浅、黏液较多及注气可诱发腹痛等 IBS 的常见征象，而无黏膜脆性增加、溃疡、肿块等器质性病变。

第三节 护 理

详细采集病史，询问家庭情况、精神创伤史、婚姻、职业、用药、饮食等情况，明确腹痛、排便特点和两者的关系及诱发因素等；了解与腹痛、排便相关的其他伴随症状，并从中找出相关性。对病人进行健康教育，使其了解该病的良性性质和与生活习惯、情绪变化的密切关系。对部分病人可以饮食治疗为主。

护理诊断：

1. 疼痛

疼痛与肠道痉挛、肠蠕动加快有关。

护理目标：疼痛缓解。

护理措施：

(1)评估疼痛程度、部位、性状、时间等。

(2)劝导病人放松，学会分散注意力的一些技巧，如深呼吸、听音乐、看报纸、杂志等，并参加一些力所能及的娱乐活动。

根据医嘱应用以下有关药物，严密观察副作用。

抗胆碱能药物：常用的抗胆碱能药物有颠茄、阿托品、山莨菪碱等，但副作用较大。目前国外常用的双环胺对胃肠道有较高的选择性，副作用较少。

钙通道阻滞剂：钙通道阻滞剂除可阻断 Ca^{2+} 内流发挥肌肉松弛作用外，还可抑制胃－结肠反射。常用的有维拉帕米、硝苯吡啶、尼莫地平等，对腹痛和腹泻有一定疗效。胃肠特异性钙拮抗剂匹维溴胺(pinaverium bromide)和奥替溴胺(octylonium bromide)可选择性抑制结肠收缩，明显提高直肠扩张引起的痛阈，全身副作用较少。

肌松药：美贝维林(mebeverline)，又称藜芦胺丁酯，属罂粟碱类。这是一种强烈的肌肉松弛剂而无抗胆碱能药物的副作用，可抑制空肠蠕动和结肠运动而缓解病人的腹痛等症状。常用剂量为100mg，每日3～4次口服。要注意防止可能发生成瘾性。

生长抑素奥曲肽(octreotide)：可通过抑制由直肠投射到脊髓的外周传入神经而减低内脏感知，也可通过抑制钙通道而降低背角神经元的兴奋性。

2. 腹泻

腹泻与乙状结肠腔内压力、直肠静息压及肛门直肠压力差均明显降低，近端结肠输送时间缩短，小肠对脂肪餐、缩胆囊素、气囊扩张的反应性收缩过强有关。

护理目标：腹泻次数减少，性状正常。

护理措施：

(1)评估腹泻次数、性状、量、色及诱因。

(2)根据医嘱应用抗胆碱能药物、钙通道阻滞剂、生长抑素和阿片制剂，甚至抗抑郁药等。

阿片样制剂洛哌丁胺：是最常用的止泻剂，商品名为易蒙停。通过作用于肠壁的阿片肽受体，阻止乙酰胆碱和前列腺素的释放，抑制肠蠕动，延长肠内容物的停留时间，加强肠道对水和离子的吸收，提高肛门括约肌的静息压力，可改善病人的腹痛、便急和肠鸣等症状，更多用于严重腹泻和大便失禁者。常用剂量为2～4mg，每日3～4次口服。复方苯乙哌啶的作用机制与洛哌丁胺相同，也可选择应用，但因含有阿托品，对老年人可能有一定的副作用。可待因的作用与洛哌丁胺相仿，因能通过血脑屏障而具有镇静作用，缺点是易成瘾。

抗抑郁药：对于伴有精神症状或反复发作的IBS病人，可试用小剂量的抗抑郁药。这类药物具有调节胃肠道生理和缓解疼痛的作用。如阿米替林（amitriptyline），不仅可改善病人的精神症状，而且病人的腹部症状，如腹痛、腹泻、大便频次等，也随之缓解；阿米替林常用剂量为10～25mg，每日2～4次口服。如果对阿米替林耐药，可使用新型的抗抑郁药氟西汀（flouxetine）或帕罗西汀（paroxetine）等选择性5-HT再摄取抑制剂。

昂丹司琼：根据医嘱应用昂丹司琼（ondansetron）可减慢结肠转运时间，增加直结肠顺应性和增加小肠对水、电解质的吸收，减低胃和直肠的敏感性及减轻以腹泻为主的病人的症状，但可引起便秘和头痛。目前正处于试用阶段。

（3）劝导病人进食清淡、低脂、少渣、高蛋白食物，禁食乳制品、豆制品、面食等病人不耐受食品，不吃生冷、油炸、刺激性食物，忌烟酒，严重腹泻病人应禁食，以后作渐近式饮食治疗（禁食→流质→半流质→普食）。取内关、公孙穴位按压30～50次（约2～3min）可协助改善症状。

（4）腹泻频繁者，肛周皮肤易擦伤引起感染。应指导病人家属便后用软纸拭擦并用温水清洗，有感染者可用1∶5000高锰酸钾（PP）溶液坐浴，肛周涂以无菌凡士林或其他无菌油膏，保持清洁，保护局部皮肤。

（5）指导病人要食用清淡、少油、易消化、低渣、高营养食物。腹泻严重或进食困难者，准确记录24h出入液量。应根据医嘱静脉补充葡萄糖、氨基酸、脂肪乳剂、维生素等，必要时补充血清白蛋白、电解质及微量元素。

3. 便秘

● 临床特征：每周排便3次或粪便量每日少于40g，粪便干，硬结呈羊粪样；粪柱细、硬或呈铅笔样。

● 相关因素：肛管内静息压异常增高，肛门括约肌对直肠扩张的反应性松弛迟钝，排便时外括约肌异常收缩；粪便在肠道内运输过缓，致使液体过度吸收。

护理目标：排便次数增加。

护理措施：

（1）评估便秘程度。

（2）根据医嘱使用以下药物。

纤维素制剂：纤维素能加速结肠或全胃肠道转运，降低结肠内胆盐的浓度，降低结肠内压，使大便松软易排出，缓解便秘及排便紧迫感。$5\text{-}HT_4$受体激动剂可增加肠蠕动，也有提高痛阈的作用。

其他通便剂：对以便秘为主要症状而经饮食治疗无效者，也可试用润滑性通便剂如石蜡油、开塞露等；盐类导泻剂如硫酸镁、氧化镁乳等和缓泻剂乳果糖。慎用刺激性泻剂和高渗性泻剂。

（3）便秘时应增加纤维素和流质摄入，每日饮水量应达到2000ml，可喝些淡盐水或蜂蜜,也可每天空腹喝一杯温水。

(4)指导病人进行一定范围的锻炼,如收腹抬腿或仰卧起坐,提肛收腹,或顺肠蠕动方向作腹部顺时针按摩,一天4次。养成定时排便的习惯,与病人共同制定排便表,即使无便意也要坚持定时如厕。可嘱病人每日早餐后排便,因早餐后易引起胃－结肠反射,此刻训练排便易建立条件反射,久之即可养成定时排便的目的。对自我暗示较强的病人,可采用"自我暗示"法以达到排便的目的。取足三里或支沟穴位按压30～50次,通常可改善症状。

由于肠易激惹综合征与多种因素有关,除对症状护理外,主要加强自我保健管理,减少应激源的刺激,保持良好的情绪,控制饮食,适当运动,调动、提高机体自身防病能力等是防治该病的关键。

思考题

1. 什么是肠易激惹综合征?
2. 肠易激惹综合征发病机制是什么?
3. 肠易激惹综合征有哪些临床表现?
4. 肠易激惹综合征有哪些主要检查?
5. 肠易激惹综合征疼痛护理诊断的相关因素是什么?有哪些护理措施?
6. 肠易激惹综合征腹泻护理诊断的相关因素是什么?有哪些护理措施?
7. 肠易激惹综合征便秘护理诊断的相关因素是什么?有哪些护理措施?

参考文献

1. Drossman DA, McKee DC, Sandler RS, et al. Psychosocial factors in the irritable bowel syndrome. A multivariate study of patients and nonpatients with irritable bowel syndrome. Gastroenterology, 1988, 95:701.

2. Swarbrick ET, Hegarty JE, Bat L, et al. Site of pain from the irritable bowel. Lancet, 1980,2:443.

3. Waller SL, Misiewicz JJ, Kiley N. Effect of eating on motility of the pelvic colon in constipation or diarrhoea. Gut, 1972,13:805.

4. Braverman DZ. Gallbladder contraction in patients with irritable bowel syndrome. Isr J Med Sci, 1987,23:181.

5. Akchurst R, Kaltenthaler E. Treatment of irritable bowel syndrome: A review of randomised controlled trials. Gut, 2001,48:272.

(许国强　方兰芳)

第四章　原发性肾小球疾病的治疗与护理

学习目标：

- 熟悉急性肾小球肾炎发病机制和临床表现。
- 熟悉慢性肾小球肾炎临床表现。
- 熟悉慢性肾功能衰竭发病机制和临床表现。
- 掌握慢性肾功能衰竭治疗和护理。

大部分原发性肾小球疾病发病机制不明，病情多样，故其治疗在学术界一直存在争议。近年来，随着肾脏活体组织检查的普及，对其病因学有了越来越深的认识，促进了肾脏疾病的治疗。

第一节　急性肾小球肾炎发病机制和临床表现

急性肾小球肾炎是一组以急性肾炎综合征为主要临床表现，以血尿、蛋白尿、高血压和水肿为特征的肾脏疾病，可伴有一过性肾功能损害。多种病原微生物如细菌、病毒及寄生虫等均可致病，但大多数为链球菌感染后肾小球肾炎。

一、病因和发病机制

链球菌感染后肾小球肾炎（poststreptococcal glomerulonephritis, PSGN）多为溶血性链球菌"致肾炎菌株"（常为 A 组链球菌中的Ⅻ型）感染后所致，常在上呼吸道感染、皮肤感染、猩红热等链球菌感染后发生。主要是链球菌胞壁成分 M 蛋白或某些分泌产物所引起的免疫反应导致肾损害。发病机制有：

- 免疫复合物沉积于肾脏；
- 抗原原位种植于肾脏；
- 改变肾脏正常抗原，诱导自身免疫反应。

二、临床表现

主要发生于儿童，高峰年龄为 2～6 岁，2 岁以下或 40 岁以上病人仅占 15%。发作前常有前驱感染，潜伏期为 7～21d，一般为 10d。典型的急性 PSGN 临床表现为突发的血尿、蛋白尿、高血压，部分病人表现为一过性氮质血症。病情轻重不一，轻者可无明显临床症状，仅表现为镜下血尿及血 C_3 的规律性变化，重者表现为少尿型急性肾衰。

1. 尿液改变

多数病人有肾小球源性血尿,2/3 的病人表现为镜下血尿,少部分病人为肉眼血尿。血尿常伴有轻、中度的蛋白尿,少数病人表现为肾病综合征水平的蛋白尿。尿量减少者亦常见,但无尿很少发生。若持续出现,则提示可能已进一步发展为新月体肾炎或急性肾衰。

2. 高血压

75%以上的病人会出现高血压,一般为轻、中度。其主要原因是水、钠潴留,经利尿治疗后可很快恢复正常。约半数病人需降压治疗,少数病人由于血压过高而出现高血压脑病。

3. 水肿

90% PSGN 病人可发生水肿,常为多数病人就诊的首发原因。水肿的原因是水、钠潴留,典型表现为晨起时眼睑与颜面浮肿或伴有双下肢水肿,严重者可伴有腹水和全身水肿。急性 PSGN 的水肿和高血压均随利尿后好转,通常在 1 ~2 周内消失。

4. 心功能衰竭

是临床工作中需紧急处理的急症,可表现为颈静脉怒张、奔马律、呼吸困难和肺水肿。全心衰竭在老年 PSGN 病人中发生率可达 40%。

5. 肾功能异常

部分病人在起病的早期由于肾小球滤过率(GFR)降低,尿量减少而出现一过性氮质血症。多数病人于利尿消肿数天后恢复正常,仅极少数病人发展至急性肾衰。

三、实验室检查

1. 尿液检查

几乎所有病人都有镜下血尿或肉眼血尿。尿中红细胞多为畸形红细胞,可有红细胞管型、颗粒管型。常有蛋白尿,半数病人尿蛋白少于 500mg/d。血尿和蛋白尿会持续数月,常于 1 年内恢复。若蛋白尿持续异常提示为慢性增生性肾炎。

2. 血常规检查

可有轻度贫血,常与水、钠潴留、血液稀释有关。白细胞计数可正常或升高,血沉在急性期常加快。

3. 肾功能检查

PSGN 的急性期,GFR 有所下降,表现为一过性氮质血症。肾小管功能常不受影响,浓缩功能多正常。

四、有关链球菌感染的细菌学及血清学检查

1. 咽拭子和细菌培养

急性 PSGN 自咽部或皮肤感染灶培养细菌,其结果可提示 A 组链球菌的感染。但试验的敏感性和特异性与试验的方法有关,一般阳性率只在 20% ~30%。

2. 抗链球菌溶血素 O 抗体(ASO)

有咽部感染的病人中,90% ASO 滴度会大于 200 U。在诊断价值上,ASO 滴度的逐

渐上升较单独一次的滴度高水平更有意义。上呼吸道感染的病人中2/3会有ASO滴度上升。ASO滴度上升两倍以上,高度提示近期有链球菌感染。

第二节 慢性肾小球肾炎发病机制和临床表现

慢性肾小球肾炎简称慢性肾炎,是一组以水肿、血尿、蛋白尿和高血压为临床表现的肾小球疾病。临床特点为病程长,起病前多有一个漫长的无症状尿检验异常期,然后缓慢持续进行性发展,可有不同程度的肾功能减退,最终至慢性肾衰。

一、病因和发病机制

绝大多数慢性肾炎病人的病因尚不清楚,由多种病因、不同病理类型的原发性肾小球疾病发展而来,仅有少数由急性链球菌感染后肾小球肾炎发展而来。发病机制主要与原发病的免疫炎症损害有关。此外,其慢性化进程还与高血压、大量蛋白尿、高脂血症等非免疫因素有关。

二、临床表现

临床表现差异较大,症状轻重不一,可有一个相当长的无症状尿检验异常期。以血尿、蛋白尿、高血压和水肿为基本症状。早期可有体倦乏力,腰膝酸痛,纳差等,水肿时有时无,病情时轻时重,随着病情的发展可渐现夜尿增多,肾功能有不同程度的减退,最后发展至终末期(肾功能衰竭——尿毒症)。

多数病人有轻重不等的高血压,部分病人以高血压为突出表现,甚至出现高血压脑病和高血压心脏病。这时病人多有眼底出血、渗出,甚至视乳头水肿。

慢性肾炎病人有急性发作倾向,在各种夹杂因素的作用下,如感染、过度疲劳等,可出现明显的高血压、水肿和肾功能急剧恶化。晚期则主要表现为终末期肾功能衰竭——尿毒症的症状。

三、实验室检查

尿液检查早期可表现为程度不等的蛋白尿和(或)血尿,可有红细胞管型,部分病人出现大量蛋白尿(尿蛋白定量>3.5g/24h)。多数病人早期血常规检查正常或有轻度贫血。白细胞和血小板多正常。

多数病人可有较长时间的肾功能稳定期,随着病情的进展,晚期可出现尿浓缩功能减退、血肌酐升高和内生肌酐清除率下降。

B型超声波检查,肾脏既可大小正常,也可出现双侧对称性缩小,皮质变薄。肾脏活体组织检查可表现为原发病的各种病理类型,对于指导治疗和评估预后有重要价值。

第三节　慢性肾功能衰竭发病机制和临床表现

一、病因

各种原发或继发的肾脏疾病导致肾实质进行性毁损，最终可发展为慢性肾功能衰竭。我国以慢性肾小球肾炎引起者最多，占50%～60%。慢性肾盂肾炎次之，占15%～20%。再者高血压肾小动脉硬化症、糖尿病肾病、多囊肾、红斑狼疮性肾炎引起者也多见。据国外发达国家统计，如美国报道糖尿病肾病居首位，高血压次之，慢性肾小球肾炎为第三位。有些起病隐匿者，可经多年进展直至尿毒症晚期时才被发现，此时双肾固缩而难以确定其病因。

二、发病机制

慢性肾功能衰竭的发病机制甚为复杂，迄今尚未完全明了。有下述主要学说。

1. 健存肾单位失代偿学说

各种原因引起的肾实质疾病，导致大部分肾单位破坏，残余的小部分肾单位轻度受损，功能仍属正常。这些残余的“健存”肾单位为维持机体正常的需要，发生代偿性肥大，肾小球滤过功能和肾小管处理滤液的功能增强，最终导致肾小球硬化而丧失功能。随着“健存”肾单位逐渐减少.肾功能逐渐减退，出现肾功能衰竭的临床表现。

2. 矫枉失衡学说

1972年Bricker就提出，肾功能不全时机体呈现一系列病态现象（不平衡），机体为此要作相应调整，特别是引起某些物质增加（矫枉，也称平衡适应），这些代偿改变却又导致新的不平衡，即失衡，并由此产生一系列临床症状。典型的例子是磷的代谢改变。肾小球滤过率下降后，尿磷排出减少，血磷升高，血钙下降。机体为矫正这种不平衡，增加甲状旁腺激素（PTH）的分泌，促使肾排磷增多和潴留血钙增高，使血磷、血钙水平恢复正常。但随着GFR进一步下降，为维持血钙磷水平，势必不断增加PTH水平，导致继发性甲状旁腺功能亢进，引起肾性骨病、周围神经病变、皮肤瘙痒和转移性钙化等一系列失衡症状。

3. 尿毒症毒素学说

尿毒症毒素的研究已有100余年的历史，现在已知慢性肾功能衰竭时，体内有200种以上物质水平比正常人增高。所谓尿毒症毒素，可能是肾功能衰竭时蓄积在体内的多种物质，包括PTH、磷、尿素、肌酐、胍类、酚类和吲哚等。这些物质可以导致尿毒症症状并加重肾功能衰竭。

4. 肾小球高压和代偿性肥大学说

肾单位微穿刺研究表明，慢性肾功能衰竭时“健存”肾单位的入球小动脉阻力下降，而出球小动脉阻力增加，导致肾小球内高压力、高灌注和高滤过。肾小球高压使小动脉壁增厚和毛细血管壁张力增高，引起缺血和内皮细胞损害，系膜细胞和基质增生，促使残余肾小球代偿性肥大，肾小球硬化，使肾功能进一步恶化。

5. 肾小管高代谢学说

近年来已证实,慢性肾功能衰竭的进展与肾小管间质损害的严重程度密切相关。慢性肾功能衰竭时,残余肾单位的肾小管尤其是近端肾小管代谢亢进,氧自由基产生增多;加之细胞损害,使肾小管间质病变持续进行,肾单位功能丧失。

此外,慢性肾功能衰竭的发生与脂质代谢紊乱、肾组织一氧化氮合成减少,各种多肽生长因子以及各种细胞因子等因素亦有关。

三、分期

根据肾功能损害的不同程度,目前国内学者多主张临床上分为四期。

1. 代偿期

此时内生肌酐清除率(Ccr)降低,但在50ml/min以上,血肌酐在178μmol/L以下,血尿素氮在9mmol/L以下,一般无临床症状,此期又称肾储备功能减退期。

2. 部分失代偿期

Ccr为25~50ml/min,血肌酐升高达178μmol/L(2mg/dl)以上,血尿素氮达9mmol/L(25mg/dl)以上,除轻度贫血、消化道症状、夜尿增多外无明显不适,但在劳累、感染、血压波动或进食蛋白质过多时临床症状加重,此期又称氮质血症期。

3. 肾功能衰竭期

(1)早期:Ccr为10~25 ml/min,血肌酐为221~442μmol/L,血尿素氮17.9~21.4 mmol/L,大多数病人有较明显的消化道症状及贫血症状,有轻度代谢性酸中毒及钙磷代谢异常,但无明显水盐代谢紊乱,此期称尿毒症早期。

(2)尿毒症期:血肌酐>442μmol/L,血尿素氮>21.4mmol/L。常出现多种尿毒症症状,如明显贫血,严重恶心、呕吐以及各种神经系统并发症,甚至昏迷,明显水盐代谢和酸碱平衡紊乱。

(3)终末期:当Ccr<10ml/min,血肌酐>707μmol/L,称终末期,也称尿毒症晚期。

四、临床表现

1. 胃肠道表现

此为最早出现和最常见的突出症状,随病情进展而加剧。早期出现食欲不振,上腹饱胀,然后出现恶心、呕吐、呃逆及腹泻。晚期病人口腔有尿臭味,伴有口腔黏膜糜烂、溃疡,甚至出现严重的消化道出血。常伴有胃、十二指肠炎或溃疡。

2. 精神、神经系统症状

早期多有乏力、头昏,注意力不集中,记忆力减退和睡眠障碍等症状,晚期尿毒症脑病,出现嗜睡、谵妄、幻觉。周围神经病变表现为皮肤烧灼感、肢体麻木,“不安腿”等。神经肌肉兴奋性增强,表现为肌肉痛性痉挛和抽搐等。

3. 血液系统表现

当血清肌酐大于309.4μmol/L时,绝大多数病人出现贫血,一般为正常形态、正色素性贫血,且随肾功能进一步减退而加剧。肾性贫血原因主要与肾分泌促红细胞生成素(EPO)减少、血中存在抑制红细胞生成的物质、红细胞寿命缩短、造血物质缺乏(铁和叶酸缺乏)、铝中毒、继发感染等有关。出血也极为常见，表现为皮下出血、鼻出血、月经过多及消化道出血等。出血倾向与出血时间延长、血小板破坏增多及功能异常，以及多种凝血因子功能异常有关。

4. 心血管系统症状

高血压常见，程度可轻重不等。一般收缩压和舒张压均升高，重者发生高血压脑病。尿毒症症状严重时发生的心包炎，称为尿毒症性心包炎。尿毒症性心肌病常在晚期病人中出现，其发生机制与贫血、高血压、容量负荷过度、缺氧、酸中毒、电解质代谢紊乱、能量代谢障碍、甲状旁腺激素及中分子物质等心肌毒素有关，临床表现多有心脏扩大、各种心律失常和充血性心力衰竭等。心力衰竭是尿毒症常见死亡原因之一，容量过度负荷是最常见因素，此外与高血压、心肌病、心律失常、严重贫血等有关。慢性肾衰病人由于脂代谢紊乱、动脉粥样硬化，缺血性心脏病发生率亦增高。

5. 呼吸系统表现

代谢性酸中毒时常有气促，甚至发生 Kussmaul 呼吸。代谢产物潴留及免疫功能低下易合并呼吸系感染，可表现为支气管炎、肺炎、胸膜炎合并胸腔积液。间质性肺炎较为常见，X 线检查典型者示肺门两侧蝴蝶状阴影，称为"尿毒症肺"。

6. 运动系统表现

尿毒症肌病，以近端肌肉受累常见。肾性骨营养不良极常见，简称肾性骨病，包括肾性佝偻病、肾性骨软化症、纤维性骨炎、骨质疏松、骨硬化、转移性钙化等多种表现。骨病临床症状不多，少数仅表现为骨骼痛，行走不便。

7. 内分泌失调

慢性肾功能衰竭时内分泌功能紊乱，其中较常见为：钙磷代谢异常和 $1,25\text{-}(OH)_2D_3$ 缺乏致甲状旁腺功能亢进引起的肾性骨病；促红细胞生成素减少导致的肾性贫血；甲状腺功能减退，表现为体温偏低、苍白、皮肤干燥、乏力、软弱、便秘及耐寒力差等；下丘脑、垂体对甲状腺、肾上腺、生长激素和性腺功能的调节紊乱而出现性功能减退、月经异常等。

8. 蛋白质、糖、脂肪代谢障碍

慢性肾衰常呈负氮平衡。人体必需的氨基酸水平较低，空腹血糖偏低或正常，糖耐量常有减退，三酰甘油水平常有升高，极低及低密度脂蛋白也增多。

9. 皮肤症状

病人面色萎黄、晦滞，有轻度虚肿感，表现为尿毒症面容。皮肤干燥、脱屑、无光泽、色素沉着。顽固性皮肤瘙痒常见，与皮肤上尿素霜及钙盐沉着等有关。有时出现瘀斑，由于瘙痒及抵抗力降低，易致皮肤化脓性感染。

10. 水、电解质及酸碱平衡失调表现

(1)失水或水过多：正常肾脏可以对水代谢进行较大范围的调节。肾功能衰竭时由于浓缩功能不良，夜尿、多尿，加上厌食、呕吐、腹泻，易引起失水；由于肾排水能力差，多饮水或补液不当，易发生水潴留，表现为水肿、高血压、心力衰竭，甚至发生肺水肿、脑水肿等严重后果。

(2)低钠与高钠血症：由于呕吐、腹泻，钠丢失过多，肾小管对钠重吸收减少，易发生低钠血症,表现为乏力、厌食,重者发生低血压甚至昏迷。如突然增加钠摄入时,易出现水、钠潴留,发生高血压、水肿和心力衰竭等。

(3)高钾与低钾血症:肾功能衰竭时尿钾排泄减少,机体分解代谢增加,代谢性酸中毒 K^+ 向细胞外转移,使用潴钾利尿剂或血管紧张素转换酶抑制剂等,可导致严重高钾血症,表现为嗜睡,严重心律失常,甚至心跳骤停。如果进食少、钾摄入不足,恶心、呕吐、腹泻及长期应用排钾性利尿剂,易发生低钾血症,表现为乏力、肌无力、腹胀、肢体瘫痪,重者发生严重心律失常和呼吸肌麻痹。

(4)低血钙和高血磷:肾功能衰竭时,肾组织不能生成活性维生素 D_3,钙从肠道吸收减少,从而发生低钙血症。一般很少出现症状,只是在用碳酸氢钠纠正酸中毒时可因游离钙降低而促发手足抽搐。由于肾单位对磷的排泄减少,出现高血磷,高磷血症可使血钙磷乘积升高,低血钙使 PTH 分泌增加,易发生肾性骨病、转移性钙化等。

(5)高镁血症:肾功能衰竭时由于肾排镁减少,而肠道对镁的吸收仍正常,可致高镁血症。表现为乏力、皮肤潮红、灼热感等,严重高镁血症可能出现呼吸及心肌麻痹等严重症状。

(6)代谢性酸中毒:慢性肾功能衰竭时由于下述原因可引起代谢性酸中毒。

- 肾衰时由于肾排泄障碍,代谢产物如磷酸、硫酸和乙酰乙酸等酸性物质潴留;
- 肾小管分泌氢离子的功能受损,致氢、钠离子交换减少,氢潴留、碳酸氢钠不能重吸收而从尿中丢失;
- 肾小管细胞制造氨的能力降低,尿酸化功能障碍,碱盐不能保留。

轻度代谢性酸中毒一般无临床症状,严重酸中毒时血 pH 值明显下降,阴离子间隙明显高于正常,病人有疲乏、厌食、恶心呕吐、腹痛、头痛、躁动不安,出现深而长的呼吸。严重者可昏迷、心力衰竭、血压下降和心跳停止。

五、实验室及辅助检查

1. 尿液检查

尿常规蛋白一般为(+)~(++);晚期肾功能损害明显时,尿蛋白反见减少。尿沉渣镜检有不同程度的血尿、管型尿,粗大宽阔的蜡状管型对慢性肾功能衰竭有诊断价值。尿比重降低至 1.018 以下或固定在 1.010 左右,尿渗透压在 450mmol/L 以下。

2. 血常规检查

血红蛋白降低,一般在 80g/L 以下;重者 <50g/L,为正常形态、正色素性贫血。白细胞计数正常或降低,感染或严重酸中毒时白细胞可升高,血小板正常或降低,红细胞沉降率增快。

3. 血生化检查

血浆总蛋白 <60g/L,白蛋白 <30g/L,血钙常低于 2mmol/L,血磷 >1.6mmol/L,血钾、钠、氯、CO_2CP、阴离子间隙随病情而变化。

4. 肾功能检查

不同程度的肾功能损害见前述慢性肾功能衰竭的分期。

5. 其他检查

X线腹部平片、B型超声检查、放射性核素肾扫描、CT和磁共振检查等,对确定肾脏的外形、大小及有无尿路梗阻、积水、结石、囊肿和肿瘤等都很有帮助。慢性肾功能衰竭晚期,肾体积缩小(多囊肾、肾肿瘤除外)为其特征性改变。

第四节　治疗与护理

一、治疗

(一)一般治疗

1. 饮食治疗

Combe等认为,蛋白摄入应每日小于1g/kg,Kagsen等观察肾病综合征(NS)病人时发现,低蛋白饮食仅引起白蛋白合成的轻微下降,而尿蛋白量却明显减少。以往认为,低蛋白饮食是通过降低肾小球内压和减轻肾小球肥大来抑制组织损害的。目前证实,低蛋白饮食能使TGF-β表达下降,一氧化氮、多肽及胶原合成减少,细胞外基质(ECM)合成受阻,对延缓肾脏疾病的进展有益。笔者认为,肾炎病人蛋白摄入原则可为:低盐优质低蛋白饮食,NS病人每日蛋白按1g/kg加丢失量摄入,肾功能不全病人则根据肌酐清除率调整蛋白摄入量。脂肪对肾脏的影响取决于脂肪酸的成分。高饱和脂肪酸和胆固醇会加重肾损害,而多不饱和脂肪酸和降脂药可提高肾小球滤过率(GFR)和肾有效血浆流量(RPP),减轻肾损害。2/3的NS病人均有总胆固醇、低密度脂蛋白(LDL)升高,所以必须养成低胆固醇低脂肪饮食的习惯。在动物实验中,长期高糖饮食可引起GFR和RPP下降、肾小球肥大和硬化,尤以单糖较多糖危害性大,因而限制糖的摄入对肾实质起保护作用。

2. 降脂治疗

肾脏疾病的高脂蛋白血症会加重高凝,LDL可促进系膜细胞的增殖和基质增多,LDL刺激系膜细胞生成血栓素A_2,影响GFR和血管通透性,刺激多种细胞因子,如血小板衍生生长因子(PDGF)、TGF-β等表达增加,加速肾纤维化和肾小球硬化。低脂饮食是治疗的基础,对病史较长的肾病综合征或LDL较高的病人,均应考虑降脂药物的使用,常用羟甲基戊二酰辅酶A还原酶抑制剂(HMG-COA),如洛伐他汀、普伐他汀、辛伐他丁等,此类药物能抑制胆固醇在肝脏生物合成,降低LDL和三酰甘油,并能使高密度脂蛋白(HDL)轻度升高,对降低心血管并发症,抑制ECM及PDGF、TGF-β等细胞因子的合成,延缓肾脏疾病的进程有积极意义。

3. 降压治疗

对于由肾实质疾病所致高血压,传统治疗的观点是以血压降达18.7/12.0kPa(140/90 mmHg)即可。美国国家卫生研究院领导的MDRD研究结果认定,对于尿蛋白超过1g/d的肾脏病人,血压应控制在16.7/10.0kPa(125/75mmHg)以下;尿蛋白少于1g/d的肾脏病人,血压控制可放宽到17.3/10.7kPa(130/80mmHg)。

治疗肾实质疾病性高血压选用药物的标准除了降压外,近来更强调其有效的护肾作用，尤其重视非血液动力学效应及加强对血管紧张素Ⅱ(angiotensinⅡ，AT-Ⅱ)的治疗。

(1)血管紧张素转换酶抑制剂(ACEI)：被公认为降压药中保护肾脏最有效的药物，该类药通过两种效应延缓肾损害的进展，即血液动力学效应及非血液动力学效应。

血液动力学效应：是指改善肾小球内“三高”(高内压、高灌注、高滤过)。ACEI已被证实有明显降蛋白尿作用。

非血液动力学效应：是指减少肾小球内ECM蓄积而起的效应。ACEI能阻断AT-Ⅱ生成，减少ECM生成，促进ECM降解。

选用ACEI类药物原则：

对肾组织渗透力高的药物和肾脏及肾外双通道排泄的药物，如苯那普利(benazepril)及福辛普利(fosinopril)。

(2)血管紧张素Ⅱ受体拮抗剂(AT-ⅡRA)：如氯沙坦、缬沙坦、伊贝沙坦等。该类药与ACEI比较的优点在于：其疗效不受血管紧张素转换酶(ACE)基因多态性的影响，能抑制非ACE化产生的AT-Ⅱ的各种效应，无ACEI诱发的严重咳嗽副作用(ACEI通过抑制激肽酶或使体内缓激肽及前列腺素增多而致)。

(3)钙通道阻滞剂(CCB)：该类药物对治疗肾实质疾病性高血压的疗效早已肯定，但对肾脏的保护作用多年来却存在争论。有人认为，CCB由于增加肾小球内压，对延缓肾损害不利；有人通过研究发现，双氢吡啶类CCB能减轻肾脏肥大，减少系膜组织对大分子物质的捕获，减少自由基形成，改善线粒体钙负荷及降低残存肾单位代谢等，这些均显示其具有非血液动力学的肾脏保护作用。现初步认为，只要把系统高血压控制到目标值，双氢吡啶类CCB肯定对肾脏具有保护作用。

治疗肾实质疾病性高血压的药物中，利尿药、β受体阻滞剂、α受体阻滞剂、血管扩张性药及中枢降压药等，不仅能有效地控制血压，还具有血压依赖性肾脏保护作用。

4. 利尿剂

利尿剂是促进肾脏排出水和电解质，使尿量增加的药物。常用于肾性水肿的利尿剂有噻嗪类(双氢克尿噻)、襻利尿剂(呋塞米、依他尼酸、丁尿胺)、潴钾利尿(螺内酯、氨苯喋啶)、渗透性利尿剂(如甘露醇、尿素、甘油)。选用原则为：

(1)严重的肾性水肿或伴容量依赖性高血压应选用噻嗪类为多。

(2)肾性水肿无肾功能损害，可选用噻嗪类或襻利尿剂；发现有低血钾时，可合并用潴钾利尿剂。

(3)若肾性水肿伴明显的肾功能损害时，应使用襻利尿剂。

(4)若肾性水肿合并有明显的低蛋白血症(如肾病综合征顽固性水肿)，单用利尿剂往往利尿效果差，可合并应用低分子右旋糖酐、血浆或清蛋白等提高有效容量或胶体渗透压的药物，增强利尿剂消肿效果，但应慎与ACEI和非类固醇抗炎药合用。

使用利尿剂时应观察出入量、体重、血压、肾功能等，不可盲目加大剂量；还应注意利尿药可能导致的神经性耳聋、高尿酸血症、高血糖促发高凝和水、电解质紊乱。

5. 抗凝治疗

肾小球疾病的发病机制中，肾小球毛细血管内凝血已得到公认。

(1)肝素：这是最值得推荐的药物，其作用有：降低血液粘滞度，抗Ⅱa、Ⅹa、Ⅸa、Ⅺa、

Ⅻa 因子，抑制血小板和胶原粘附，促进内皮细胞释放组织纤溶酶原活化因子，保护肾小球基膜阴电荷屏障作用，抗醛固酮作用，抑制补体活性，抑制系膜细胞增生，防止肾小球硬化和上皮新月体形成。肝素用量为：50～80mg/d 加葡萄糖液中静滴或微泵（4～6h 滴完），或分次皮下注射；也可用低分子肝素（速避林）60～100U/kg 皮下注射，每日 2 次，疗程为 4～6 周。

（2）尿激酶：对于出现血栓并发症或有栓塞倾向的肾炎病人，应使用尿激酶。尿激酶能直接促进纤溶酶活性，抑制肾小球内纤维蛋白沉积及增殖性变化。常用剂量为 10 万～20 万单位分 2 次微泵注入或静滴（4～6h 内滴完），7～14d 为一个疗程。

（3）华法令：是维生素 K 依赖因子（Ⅱ、Ⅶ、Ⅸ、Ⅹ）抑制物。长期应用可达到溶解纤维蛋白的作用，对弥漫性新月体肾炎及各种增生性肾炎有纤维素沉积者均有效。使用抗凝剂应注意监测出、凝血指标（试管法凝血时间、凝血酶原时间）。

（4）阿斯匹林及潘生丁：抑制血小板聚集，改善高凝状态。

（5）其他：有人提出通过酌情补充 AT-Ⅲ制剂（如新鲜血浆），应用 Fibrares 降低纤维蛋白原或血浆置换等手段，能促进纤溶，达到抗凝效应。

（二）免疫抑制剂的使用

1. 肾上腺皮质激素

（1）具有抑制免疫和抑制非特异性炎症两方面作用。其中抑制免疫作用表现为：

- 使血循环内 T 淋巴细胞和单核巨噬细胞减少；
- 使淋巴单核细胞功能降低；
- 通过对 T 抑制细胞和 T 辅助细胞的调节，影响 B 细胞的抗体生成；
- 降低血补体水平及活性；
- 抑制白细胞趋向作用。

抑制非特异性炎症的作用包括：

- 抑制白细胞、单核巨噬细胞在炎症区浸润；
- 降低血管壁通透性和渗出；
- 抑制炎症介质合成和释放，如组胺、5－羟色胺等的合成和释放；
- 抑制炎症晚期毛细血管的增生，抑制胶原组织和疤痕组织形成。

常用的口服糖皮质激素为泼尼松及氢化泼尼松、阿赛松，静脉用药为甲泼尼龙。地塞米松（口服或注射）因半衰期长、抑制 ACTH 超过 2d、副作用大，不常用。

（2）使用皮质激素治疗的原则：一般要做到“初量足、减量慢、维持长”。常用泼尼松剂量成人每日 1mg/kg，儿童每日 2mg/kg。正常有效减量时，以每周减原剂量的 10% 为宜，出现反跳时，则恢复到有效最低量，以后减量间隔时间要长，减量要少。估计激素无效时，应迅速减量，以便短期停用。激素减至半剂量（每日成人 0.5mg/kg，小儿为 lmg/kg），暂作维持治疗；或改为 2d 药量隔日清晨顿服；或视病情缓慢酌减，以最低有效量作为维持量，一般 5～15mg 隔日顿服，维持 6～12 个月。

（3）需注意皮质激素的副作用，如感染、电解质紊乱、消化道溃疡、三大物质代谢紊乱、骨质疏松、精神神经症状、促发高凝等。至于氮质血症和高血压，有人认为，凡 Scr > 3

~4mg/dl,不宜用激素;凡用降压药难以控制的高血压者,亦不宜使用激素。

2. 环磷酰胺(cyclophosphamide, CTX)

环磷酰胺主要是通过杀伤免疫细胞作用于免疫系统的定向干细胞S期,以阻止其繁殖,抑制免疫反应,杀死B细胞,抑制T细胞。作用缓慢持久,主要用于频繁复发的肾病综合征(指首次治疗缓解后6个月内复发2次以上或12个月内复发3次以上)、激素依赖型(停用激素后14d内或当药物减量时复发)及激素无效型病人,也用于难治性肾炎。常用剂量为每日2~3mg/kg,分2次口服;或200mg滴注,隔日;也可作冲击治疗(0.5~0.75g/m^2,每个月1~2次)或改良冲击。副作用有胃肠反应、出血性膀胱炎、肝损害、骨髓抑制、感染、脱发、性腺抑制(尤其男性),恶性肿瘤(多见膀胱癌、生殖系统癌、急性白血病)等。

3. 硫唑嘌呤(azathioprine)

硫唑嘌呤为抗细胞代谢药,通过抑制鸟嘌呤核苷酸的合成导致DNA合成障碍,从而抑制T淋巴细胞。多用于肾病综合征,但疗效欠佳。副作用主要为肝损害、骨髓抑制等。用量为50~100mg/d。

4. 环孢霉素A(cyclosporin A,CSA)

CSA含有11个氨基酸环状多肽,是一种强效免疫抑制剂,主要作用是:

(1)作用于细胞免疫,有效抑制T细胞激活;抑制产生白介素-2(IL-2)及其他细胞因子。

(2)增强肾小球基膜电荷屏障,抑制肾小球基膜损害。

(3)减少免疫球蛋白及补体沉积。

主要用于难治性肾病综合征经激素治疗无效、抵抗、依赖或对CTX有禁忌者。常用剂量为每日3~6mg/kg,分2次服用,起效在1~2周内。一般3个月后缓慢减药(无效应停药)。服药期间应监测血浓度,其谷值维持在100~200ng/ml。副作用为肝毒性、肾毒性、高血压、高尿酸血症、多毛、齿龈增生、震颤等。

5. 他克莫司(Tacrolimus,FK506)

通过与他克莫司的免疫亲合素(如环啡啉和FKBP)的结合,并且抑制钙神经蛋白的磷酸化作用而导致阻断T细胞活化信号传导通路,藉此抑制IL-2和其他早期T细胞活化基因转录。其免疫抑制作用强于CSA 10~100倍,用于治疗难治性肾病综合征有较好前景,但目前尚无大样本临床报道。推荐剂量为每日0.05~0.15mg/kg,副作用有肾毒性、神经毒性、糖代谢紊乱、胃肠紊乱和高血压等。

6. 霉酚酸酯(mycophenolate mofetil, MMF)

通过抑制细胞鸟嘌呤核苷酸的生物合成来阻断DNA和RNA合成,进而抑制细胞生长。药物主要作用于活化状态的淋巴细胞(高选择性对增生活跃的其他细胞如肝细胞、骨髓的生长无影响),抑制细胞毒T细胞的产生,直接抑制B细胞产生抗体,高效地降低细胞表面粘附分子的合成,减少免疫部位的白细胞聚集;还可抑制血管平滑肌细胞、血管内皮细胞、肾小球系膜细胞、纤维母细胞的生长,对血管炎性病变更有治疗作用。适用于难治性肾病综合征、激素及CTX无效者,或有CTX、CSA等使用禁忌(肝肾功能不全)者,血尿明显或伴血管炎表现者更适宜选用。常用剂量为1~2g/d,分2次口服,1~2个月有明显降尿蛋白的作用。副作用有胃肠道反应、白细胞减少、脱发、疱疹性口炎、胰腺炎。

7. 雷公藤多苷(Tripterygium Glycosides)

雷公藤多苷能作用于免疫抑制的多个环节:诱导T细胞凋亡,抑制细胞核因子-B,抑制T细胞增殖,抑制IL-2产生;能抑制肾小球系膜细胞增生,改善肾小球滤过屏障通透性,改变基膜的电荷状态。对以蛋白尿或血尿为主要表现的各种原发性肾小球肾炎病人,均适用。常用剂量为10~20mg,每日3次口服(有人主张双倍剂量可增加疗效),3个月后逐步减量,疗程为6~12个月。副作用有胃肠反应、肝损害、白细胞减少、脱发、性腺抑制(尤其女性月经)等。

二、护理

(一)急性肾小球肾炎

根据病人的临床表现及实验室检查进行评估,除一般护理外,重点提出以下护理诊断。

1. 体液过多

与肾小球滤过率下降、水钠潴留、低蛋白血症及尿量减少有关。

预期目标:浮肿减轻,血压在正常范围。

护理措施:

(1)饮食护理:

- 病人有浮肿、血压增高时,应给予低盐、高糖、适量优质蛋白质、高热量饮食。低盐可改善水肿和降低血压,从而减轻脑水肿和心脏负担;蛋白质量可根据肾功能;高糖(可占每日总热量的70%~80%)既能补充热量,又能减轻肾脏负担;高热量指12.55kJ/d(3000kcal/d)。
- 肾功能正常时,蛋白质摄入为每日1g/kg。
- 氮质血症时,应限制蛋白质摄入,给予优质蛋白,如牛奶、鸡蛋等含必需氨基酸高的动物蛋白;忌食含有大量植物蛋白的食物,如豆制品、烤麸等,以防血中尿素氮等含氨代谢产物增加。
- 明显少尿时,限制高钾食物,如柑橘、香蕉、西瓜等水果。

(2)准确记录24h出入液量,尤其合并有高血压、心功能不全和水肿者应限制水分摄入,每日入水量应控制为前一天的排出量(尿、呕吐物、大便)+500ml左右。

(3)密切观察生命体征。注意体重的变化,因为体重能精确反映体内水潴留情况,有水肿或使用利尿剂者每日测体重1次。

(4)密切观察水肿的部位、范围、程度及特点,尤其是有无出现胸腹水、左心衰竭、高血压脑病等并发症。

(5)按医嘱使用利尿剂。急性肾炎病人,由于肾小球滤过率降低和全身毛细血管通透性增加,可出现不同程度的全身或局部水肿。在应用利尿剂时,要密切观察病人的尿量和血压变化,以判断药物的疗效。使用大剂量速尿时,应观察其副作用如体位性低血压、口干、心悸、电解质紊乱等。如果排尿过多而致低钾低钠,病人可出现肌张力下降、表情淡漠、心律失常，应及时与医生联系作对症处理。若尿少时，应慎重使用保钾利尿剂，以防发生高血钾。

2. 活动无耐力

与水肿、血压增高有关。

预期目标：日常生活能耐受。

护理措施：

(1) 休息：急性期病人应绝对卧床休息，以增加肾血流量，改善肾功能，减少血尿、蛋白尿。病人水肿基本消退、尿量增多、血压正常、血尿明显好转后，才可适当活动。

(2) 加强心理护理：尤其对儿童要作解释工作，以求得配合；血、尿常规正常后可考虑复学，但应避免剧烈活动和预防上呼吸道感染等。

(3) 加强生活护理：提供病人所需必需品，减少能量消耗，减轻肾脏负担。

3. 其他护理诊断

(1) 知识缺乏：缺乏与疾病有关的知识。

(2) 有感染的危险：与抵抗力、免疫功能下降有关。

4. 潜在并发症

(1) 高血压脑病：急性肾炎早期若能适当限制水、钠摄入，减轻水肿，一般不需要对高血压进行特殊治疗。对少尿、严重水钠潴留病人，当出现严重高血压及高血压脑病伴有惊厥、昏迷者，需给予10%硫酸镁深部肌肉注射，或硝普钠静滴以迅速降压。在应用硝普钠时，应首先调整好滴速再加入药物，以防血压迅速下降。硝普钠静滴时应避光使用，维持时间不能超过24h。

(2) 急性左心衰竭：由于尿少、水钠潴留致有效循环血量增多，以及高血压等因素，少数病人，尤其是儿童易发生急性左心衰竭。病人可出现呼吸急促不能平卧、心率加快、咯粉红色泡沫痰、肺底可闻及湿罗音等，此时应立即使病人半卧位，持续高流量吸氧，并按急性左心衰竭治疗护理。

5. 健康教育

告知病人急性肾炎的恢复约需1年以上，应安心静养；当临床症状消失后，仍应定期复查尿常规等，一旦症状加重应及时就诊住院治疗；不到人群多的场所，注意冷暖，避免上呼吸道感染；注意口腔清洁和皮肤的卫生，对患有慢性扁桃体炎及复发者，经抗生素治疗病情稳定1个月后，应及时作扁桃体摘除术。

(二) 慢性肾小球肾炎

根据病人的临床表现及实验室检查进行评估，除一般护理外，重点提出以下护理诊断。

1. 体液过多

与肾小球滤过率下降、水钠潴留及低蛋白血症等因素有关。

预期目标：浮肿减轻，尿量增加。

护理措施：

(1) 明显水肿、高血压病人应限制水、钠摄入量，盐 < 3g/d。氮质血症者，应给予低

蛋白饮食，每日0.5～0.8g/kg，其中60%以上为优质蛋白（动物蛋白），足够维生素，每日热量125.5kJ/kg，适当增加碳水化合物和脂类在热量中的比例，使之既保证身体所需的营养，又减少蛋白质代谢产物，从而起到保护肾功能的作用。

（2）密切观察病人水肿情况（参见本节急性肾炎）。

（3）准确记录24h出入量，尤其是尿量的变化。有明显水钠潴留的高血压病人应用利尿剂时，要注意观察利尿剂疗效和副作用。若出现低血钾症时，可适当补充氯化钾或加用保钾利尿剂。

2. 其他症状

（1）焦虑：与病程长、病情反复，治疗效果及预后差有关。

（2）营养失调，低于机体需要量：与大量蛋白尿、限制蛋白饮食、低蛋白血症等有关。

（3）有感染的危险：与水肿、营养失调、低白蛋白血症、机体抵抗力下降有关。

（4）潜在并发症：慢性肾功能衰竭等。

3. 健康教育

（1）做好接受各种检查，包括肾活检的必要性、安全性和偶发副作用的解释工作。

（2）向服用免疫抑制剂、肾上腺皮质激素病人解释治疗的重要性，说明脱发、肥胖是暂时现象。

（3）解释慢性肾炎有明显水肿、严重高血压、大量血尿和蛋白尿者应绝对卧床的必要性。对轻度水肿、高血压、血尿和少量蛋白尿者，可酌情增加病人的活动，或从事一些轻微的劳动，但切忌劳累。

（4）向病人解释应注意避免引起慢性肾炎反复发作及加重的因素，如感染、劳累、妊娠及使用肾毒性药物氨基糖甙类抗生素等，均可使肾功能进一步恶化。

（5）向病人解释饮食治疗的重要性。特别是对肾功能不全病人，应低蛋白饮食；浮肿、高血压者，严格低盐饮食。

（7）提醒病人按医嘱服药，不可擅自改变药物、剂量和停药，以确保疗效。

（8）使病人充分认识到降压对减少尿蛋白、保护肾功能的重要性，同时需及时观察其副作用，尤其是肾功能的变化。

（9）向病人解释应用利尿剂时，要准确记录出入量、测体重，同时定期复查电解质及肾功能变化的重要性。

（10）要求病人避免受凉，注意劳逸结合，预防呼吸道感染，自我监测血压，定期复查。病情变化时，如出现水肿加重、尿常规异常、血压升高、急性感染等情况时，应及时就医。

（11）对病程长、病情反复、治疗效果及预后差的病人，要做好家属工作，使其给予病人必要的心理安慰和支持。

思考题

1. 什么是急性肾小球肾炎发病机制？

2. 急性肾小球肾炎有哪些主要临床表现？

3. 慢性肾小球肾炎有哪些临床表现？

4. 慢性肾功能衰竭的发病机制是什么？
5. 慢性肾功能衰竭有哪些临床表现？
6. 慢性肾功能衰竭治疗的原则是什么？
7. 慢性肾功能衰竭主要护理诊断有哪些？应采取哪些护理措施？

参考文献

1. 王吉耀. 内科学(第6版). 北京：人民卫生出版社，2002.
2. 陈灏珠. 实用内科学(第11版). 北京：人民卫生出版社，2002.
3. 王海燕. 肾脏病学(第2版). 北京：人民卫生出版社，1996.

（林维勤）

第五章　白血病治疗与护理

学习目标：

- 了解白血病病因及分类。
- 熟悉白血病临床表现和实验室检查。
- 掌握白血病化疗原则及副作用。
- 熟悉白血病化疗方案。
- 掌握护理诊断体温过高、营养改变相关因素及护理措施。
- 掌握 PC 静脉炎、出血、感染相关因素及其护理。
- 掌握造血干细胞移植的概念及护理。

白血病(leukemia)是一类造血干细胞的克隆性恶性疾病。其特点为骨髓和其他造血组织中大量白血病细胞无限制增生，并浸润全身各器官和组织，使正常造血功能受到抑制。我国白血病的年发病率约为 $2.71/(1\times10^5)$，不同地区发病率略有差别。大城市的发病率高于乡村，油田和污染区高于全国其他地区。不论何种类型的白血病，男性发病率均略高于女性，男女发病率之比为(1～1.6)∶1。死亡率在男性肿瘤死亡谱中排第六位，女性中排第八位。

第一节　白血病的病因与分类

一、病因

人类白血病的病因与发病机制比较复杂，且尚未完全阐明，目前认为可能是多种因素相互作用的结果。

1. 病毒因素

尽管病毒可以引起白血病在鸟类中已经得到证明。但在人类中，目前唯一能证明是由病毒引起的白血病是成人 T 淋巴细胞白血病淋巴瘤，该病是由人类 T 淋巴细胞病毒 I (HTLV-I)引起的。

2. 电离辐射

电离辐射具有潜在的致白血病作用，在动物和人类中都有足够的证据。人类一次接触大剂量或多次小剂量的辐射，均有可能导致白血病。虽然电离辐射可以是白血病的致病因素，但在所有白血病病人中曾经与放射性物质有接触史者仅是少数。

3. 化学因素

任何能损害造血干细胞的化学物质都有致白血病的潜在作用，但有能引起人类白血病确凿证据者仅少数几种，最重要的是苯及其衍化物——甲苯。近年来，用乙双吗啉治疗牛皮癣而致急性白血病有不少报道，其他可能致病的药物还有氯霉素、保泰松和抗肿瘤化疗药物如烷化剂等，即所谓"治疗相关性白血病"，其中约70%～80%的病例为急性髓细胞白血病。

4. 遗传因素

遗传因素与白血病发病存在一定关系。人类已发现家族白血病、孪生子白血病。单卵孪生子中一人得白血病，另一人发病率高达1/5，比双卵孪生子者高20倍。某些有染色体异常的遗传性或先天性疾病常伴有较高的急性白血病发病率，如第21号染色体三体的先天愚型（Down综合征），其急性白血病的发病率比正常人高20倍；先天性全血细胞减少症（Fanconi贫血）和先天性血管扩张红斑症（Bloom综合征）者白血病发病率同样高于正常人群。

二、分类

根据白血病细胞不成熟程度和白血病的自然病程，白血病主要分成两大类：急性白血病与慢性白血病。急性白血病骨髓中主要为原始及早期幼稚细胞，病情进展快，自然病程仅几个月；慢性白血病骨髓中主要为成熟的和晚期幼稚细胞，病情进展慢，自然病程一般为几年。

第二节　急性白血病分类、临床表现和检查

急性白血病（acute leukemia，AL）为原始和（或）早期幼稚细胞无限制增生，并浸润全身各器官和组织，主要表现为贫血、出血、继发感染和肝、脾、淋巴结肿大。

一、分类

1976年，法、美、英三国协作组（FAB协作组）制订了急性白血病FAB分类诊断标准，1985年进行了修订。按FAB分类，急性淋巴细胞白血病（acute lymphocytic leukemia，ALL）分为三种亚型，以淋巴细胞白血病的第一个英文字母L代替，即L_1、L_2、L_3。急性非淋巴细胞白血病又称急性髓细胞白血病（acute myeloid leukemia，AML），分为八种亚型，以髓细胞白血病的第一个字母M代替，即M_0、M_1、M_2、M_3、M_4、M_5、M_6、M_7。

1. 急性淋巴细胞白血病

L_1：原始和幼淋巴细胞以小细胞（直径≤12μm）为主，胞浆较少，核型规则，核仁不清楚。

L_2：原始和幼淋巴细胞以大细胞（直径>12μm）为主，胞浆较多，核型不规则，常见凹陷或折叠，核仁明显。

L_3：原始和幼淋巴细胞以大细胞为主，大小较一致，胞浆较多，细胞内有明显空泡，胞浆嗜碱性，染色深，核型较规则，核仁清楚。

2. 急性非淋巴细胞白血病

M_0（急性粒细胞白血病微分化型）：原始细胞在光镜下类似L_2型细胞。髓过氧化酶

(MPO)及苏丹黑 B 阳性细胞 <3%。但髓系标记:MPO(+),CD_{33}或CD_{13}等可呈(+)。通常淋巴系抗原为(-),但有时除髓系标志外,合并CD_7^+、TDT^+。

M_1(急性粒细胞白血病未分化型):未分化原粒细胞(Ⅰ型+Ⅱ型)占骨髓非红系细胞的 90%以上,至少 3%细胞为髓过氧化物酶和(或)苏丹黑染色(+)。

M_2(急性粒细胞白血病部分分化型):原粒细胞(Ⅰ型+Ⅱ型)占骨髓非红系细胞的 30%~89%,早幼粒以下阶段细胞 >10%,单核细胞 <20%。M_2的染色体有 t(8;21)(q22;q22)易位,可检测到 AML_1/ETO 融合基因。

M_3(急性早幼粒细胞白血病):骨髓中以多颗粒的早幼粒细胞为主,此类细胞在非红系细胞中≥30%。可检测到染色体 t(15;17)(q22;q21)易位和 PML/RARα 融合基因。

M_4(急性粒-单核细胞白血病):骨髓中原始细胞占非红系细胞的 30%以上,各阶段粒细胞占 30%~79%,各阶段单核细胞 >20%。

M_4EO:除 M_4 型各特点外,嗜酸性粒细胞在非红系细胞中≥5%。可查到 inv/del(16)(q22)和 CBFβ/MYH11 融合基因。

M_5(急性单核细胞白血病):骨髓非红系细胞中原单核、幼单核≥30%。如果原单核细胞(Ⅰ型+Ⅱ型)≥80%为 M_5a,<80%为 M_5b。可有 del(11)(q23)和 MLL/ENL 融合基因。

M_6(急性红白血病):骨髓中幼红细胞≥50%,非红系细胞中原始细胞(Ⅰ型*+Ⅱ型)≥30%。

M_7(急性巨核细胞白血病):骨髓中原始巨核细胞≥30%。CD_{41}、CD_{61}、CD_{42}阳性。

FAB 分类诊断标准简便而易于推广,各型与疗效、预后相关,但光镜下形态学观察和细胞化学方法对细胞的识别力有限,这使少数病例难以准确分型。随着单克隆抗体的应用,这两类急性白血病人中有 90%可以得到正确诊断。此外,应用高分辨分带技术,发现 80%的病人有染色体核型异常,且与 FAB 分型、预后有关。染色体与预后的这种密切关系,正受到越来越多的重视。由于染色体异位而产生的融合基因可以通过分子生物学的方法进行检测,因此,有条件的单位应采取形态学(morphology)、免疫学(immunology)、细胞遗传学(cytogenetics)和分子生物学(molecular biology)结合的分型,即 MIC-M 分型,以使分型更准确。

二、临床表现

各类急性白血病的共同临床表现,按发生机制可以是由于正常造血细胞生成减少,导致感染发热、出血、贫血;也可以是由于白血病细胞浸润而导致的肝、脾、淋巴结肿大及其他器官病变。症状的缓急主要取决于白血病细胞在体内的蓄积增长速率和程度。

1. 发热和感染

约半数以上病人以发热起病,当体温 >38.5℃时常由感染引起。感染是急性白血病最常见的死亡原因之一。急性白血病发生感染的机制为:

(1)正常中性粒细胞数量减少和功能缺陷:由于白血病细胞抑制骨髓正常粒系祖细

---

* 说明:原始细胞浆中无颗粒为Ⅰ型,出现少数颗粒为Ⅱ型。

胞的生成,加上化疗药物对骨髓的抑制毒性,常易发生显著的中性粒细胞缺乏症,极易并发各种细菌或真菌感染;

(2)免疫缺陷:化疗及肾上腺皮质激素等药物的应用,可加重免疫系统的紊乱;

(3)皮肤黏膜屏障的破坏更有利于病原体的入侵。感染以咽峡炎、口腔炎最多见,肺部感染、肛周炎、肛周脓肿也很常见。

2. 出血

约半数病人起病时伴出血倾向。并发弥散性血管内凝血(DIC)者,几乎全部有出血。DIC 最常见于急性早幼粒细胞性白血病。异常早幼粒细胞内含有大量颗粒,这些颗粒中又含有大量促凝物质,细胞破坏时大量促凝物质的释放即诱发 DIC。出血机制主要是血小板减少,其次为血管壁损伤、凝血障碍和抗凝物质增多等。

3. 贫血

绝大多数确诊病人均有不同程度的贫血。贫血发生的主要机制为白血病细胞大量增生,导致正常红细胞系造血受抑。

4. 淋巴结和肝脾肿大

初诊时约半数病人有浅表淋巴结肿大和(或)肝脾肿大,以 ALL 为著。

5. 神经系统

中枢神经系统白血病(CNS－L)以蛛网膜及硬脑膜的浸润最高,其次为脑实质、脉络膜以及颅神经,可发生在白血病活动期或缓解期。多见于 ALL 和高白细胞性白血病。临床表现为头痛、呕吐或感觉异常。

6. 黏膜与皮肤

白血病细胞浸润口腔黏膜可引起齿龈肿胀,以 M_5 和 M_4 多见。皮肤浸润的表现有斑丘疹、皮下结节、斑块等。

7. 骨和关节

胸骨下端压痛,是白血病最重要的体征之一。骨关节疼痛可见于儿童或白血病复发、白细胞数极高和慢性粒细胞白血病的急变病人。骨痛可由于下列原因引起:

(1)白血病细胞增生对骨膜的刺激;

(2)不明原因的骨梗死;

(3)高尿酸血症致痛风发作等。

8. 性腺

约 2% 的 ALL 初诊时即有睾丸白血病。病变睾丸可无症状,呈双侧或单侧弥漫性肿大,质硬,不透光,经局部穿刺或活检证实。卵巢白血病少见。

9. 血液生化改变

AL 的血生化改变常是多因素的,化疗可使之加重,造成症状的复杂化,严重者可致死,故需及时纠正。

(1)尿酸血症:是 AL 最常见的代谢紊乱和致命性的并发症。由于 AL 细胞的高代谢状态,故尿酸可增高,尤其见于诱导缓解治疗时的联合化疗后。因白血病细胞大量崩解,使血浆尿酸浓度显著增高。大量尿酸经肾小球、肾小管排出导致肾小球、肾小管损伤,出现严重肾病,甚至急性肾功能衰竭。

(2)电解质紊乱:初治高白细胞白血病化疗时,易出现高钾血症,而由于大量白血病细胞的破坏,细胞内的钾释放到血中,易引起高钾血症,重者可致心跳骤停,故应引起高度重视。低钠血症较常见,可由原发性或化疗药物如环磷酰胺所致继发性抗利尿激素分泌过多综合征引起。此外,化疗后引起的恶心、呕吐、食欲降低,常可引起低钾。急性白血病化疗后,因大量白血病细胞被杀伤,细胞内容物大量释放入血,因此可引起急性肿瘤溶解综合征,出现高磷、高钾、低钙。

三、实验室检查

1. 血象

绝大多数病人存在不同程度的贫血,且呈进行性发展。贫血为正常细胞、正常色素性,白细胞计数可降低、正常、增高或显著增高。分类中可见到某一类原始或幼稚细胞增多。当白细胞数超过 100×10^9/L 时,称为高白细胞性白血病。但无论是哪种白血病,初诊时均有不同程度的血小板减少。

2. 骨髓象

大多数病例骨髓有核细胞明显增多,主要是白血病的原始或幼稚细胞占30%以上;中间阶段的细胞缺如;残留少量成熟细胞,形成“裂孔”现象;正常的幼红细胞和巨核细胞减少。少数病例骨髓增生低下,但白血病细胞仍占非红系的30%以上,称为低增生性白血病。急性粒细胞白血病、急性单核细胞白血病、急性粒-单核细胞白血病细胞胞浆中有时可见到 Auer 小体,而急性淋巴细胞白血病细胞内无 Auer 小体。因此,Auer 小体有助于鉴别急性淋巴细胞白血病和急性非淋巴细胞白血病。

3. 细胞化学染色

细胞化学染色是区别急性淋巴细胞白血病和急性非淋巴细胞白血病的有效方法,包括过氧化物酶(POX)染色、苏丹黑(SB)染色、糖原(PAS)染色和酯酶染色,见表 1-6-1。

表 1-6-1　各亚型白血病细胞化学染色区别

	急性淋巴细胞白血病	急性粒细胞白血病	急性粒-单核细胞白血病
过氧化物酶(POX)		分化差的原始细胞(－) (－)~(＋) 分化好的原始细胞(＋)~(＋＋＋)	(－)~(＋)
糖原反应(PAS)	(＋) 成块或颗粒状	弥漫性淡红色 (－)/(＋)	呈弥漫性淡红色颗粒状(－)~(＋)
非特异酯酶(NSE)	(－)	(－)~(＋)氟化钠(NaF)抑制不敏感	(＋)能被 NaF 抑制
中性粒细胞碱性磷酸酶(AKP/NAP)	增加	减少或(－)	正常或增加

4. 细胞表面免疫标记检查

白血病细胞表面具有特异的抗原表达，可以用单克隆抗体来识别。这些抗原和抗体是根据分化群的号码来区别的。随着对细胞免疫学的进一步研究，对白血病相关的免疫表型的认识正在逐步提高，细胞免疫表型不仅有助于白血病亚型的诊断，还有助于判断预后，并可进行疾病的监测。目前，应用单克隆抗体，已能正确识别淋巴细胞、髓细胞、巨核细胞表面抗原。髓系标记为 CD_{13}、CD_{33}、CD_{14}、CD_{15} 等，急性淋巴细胞 B 细胞标记为 CD_{19}、CD_{20}、CD_{22} 等。ALL 的免疫分型具有重要价值。按照免疫学标记，85% ALL 属 B-ALL，15% 为 T-ALL。T 细胞型 ALL 初诊时常伴高白细胞数；50% ~ 60% 的病例有纵隔肿块，中枢神经系统累及发生率较高。

5. 细胞遗传学与分子生物学检查

白血病常伴有特异的染色体和基因改变（表 1-6-2），可以通过染色体（细胞遗传学）分析与分子生物学检查确定。例如，M_3 伴 t(15:17)(q22;q21) 染色体异常，如能肯定 t(15:17) 染色体存在，亦可肯定 M_3 的诊断系位于 17 号染色体上 RARα（维甲酸受体基因）与 15 号染色体上的 PML（早幼粒白血病基因）相互易位，形成 PML/RARα 融合基因。检测 PML/RARα 融合基因亦可确定 t(15;17)(q22;q21)。细胞遗传学与分子生物学检查已成为白血病分型、预后判断、微小残留病检测的有用指标。

表 1-6-2　白血病常见的染色体与基因改变

白血病类型	染色体改变	基因改变
AML-M_2	t(8;21)(q22;q22)	AML1/ETO
AML-M_3	t(15;17)(q22;q21)	PML/RARα, RARα/PML
AML-M_4E0	Inv/del(16)(q22)	CBFβ/MYH11
AML-M_5	t/del(11)(q23)	MLL/ENL
ALL-L_3(B 细胞)	t(8;14)(q24;32)	MYC 与 IGH 并列
ALL(5% ~ 20%)	t(9;22)(q34;q11)	BCR/ABL

四、诊断

急性白血病根据临床表现、实验室检查、骨髓检查，不难诊断，但有时应与某些疾病进行鉴别：

• 传染性单核细胞增多症（简称传单）：传单有发热、浅表淋巴结肿大。因血象中有异常淋巴细胞，易与急性淋巴细胞白血病混淆。但传单无进行性贫血，无血小板减少和出血。血清嗜异凝集试验阳性，病程呈良性自限性。

• 再生障碍性贫血、骨髓增生异常综合征、粒细胞缺乏症及特发性血小板减少性紫癜：有时临床表现与急性白血病相似，应加以区别。根据骨髓检查，鉴别并不困难。

急性白血病确诊后还应进行分类和分型。通过细胞化学、遗传学、免疫表型和分子生物学方法（即 MIC-M 分型），可将急性淋巴细胞白血病和急性髓细胞白血病区别开来。

第三节　急性白血病的治疗和护理

一、治疗

治疗常包括诱导缓解治疗和缓解后治疗两个阶段。前者的目的在于达到完全缓解，后者的目的在于根除“可能存在的”微小残留病灶。但治疗的首要目的是达到完全缓解，即临床症状和体征消失，血细胞计数恢复正常，骨髓原始细胞不超过5%。支持治疗非常重要。出血常是血小板减少的结果，因而输血小板悬液常有效。贫血可输注浓缩红细胞。

感染发热是急性白血病治疗过程中最常见的并发症，由于正常的粒细胞严重减少，加上化疗对免疫抑制及黏膜屏障的破坏，病人感染往往非常严重，治疗应给予有效的广谱抗生素。如果强有效的广谱抗生素治疗一周无效，应考虑真菌感染的可能，给以抗真菌药物。

由于开始治疗后白血病细胞迅速溶解，故应密切关注体内水分、尿液碱化和电解质平衡，以防止高尿酸血症、高磷酸盐血症和高钾血症的发生。为了将高尿酸血症限制在最低程度，可在开始化疗前使用黄嘌呤氧化酶的抑制剂——别嘌呤醇，以抑制黄嘌呤转化成尿酸的过程；如果白细胞数高，还应同时予以水化和碱化。

（一）一般治疗

1. 感染的防治

白血病病人易因感染而发热，所以预防感染，尤其在强化疗期间的感染防治尤为重要。

2. 出血的防治

出血是另一个重要的并发症。循环中白细胞数过高、脑部血管内白细胞淤积性出血，常是致命的并发症，因此高白细胞性白血病可行白细胞分离术，以设法降低白细胞。当血小板减少时出血，应予以输注单采血小板。

3. 贫血的防治

应予以输少浆全血或红细胞悬液，以改善机体缺氧状态，提高抗病能力。

4. 尿酸性肾病的防治

高尿酸血症者应给予别嘌呤醇口服，同时碱化尿液，并静脉补液。

5. DIC 的防治

急性早幼粒细胞性白血病和某些其他急性非淋巴（髓）细胞性白血病病人，有时在诊断时已发生 DIC（由于白血病细胞溶解释放促凝物质所致），应予以小剂量肝素等治疗。

（二）化疗

化疗应坚持早期、联合、足量和个体化原则，整个治疗分为诱导缓解治疗和巩固强化治疗。所谓诱导缓解治疗，目的主要是杀灭病人体内的白血病细胞，使之由发作期的 1×10^{12} 以上降至 1×10^{8}，从而使临床症状及体征完全消失，骨髓正常造血功能恢复。所谓巩固强化治疗指进一步消除体内残留白血病细胞，防止复发。治疗急性淋巴细胞白血病和急性髓细胞白血病的基本原则相同，但化疗方案不同。

1. 急性淋巴细胞白血病

急性淋巴细胞白血病的化疗方案见表 1-6-3。

表 1-6-3　急性淋巴细胞白血病的几种联合化疗方案

方案简称	药物及剂量	用法	备注
VDP	VCR 2mg/VDS 4mg	每周 1 次，静脉注射	3～4 周为 1 个疗程
	DNR 45 mg/m²	第 1～3d，静脉注射	
	P 40～60mg	每日分次口服	
VDLP	VCR 2mg/VDS 4mg	每周 1 次，静脉注射	4～5 周为 1 个疗程
	DNR 45 mg/m²	第 1～3d，静注每日	
	L-ASP 5000～10000U	静脉滴注，共 10d	
	P 40～60mg	每日分次口服	

注：VCR 为长春新碱，VDS 为长春地辛，DNR 为柔红霉素，P 为泼尼松，L-ASP 为左旋门冬酰胺酶

2. 急性非淋巴细胞白血病

急性非淋巴细胞白血病的化疗方案见表 1-6-4。

表 1-6-4　急性非淋巴细胞白血病的几种联合化疗方案

方案简称	药物及剂量	用法	备注
DA	DNR 45 mg/m²	第 1～3d，静脉注射	
	Ara－C 100～200 mg/m²	每日，第 1～7d，皮下注射或 24h 静脉滴注	CR 率约 55%～65%
HA	Hom 4～6mg	第 1～5d，静脉滴注，每日一次	CR 率约 55%～65%
	Ara－C 100～200 mg/m²	每日，第 1～7d，皮下注射或 24h 静脉滴注	
MA	Mitox 8～12 mg/m²	第 1～3d，静脉滴注	
	Ara－C 100～200 mg/m²	每日，第 1～7d，皮下注射或静脉滴注	

注：Hom 为高三尖杉脂碱，Ara－C 为阿糖胞苷，Mitox 为米托蒽醌

化疗常见的副作用有骨髓抑制所致的全血细胞减少，胃肠道反应如恶心、呕吐。另外，还有脱发、心肌受损等。

3. 髓外白血病的防治

髓外白血病是指骨髓以外部位所发生的白血病，这些部位在常规化疗时药物不能达到有效浓度，即所谓白血病的“庇护所”，是造成临床复发的主要原因。这些部位包括中

枢神经系统、睾丸、卵巢、眼眶等。中枢神经系统白血病的防治有以下几种。

(1)鞘内化疗：

• 鞘内注射 MTX：剂量 8 ~ 10mg/(m^2 · 次)，每周 1 ~ 2 次，连用 4 ~ 6 次，然后间隔 4 ~ 6 周鞘内注射一次，维持 1 ~ 3 年。

• 鞘内注射 Ara-C：可作为二线用药，常用剂量为 30 ~ 50mg/(m^2 · 次)。使用方法与 MTX 同。

上述药物往往与地塞米松 5mg 联合应用，以减少副作用，提高疗效。

(2)放疗：全颅 + 全脊髓放疗。全颅照射以头颅侧平行相对两侧野，脊髓采用俯卧位照射，照射野宽 4 ~ 6cm。

(3)全身化疗：由于血脑屏障的存在，应使用易透过血脑屏障的药物并采用大剂量给药。如中大剂量 MTX、中大剂量 Ara-C 静脉给药。

4. 诱导分化治疗

我国科学工作者发现，应用全反式维甲酸(ATRA)可成功治疗急性早幼粒细胞白血病(M_3)，其机制是诱导早幼粒白血病细胞分化至成熟阶段。

(1) ATRA 的用法和疗效：ATRA 治疗 APL 的一般剂量为 20 ~ 40mg/(m^2 · d)，分次口服，疗程 30d 左右。对初治 APL 病人，单用 ATRA 的完全缓解率可达 90%左右，明显高于联合化疗。病人在用药后外周血白细胞升高，中、晚幼粒细胞逐步升高。随着早幼粒细胞下降，中、晚幼粒细胞及杆状、分叶核逐渐增多而达到完全缓解，无骨髓抑制现象。但单用 ATRA 治疗 APL，维持缓解的时间短，即使坚持应用 ATRA 也不能阻止病人在数月内复发。目前主张 APL 应用 ATRA 诱导获完全缓解后，继以联合化疗，以后化疗与维甲酸交替巩固治疗，可显著延长缓解期。

(2) ATRA 的副作用：ATRA 治疗 APL 并不直接杀伤白血病细胞，而是诱导白血病细胞重新获得向成熟细胞分化的能力。因此 APL 应用 ATRA 治疗可显著减少 DIC 的发生，且 ATRA 不是细胞毒药物，其对骨髓无抑制作用。但是，ATRA 具有其他较多的骨髓外毒副作用，常见的有皮肤和黏膜干燥、头痛和颅内压升高(假性脑瘤)、骨痛、胃肠道反应、发热、肝脏损害、高白细胞血症和维甲酸综合征(RAS)等。

5. 诱导凋亡治疗

上世纪 70 年代以来，中国北方地区开始试用三氧化二砷注射液治疗急性早幼粒细胞白血病(M_3)，并取得很好疗效。砷剂治疗 M_3的主要机制是诱导急性早幼粒细胞白血病细胞凋亡。目前主要应用的砷剂为三氧化二砷，剂量为每天 10mg 加入 5%葡萄糖液中静脉滴注，持续 28 ~ 40d，大多数病人在 1 个月左右完全缓解。砷剂最大的优点是治疗复发 M_3疗效可达 70%；副作用有肝、肾功能损害，消化道症状，皮疹以及手足麻木，皮肤色素沉着，颜面及下肢水肿和胸、腹水等，但这些副反应程度一般较轻，呈可逆性，停药后即能好转。

(三)骨髓移植

骨髓移植(BMT)是成人 AL 治疗策略中一个重要组成部分。大剂量化疗和放疗后，BMT 能起到重建造血和重建免疫的作用。由于 BMT 使白血病病人能耐受大剂量的化疗和放疗，而且植活的异基因骨髓尚有抗白血病的过继性免疫治疗作用，因此 BMT 为白血病病人提供了长期无白血病生存或根治的机会。

1. 异基因骨髓移植（ALLO-BMT）

预处理方案通常为大剂量的烷化剂如马利兰和环磷酰胺，或者环磷酰胺和全身放射线照射（TBI）。骨髓供者最好为 HLA 配型相同的同胞兄妹。

2. 自身骨髓移植（ABMT）

预处理方案与 ALLO-BMT 相似，病人自身骨髓的异常变化必须在完全缓解后，预处理前进行抽取。近年来，多项前瞻性的研究对 ALLO-BMT、ABMT 和联合化疗的疗效进行比较分析，结果表明 ALLO-BMT 较 ABMTQ 联合化疗的复发率低。但 ALLO-BMT 存在 GVHD 和移植相关死亡率高的缺点。

（四）急性白血病疗效标准

1. 缓解标准

（1）完全缓解（CR）：所谓完全缓解，即临床无白血病细胞浸润所致的症状和体征，生活正常或接近正常。

血象：Hb≥100g/L（男），或≥90g/L（女及儿童），中性粒细胞绝对值$\geq 1.5\times 10^9$/L，血小板$\geq 100\times 10^9$/L。外周血白细胞分类中无白血病细胞。

骨髓象：原粒细胞Ⅰ型＋Ⅱ型（原单核细胞＋幼单核细胞或原淋巴细胞＋幼淋巴细胞）≤5%，红细胞及巨核细胞系正常。

M_1，M_2型：原粒细胞Ⅰ型＋Ⅱ型≤5%，中性中幼粒细胞比例在正常范围。

M_3型：原粒细胞＋早幼粒细胞≤5%。

M_4型：原粒细胞Ⅰ、Ⅱ型＋原单核细胞及幼单核细胞≤5%。

M_5型：原单核细胞及幼单核细胞≤5%。

M_6型：原粒细胞Ⅰ型＋Ⅱ型≤5%，原红细胞及幼红细胞比例基本正常。

M_7型：粒细胞、红细胞二系比例正常，原巨核细胞＋幼巨核细胞基本消失。

急性淋巴细胞白血病：原淋巴细胞＋幼淋巴细胞≤5%。

（2）部分缓解（PR）：骨髓原粒细胞Ⅰ型＋Ⅱ型（原单核细胞＋幼单核细胞或原淋巴细胞＋幼淋巴细胞）＞5%而≤20%；或临床、血象项中有一项未达完全缓解标准者。

2. 白血病复发

有下列三者之一者称为复发：

（1）髓原粒细胞Ⅰ型＋Ⅱ型（原单核细胞＋幼单核细胞或原淋巴细胞＋幼淋巴细胞）＞5%而≤20%，经过有效抗白血病治疗一个疗程仍未能达到骨髓象完全缓解标准者。

（2）髓原粒细胞Ⅰ型＋Ⅱ型（原单核细胞＋幼单核细胞或原淋巴细胞＋幼淋巴细胞）＞20%者。

（3）髓外白血病细胞浸润。

3. 持续完全缓解（CCR）

指从治疗后完全缓解之日起，无白血病复发达 3～5 年以上者。

4. 长期存活

急性白血病自确诊之日起，存活时间（包括无病或带病生存）达 5 年或 5 年以上者。

5. 临床治愈

指停止化疗 5 年或无病生存达 10 年者。

二、护理

根据白血病病人的临床和实验室特点，提出以下主要护理诊断。

1. 体温过高

与骨髓抑制、高分解代谢、坏死物吸收、继发感染等有关。骨髓抑制程度与抗肿瘤药物对骨髓抑制的程度、出现迟早及持续时间不同，主要表现为白细胞减少后其他细胞系列的影响，最后导致再生障碍性贫血。

护理目标：体温正常。

护理措施：做好保护性隔离，病房环境最好是层流的或定期消毒，以减少空气中的细菌。根据医嘱注射白细胞、抗生素、免疫球蛋白，同时要让病人有足够的营养、适当的活动与睡眠。维持皮肤及黏膜的完整性，保持皮肤、头发、口腔的清洁；避免使用香水等刺激皮肤，避免抓破头皮及皮肤。维持泌尿道功能，多饮水，保持会阴清洁。严格洗手，保持注射部位清洁干燥，观察有无红、肿、痛、热等局部症状。

2. pc：出血

当红细胞、血小板减少时，应严密观察易发生出血的部位及其症状，如皮肤、胃肠道、上呼吸道、泌尿道及颅内有无出血征象。

护理目标：避免出血。

护理措施：避免穿紧身、粗糙的衣服，用软毛刷或海绵棒刷牙。协助便秘者用软便剂，尽量避免侵入性操作，减少注射及静脉穿刺频率。做完各项穿刺后，应在局部延长压迫时间；根据医嘱输给红细胞、血小板。

3. 营养失调——低于机体需要量

营养失调与化疗药物的副作用，如恶心、呕吐、进食量少、高热引起能量消耗增加有关。

护理目标：达到机体所需的足够营养。

护理措施：

（1）给予正确的营养评估，如血生化检测报告、血常规化验等。

（2）给病人及家属以合理的饮食指导，如在化疗期间，以清淡食物为主，多吃新鲜的水果蔬菜，多喝水，尽可能地快速排除体内毒素。在骨髓抑制期，进食易消化、柔软和温凉的食物。高热病人及时补充能量与水分，注意电解质的平衡。恢复期病人要注意均衡饮食，此时机体不光需要蛋白质、维生素、能量等，还需要纤维素（常被忽视）。化疗期间的胃肠道反应，主要表现为口干、食欲不振、恶心呕吐、腹痛、腹泻，甚至便血。因为化疗药物可使胃肠嗜铬细胞释放 5-HT_3，使迷走神经兴奋引起呕吐。5-HT_3受体拮抗剂能有效阻断这一过程，起到镇吐作用。常用药物有康泉、枢受宁、蒽丹西酮，其他可用中效止吐剂如胃复安、吗叮啉、地塞米松等；还可采用涌泉穴、神门穴留针 30min，选用王不留行子于化疗前30min贴于耳穴。饮食要少食多餐，进食前后不饮水，餐后不立即平躺。

（3）必要时给予静脉营养。静脉补充时注意先给能量后给氨基酸或蛋白质。

4. 口腔黏膜改变

与化疗药物副作用（促进细胞凋亡、抑制组织再生）、口腔继发感染有关的白血病病人口腔黏膜的改变，通常以溃疡表现为突出，一般经历四个阶段。

（1）炎症/血管期：由于放化疗导致的鳞状上皮或柱状上皮细胞释放细胞因子IL-I、TNF所致，口腔黏膜水肿。

（2）上皮期：细胞停止分裂并死亡（此期常与中性粒细胞减少重合）。

（3）溃疡/感染期：坏死和溃疡形成。

（4）愈合期：此期几乎与粒细胞升高并行。

护理目标：减少和减轻口腔黏膜溃疡，促进溃疡尽早愈合，缩短溃疡期。

护理措施：用生理盐水棉球清洁口腔包括牙缝，每日2次，并用碱性漱口水漱口3次。有研究人员对白血病病人口腔酸碱度检测时发现，其口腔pH值大约为5.0～5.4，这样的环境再加上广谱抗生素的应用有利于真菌生长，用碱性漱口水漱口可调整病人口腔pH值，抑制真菌生长。口腔已有溃疡并水肿明显者，应在口腔清洁后用饱和盐水含漱，每日2次，每次3min，因为高渗盐水可使口腔水肿减轻。溃疡期病人用0.5%碘伏液含漱，每日3次，每次含漱5～10min；愈合期病人选用G-CSF残液生理盐水稀释含漱，目的是促进溃疡愈合，缩短愈合期。

5. 自我形象混乱

与脱发、体重明显增加或明显减轻、体型改变有关。

护理目标：改变因自我形象混乱给机体带来的冲击，尽快摆脱阴影。

护理措施：要经常鼓励、夸奖其外表长处，用治疗好的榜样做示范；并鼓励病人表达内心的感受，使其树立信心，尽可能地完成每次治疗。

6. 情绪低落

情绪低落与疾病的诊断、疾病所致的生活方式改变有关。

护理目标：减轻悲哀的程度。

护理措施：

（1）鼓励病人与他人交往，并保持健康的心态。护理人员要尽可能地倾听病人诉说，并给予安慰，鼓励病人与其他病友交换感受和经验，互相鼓励。

（2）对不同文化背景病人的心理护理：一般来说，对文化程度高的病人在接受患病现实后，要尽力帮助病人了解真实病情，分析患病原因；了解治疗方法和效果及治疗过程中的副作用等；提供可阅读的资料，使之有疑问时能得到及时的答案；通过实例，让病人树立信心，保持乐观的情绪，使机体处于良好的内环境，提高疗效。文化程度低的病人，往往一切依赖于医生，当病情恶化时易产生绝望情绪。护士应经常用通俗易懂的语言向病人反复宣教，关心、鼓励病人自理日常生活，并给予协助与指导。

7. 感染的危险

感染与白细胞的功能改变有关。

护理目标：避免感染。

护理措施：白血病病人由于自身抵抗力低下，化疗期间，血中正常白细胞数减少，人体正常屏障功能受到破坏，因此容易因细菌引起感染。感染好发部位为咽部、呼吸道、泌尿道、肛周，因此要特别注意对这些部位的护理，具体措施如下。

（1）每日三餐后及时漱口，以保持口腔的清洁，做到每日定时检查病人口腔、咽喉黏膜的完整。

（2）病室内经常通风，保持清洁，每日紫外线消毒一次，每次30min；严格执行探视制度，嘱处于骨髓抑制期的病人有探视者来访时须戴口罩。

（3）鼓励多吃流质饮食，多饮水，防止便秘，便后及时用PP粉溶液坐浴。

（4）鼓励活动，增加肺活量，同时加强体温和血常规的检测。采用措施使病人免受外源性感染，这些感染主要经由食物、水及空气途经而感染，因此应减少病人暴露于致病菌的机会，维持其免疫功能。

（5）避免接触具有传染性或感染性的工作人员和访客，避免房内放置鲜花、植物或鲜果；摄取已烹调食物，对生鲜果蔬必须洗净、削皮。

（6）严密观察易感部位的症状，每天检查注射部位有无感染、静脉炎症状；每天测白细胞及分类细胞数目；每4h测T、P、R，每12h检查口腔黏膜有无炎症、溃疡或白色斑点；每4h评估神经、呼吸、泌尿生殖等系统的变化，有无头痛、意识、行为的变化；有无咳嗽、咽喉痛，有无尿频、排尿困难、血尿等症状。

8. pc：静脉炎

化疗药物导致静脉炎的机制如下：

- 直接的毒性作用：化疗药物属于细胞毒药物，在损伤肿瘤细胞的同时，对正常细胞组织有一定的损伤，如阿霉素外渗可引起局部的严重细胞炎症。
- 药物的pH值影响：常用药物中，环磷酰胺、阿霉素、顺铂等因pH值偏低，可刺激血管内膜炎症而引起静脉炎；碱性大的溶液则使血管内的CO_2蓄积，血管内压升高，导致血管壁通透性增高，易渗漏，进而造成组织损伤。溶媒使用生理盐水、5%葡萄糖等偏酸溶液，可中和化疗药物的碱性。
- 大剂量冲击给药时，高浓度溶质可导致静脉炎。
- 溶液微粒及过敏。

护理目标：减少和减轻对静脉的损害。

护理措施：

（1）提高穿刺技术，选择合适针头，有计划、正确地选择穿刺静脉，以免外渗。

（2）已发生静脉炎者，需抬高患肢，局部用1%丁卡因、2%奴佛卡因、0.5%山莨菪碱棉片外敷，以阻止钾离子由细胞内向外流，减少神经末梢膨体内小泡释放乙酰胆碱；或用云南白药、复方中药外敷，使炎症消散、血管软化。

（3）抽吸药物的针头不能作穿刺，以免把吸附在针头边的药物在穿刺时带入皮下。穿刺时，可先注入生理盐水后再注入药物。

（4）同时给几种化疗药物时，应间隔应用生理盐水，可先给刺激性大的药物。

（5）避免在同一静脉部位反复穿刺，以免纤维化形成。

（6）发生外渗时，应立即停止输注。深静脉穿刺，化疗药物可即刻被血流所稀释，但要避免感染。有条件时,可采用外周中心静脉穿刺(PICC),既可达到深静脉置管给药作用,也可避免中心静脉感染所致的败血症。

附:造血干细胞移植护理

造血干细胞移植是经大剂量放化疗或其他免疫抑制预处理,清除受体体内的肿瘤细胞、异常克隆细胞,阻断发病机制,然后把自体或异体造血干细胞给受者,使受体重建正常造血和免疫功能,从而达到治疗目的一种治疗手段。

一、造血干细胞移植治疗疾病的机制

以尽可能大的放化疗强度杀灭肿瘤细胞,重建造血和免疫功能。另外如果移植的是异基因造血干细胞,还有一个免疫机制,即移植物抗肿瘤效应(GVT)。通过这一免疫机制,可以进一步清除受者体内残留的肿瘤细胞,达到根治的目的。

二、造血干细胞移植分类

(1)按移植物类型可分为:骨髓移植、外周血干细胞移植、脐带血移植。

(2)按免疫学可分为:自体造血干细胞移植、同种异体造血干细胞移植;同种异体造血干细胞移植又可分为:同基因(接受同卵双生弟兄、姐妹供的造血干细胞移植)移植和异体基因移植。

(3)根据血缘关系可分为:亲缘、非亲缘造血干细胞移植。

三、造血干细胞移植适应证

(1)血液系统恶性肿瘤:慢性白血病(CML、CLL)、急性白血病(AML、ALL)、骨髓异常增生综合征(MDS)、淋巴瘤(NHL、HD)、多发性骨髓瘤(MM)。

(2)血液系统非恶性肿瘤:重型再生障碍性贫血(AA)、珠蛋白生成障碍性贫血、阵发性睡眠性血红蛋白尿(PNH)。

(3)实体瘤:乳腺癌,卵巢癌,小细胞肺癌。

(4)重症联合免疫缺陷。

(5)先天性代谢异常。

(6)自身免疫性疾病:系统性红斑狼疮(SLE)、类风湿性关节炎(RA)、多发性硬化病。

四、护理

(一)全环境保护

对全环境保护(total protected environment,TPE),目前国内外尚无确切的定义,一般指空间环境与人体环境的净化两个方面。造血干细胞移植前采用超剂量化疗和放疗的预处理,造成病人造血功能急性衰竭,免疫功能严重受损。通常在植入后一周左右,病人骨髓有核细胞增生极度低下,外周血白细胞、血小板和网织红细胞迅速下降,特别是粒细胞更低甚至为零等症状,因而会发生几乎不可避免的各种感染,这也是影响骨髓的植活和威胁病人生命的重要因素。在骨髓造血功能重建和免疫功能恢复之前,全环境保护技术的应用,是预防和减少感染发生的有效而可靠的措施。

1. 全环境保护技术

(1)空间环境的净化:空间环境指病人所处的无菌生活空间及其连接工作操作系统的整个外部环境,具体包括无菌病室单元,准备间、药浴清洁间、治疗室、配膳间、卫生间、医护办公室以及传递间,会

客外走廊等部分。国内外各医院多根据具体环境与条件，进行不同的布局与设置，但 TPE 的基本要求不变，即达到空间环境的最佳净化。

（2）人体环境的净化：人体环境指病人体表环境与体内环境两部分。凡是与空气直接接触的人体部位，如皮肤、指甲缝、毛发、眼、耳、鼻腔、口腔、咽喉部、呼吸道、肛周及会阴部，均属体表环境；体内环境包括食管胃肠系统、循环系统、各组织器官及浆膜腔等，是内源性感染的主要场所。全身环境保护要求达到体内外环境的高度净化。

2. 全环境保护的条件与要求

（1）整个环境应是独立的（包括独立的护理单元）。

（2）必须具备人体环境及各种物品药品的消毒灭菌装置。

（3）所有空间环境的空气应充分除尘和除菌，不能有微生物和微尘堆积。要预防微生物和微尘的发生，一旦发生要防止扩散，并迅速而有效地排出室外。

（4）人体环境（包括医护人员）的消毒和灭菌必须按标准严格而有效地执行。

3. 实施全环境保护的具体措施

（1）造血干细胞移植必须在全环境保护下进行，因此病区建筑的基本要求为全封闭的空气层流洁净病房（无菌层流病房），以去除空气介质中的微生物。利用不同等级的过滤器（初效、中效、高效）的组合，使进入室内的空气达到一定洁净度。

空气洁净度：指洁净环境中空气含尘（微粒）量多少的程度，具体高低用空气洁净度级别来划分，以操作时间内空气的计数含尘浓度（单位容积空气中含大小微粒的数量）表示，含尘浓度大小定为某一个空气洁净度级别。如病人在行造血干细胞移植时居住的无菌层流病室为 100 级，即在一般情况下，1min 内 1 立方英尺（$0.0283m^3$）的空间最多只能通过 100 个粒径大于 0.5μm 的微粒子。

（2）无菌层流室门窗一律为铝合金，窗户为双层玻璃，房顶、墙壁、地面光滑，不设地漏，但设独立的管道系统。无菌层流室为全封闭的空气层流洁净病房，一般分为 4 室：一室，即半清洁区，包括更衣室、厕所、走廊、办公室、浴室等；二室，即清洁区（1000 级），空气层流，包括护理站、中心监护系统、治疗室，备有抢救用品、药品等；三室，空气洁净度达 100 级，为过度区域；四室，即百级层流洁净病室，为移植病人居住室，备有电视监护系统、对话系统、电视机、病床、桌、椅等。无菌层流室要求空气洁净 >100 级，温度 22 ~ 26℃，相对湿度 50% ~ 70%，噪声不超过 55dB。

（3）每天 3 次对室内地面门窗及用物，用 1:2000 洗必泰擦拭，紫外线照射，每次 30min，每周行 1 ~ 2 次空气培养。

（4）凡耐高温高压物品、医疗器械均需高压蒸汽消毒灭菌；不耐高温高压物品、医疗器械、药品需用 1:10 碘伏擦拭、紫外线照射 30min 后方可使用。口服药以整盒或整瓶包装的形式进无菌层流室。

（5）人员入室要求：

病人入室：进无菌层流室前 3 天口服肠道不吸收的抗生素，清除肠道微生物，入室前 1 天剃发（为光头）、剃去腋毛、阴毛，入室当天在 1:2000 的洗必泰无菌溶液药浴 30min 后，更换无菌衣裤、鞋套，步行入室。

工作人员入室：（一室）淋浴→更换无菌衣裤→戴口罩帽子→风淋→进入二室泡手→穿隔离衣，穿鞋套→进入三室→在三室再泡手→加穿无菌隔离衣、鞋套、戴无菌帽、口罩、戴无菌手套→进入四室。

物品入室：所有物品均经灭菌消毒处理后由洁物传递箱传入无菌层流室。污物从污物出口递出，并按规定进行处理。

（二）预处理阶段的护理

化疗药物的准确应用：化疗方案一般为 BU-CY，国际通用，即每日马利兰（BU）（4mg/kg）×4d 口服，环磷酰胺（CY）（6mg/kg）×2d 静脉输注。在用药过程中，由于药物的副作用，会出现恶心、呕吐，要及时检查呕吐物，评价呕吐物中药物的量，并及时给以补药（把呕吐出马利兰的量重服一次）。

1. 并发症的预防

(1)胃肠道反应:以恶心呕吐为主。呕吐频繁会引起电解质紊乱及化疗药物(马利兰)剂量的不准,可根据医嘱及时用预防呕吐的药物。

(2)出血性膀胱炎:由于大剂量环磷酰胺进入体内,它的代谢产物——丙烯醛对膀胱黏膜有毒性作用。若在此阶段出现出血性膀胱炎会影响移植的成功,因此必须预防在先,临床上常为水化碱化,也就是通过输入大量碱性液体,使尿量达到250ml/h,尿pH在7.5~8.0之间,以保护膀胱黏膜。

(3)水电解质紊乱:大量的液体进出会引起水电解质紊乱,须注意观察出入量和进行电解质监测。

(4)癫痫发作:马利兰会引起病人癫痫发作,因此应定时询问病人有无手足麻木及口唇抽搐情况。对因呕吐频繁而不及时服用口服药者应督促其服药,可预防用苯妥因钠药,必要时应备张口器、安定等以便及时使用。

2. 血型不合

供者与病人血型不合时,如果不事先进行处理,当供者的骨髓或外周干细胞输入病人体内时,会在病人体内出现溶血反应:畏寒、发冷、腰痛、酱油色尿等。为预防因血型不合出现溶血反应,临床上通常在术前通过受者行血浆置换术去除供髓的红细胞或血浆等,以阻止溶血反应的发生。

(三)注意事项

骨髓或外周造血干细胞输注时,需注意:

(1)有滤网的输血或输液器会造成造血干细胞的损失,所以应选用无滤网输血或输液器。

(2)若输注的是骨髓,输注前要将供髓在4℃的环境中倒挂30min,目的是使脂肪颗粒上浮并弃除,以免进入体内引起栓塞,且每袋骨髓不能输完。

(3)观察变态反应。遇血型不合时要观察有无溶血反应,一旦有症状立即停止输注。

(4)在输注骨髓时要有两条静脉通路:一条为供髓输注通路,另一条为鱼精蛋白通路(用以拮抗供髓凝集肝素)。鱼精蛋白量要核对正确,一般每500U鱼精蛋白中和50mg肝素。

(四)主要并发症及护理

1. 感染

感染的原因之一是由于致死剂量的化疗,使病人自身的免疫系统与造血系统彻底被摧毁,大约在输入供者的造血干细胞后7d左右,病人的骨髓处于极度抑制期,外周血象可下降至极低(白细胞可低达20~100/mm^3),持续时间约10~15d。原因之二是为预防移植物抗宿主病的发生,常规应用免疫抑制剂,因此病人的免疫功能受到抑制。

(1)感染诊断标准:T>38.5℃,持续2h以上,血、痰、尿培养阳性或查出明确感染灶,能排除其他发热原因,抗生素治疗有效。

(2)感染的护理:T>38℃以上的病人,做血和局部培养。加强环境及空气消毒,继续服用肠道不吸收抗生素,严格执行无菌操作和消毒隔离技术,预防交叉感染,按常规行全环境保护,常规做好病人的口腔、五官、全身皮肤及肛周护理。

2. 移植物抗宿主病(GVHD)

GVHD是由供者的淋巴细胞主要是T细胞攻击受者各器官引起,可分为急性和慢性两种,临床表现有所不同。一般移植后100d内发生的GVHD称急性移植物抗宿主病(aGVHD),100d后发生的GVHD称慢性移植物抗宿主病(cGVHD)。aGVHD主要影响肝脏、胃肠道、皮肤与全身一般状况。GVHD主要与组织相容性抗原和次要组织相容性抗原不合有关,差异越大,GVHD发生率越高,程度也越重。如供受者性别不同,女性供者尤其是有妊娠史的女性供者供给男性病人,发生率也高。

(1)GVHD临床表现:

皮肤损害:皮肤斑丘疹、搔痒、发热、流感样症状,皮疹首先出现在手掌、足掌、耳后、面部和颈部。

肠道损害:表现为腹泻,常为水样便,严重者为血性水样便,还可有肠黏膜上皮脱落。

肝脏损害:病人有肝区异常的感觉,有胆红素、谷丙转氨酶、碱性磷酸酶增高等,严重者可有肝区不适、疼痛、黄疸等。临床上常以皮肤、肝脏及肠道症状给予 GVHD 分级。

(2)急性 GVHD 预防:采用霉酚酸酯(MMF)、环孢菌素 A(CsA)联合短程氨甲喋呤(MTX)。

(3)治疗:糖皮质激素,ATG、CsA、抗淋巴细胞单克隆抗体,全环境保护及抗感染和支持治疗。

(4)急性 GVHD 护理:

皮肤损害的护理:一般皮损最早出现,要注意观察好发部位皮肤的改变。

口腔护理:口腔内有溃疡时,用碘甘油涂拭。

胃肠道护理:观察大便颜色、量、性质。腹泻时注意肛周清洁,以防感染。

3. 肝静脉阻塞病(VOD)

有文献报道,因肝内小静脉阻塞肝细胞和肝血管损伤而致的移植相关并发症中,异基因造血干细胞移植发生 VOD 的几率为 20%~40%,而一旦发生 VOD,死亡率为 50%~70%,这也是异基因造血干细胞移植后 2 个月内死亡的主要原因之一。发生 VOD 的主要原因有三:

(1)肝静脉窦的内皮细胞受损,造成凝血酶激活,促进凝血,使肝静脉窦受阻。

(2)化疗诱发宿主巨噬细胞释放肿瘤坏死因子 TNF-3、IL-1,这些因子有促进凝血作用。

(3)抗排斥药物(如环孢菌素 A)对肝脏的损害。一般发生在移植后 1~3 周内,主要表现有黄疸、肝脏疼痛性肿大、进行性腹水和体重增加。

除药物预防外,仔细观察非常重要。造血干细胞移植病人需每天测量体重、腹围大小及肝功能变化,并记录。

思考题

1. 白血病如何分类?病因有哪些?
2. 白血病有哪些临床表现?
3. 白血病的白细胞及骨髓象有哪些变化?
4. 白血病化疗原则是什么?有哪些副作用?
5. 什么是白血病化疗方案?
6. 什么是护理诊断体温过高的相关因素及护理措施?
7. 什么是营养改变的相关因素及护理措施?
8. 什么是 P. C. 静脉炎的相关因素及其护理?
9. 出血的相关因素及其护理有哪些?
10. 感染的相关因素及其护理有哪些?
11. 造血干细胞移植的概念是什么?
12. 全环境保护技术有哪些?
13. 骨髓或外周造血干细胞输注时有哪些注意事项?
14. 预处理阶段并发症如何护理?
15. 什么是移植物抗宿主病?有哪些临床表现和护理?

参考文献

1. Acute Myeloid Leukemia and Acute Promyelocytic Leukemia Hematology. 2003, 82-101.
2. 张之南主编. 血液病诊断及疗效标准. 北京:科学出版社, 1982.
3. 陈灏珠主编. 实用内科学(第 10 版). 北京:人民卫生出版社,1997.

4. 陈灏珠主编. 内科学(第5版). 北京:人民卫生出版社,1998.

5. Ham-Wasserman Lecture:Treatment of Acute Leukemia by Inducing Differentiation and Apoptosis Hematology. 2003, 1 - 13.

6. 唐秀治. 癌症症状征候护理学. 北京:科学技术文献出版社,1999.

7. 李梅. 白血病患者的心理分析及护理. 现代医学卫生,2002,18(2):156 - 157.

8. 何国平,喻坚. 实用护理. 北京:人民卫生出版社,2002, 1155 - 1157.

9. 黄河,林茂芳. 霉酚酸酯联合CSA和短程MTX预防非亲缘骨髓移植的急性GVHD. 中华血液学杂志,2001,22(2):76 - 78.

10. 张灵志,赵淑. 造血干细胞移植的护理. 天津:天津科学技术出版社

11. 刘玲. 造血干细胞移植护理学. 北京:人民卫生出版社,2002.

（金 洁　金爱云）

第六章　颅内压增高治疗与护理

学习目标：

- 了解颅内压增高发生的机制。
- 掌握小脑幕切迹疝临床表现及抢救配合。
- 掌握颅内压增高病人护理评估的要点。
- 熟悉颅内压增高的临床表现。

颅内压增高(increased intracranial pressure)是神经外科常见的临床病理综合征，是脑外伤、颅内肿瘤、脑出血、脑积水和颅内炎症等病变引起的共有的临床征象，是造成病人病情加重和恶化的基础。神经外科所处理的主要工作之一，就是如何解除病人的颅内高压。因此，熟悉和了解颅内压增高的发生机制、病理生理改变、临床表现及其处理，是学习神经外科的重点和关键。

第一节　概　述

一、颅内压及其正常值

颅腔是一个半封闭的容腔，主要经颈静脉孔和枕骨大孔与颅外相通。正常成人的颅腔容积是固定不变的，约为 1400～1500ml。其内包含着三类内容物(脑组织，1400g，80%～90%；脑脊液，150ml，10%；血液，75ml，2%～11%)，是组成颅内压的解剖学基础。脑脊液的液体静力压和脑血管张力变动的压力是组成颅内压的生理学基础。在正常生理情况下，颅腔容积与其内容物的体积是相适应的，并在颅内保持着相对稳定的压力。这种压力就是指颅内容物对颅腔壁上所产生的压力，即颅内压(intracranial pressure，ICP)。机体通过生理调节，维持着相对稳定的正常颅内压。正常颅内压是保证中枢神经系统内环境稳定和完成各种生理功能的必要条件。

由于颅内的脑脊液介于颅腔壁和脑组织之间，一般以脑脊液的静水压代表颅内压，通过侧卧位腰椎穿刺或直接脑室穿刺测量来获得该压力数值。正常颅内压，在侧卧位时，成人为 0.7～2.0kPa(70～200mmH_2O)，儿童为 0.5～1.0kPa(50～100mmH_2O)。临床上颅内压还可以通过采用颅内压监护装置，进行持续动态观察。

二、颅内压的调节与代偿

正常颅内压可有小范围的波动，与血压和呼吸关系密切。颅内压随着心脏的搏动而波动，收缩期略有增高，舒张期则略有下降。这是由于心脏的每一次搏出引起动脉扩张的结果。随着呼吸动作的改变,颅内压亦略有波动,呼气上升,吸气下降。这是由于胸腔内压力作用于上腔静脉引起静脉压变动的结果。此外,颅内压还有自发节律性波动,是全身血管和脑血管运动的一种反应。

虽然正常颅内压因受多种生理因素的影响而波动,但可通过生理活动自动地进行调节,并相对稳定地保持在一定的压力范围内。由于颅腔容积是固定的,因此,颅腔内脑组织、供应脑的血液和脑脊液都不允许有大幅度的增减。如其中之一的体积增大时,必须有其他的内容物同时或至少其中之一体积的缩减来平衡。在正常生理情况下,颅内三大内容物中脑组织的体积比较恒定,因此,颅内压的调节除部分依靠颅内的静脉血被排挤到颅外血液循环外,主要是通过脑脊液量的增减来调节。当颅内压较低时,脑脊液的分泌量增加,吸收减少,颅内脑脊液量增多,以维持颅内压不变。反之亦然。

第二节　颅内压增高的发病机制

一、病因

1. 颅腔容积缩小

颅骨先天性病变和畸形、颅骨异常增生症及外伤性颅骨广泛凹陷性骨折等,使颅腔变小,产生不同程度的颅内压增高。

2. 颅腔内容增加

(1)脑组织体积增加(脑水肿):是引起颅内压增高最常见的因素,包括某些全身性疾病或颅内广泛性炎症引起的弥漫性脑水肿和颅内局灶性病变引起的局限性脑水肿。脑水肿从发病机制和病理方面,分为血管源性与细胞毒性脑水肿两大类。血管源性脑水肿主要由于血脑屏障受损,脑毛细血管通透性增加,血浆蛋白与水分外溢,细胞外液增加。细胞毒性脑水肿主要由于脑缺血、缺氧,使细胞内钙、钠、氧化物与水潴留。

(2)脑脊液量增多:包括先天性和后天性脑积水,以及由于静脉窦阻塞、内分泌失调、血液病、维生素 A 过多症、药物性反应及代谢性疾病等引起的假性脑瘤症候群。

(3)颅内占位性病变:包括颅内血肿和颅内肿瘤,以及颅内脓肿、颅内肉芽肿及脑寄生虫病等。

二、发生机制

当颅缝闭合后,颅腔容积相对固定。颅腔内容物在正常生理情况下,脑组织体积比较恒定,特别是在急性颅内压增高时不能被压缩。当发生颅内压增高时,首先被压缩出颅腔的是脑脊液,然后是脑血容量。通过生理调节作用以取得颅内压代偿的能力是有限的,可缓解颅内压的代偿容积约为颅腔容积的 8% ~10%,当颅内病变的发展超过可调节的限度时,即产生颅内压增高。常见的情况有:①生理调节功能丧失,②脑脊液循环障碍,③脑血液循环障碍。

颅内容积代偿有其特殊的规律。在颅内容积增大的初期,由于颅内容积代偿功能较强,颅内压不增高或增高不明显;随着容积的逐渐增大,代偿功能逐渐消耗,当代偿功能的消耗发展到一个临界点时，即使容积少量增加，也将引起颅内压明显上升，临床上可以从颅内压监测所示的容积-压力曲线反映出来。当颅内压增高的病人颅内容积代偿功能的消耗发展到临界点时，用力排便、咳嗽、呼吸道不畅通、躁动不安或体位不正，均可引起血压升高或颅内静脉回流受阻，进而导致颅内容积的增加，即使这种增加容积量很小，有时也足以使颅内压力急剧上升，发生颅内高压危象。相反，少量容积量减少，如进行脱水疗法、脑室脑脊液引流、过度换气等，也可迅速缓解颅内高压危象。

三、颅内压增高时的脑血流量调节

脑血流量（CBF）是指每分钟每100g脑组织通过的血液毫升数。脑血流量的多少与脑灌注压（CPP）成正比，与血管阻力（CVR）成反比。脑灌注压是脑动脉输入压（平均颈内动脉压）与脑静脉输出压（颈静脉压）之差。一般，平均颈内动脉压与平均体动脉压，即（舒张压＋脉压差）/3相差不大；脑静脉压与颅内压相近似。生理功能良好的情况下，脑血流的调节有以下两方面。

1. 脑血管自动调节反应

当颅内压不超过动脉舒张压，灌注压大于4.00～5.33kPa（30～40mmHg）以上，动脉内二氧化碳分压在4.00～6.67kPa（30～50mmHg）的情况下，血管管径的调节主要受动脉内二氧化碳分压和动脉血酸碱度（pHa）的直接作用，以维持相对恒定的脑血流量。这种机体固有的生理调节血管管径的作用，称为脑血管自动调节反应，又称为化学调节反应。

2. 全身性血管加压反应

当颅内压增高到4.67kPa（35mmHg）以上或接近动脉舒张压水平，脑灌注压在5.33kPa（40mmHg）以下（正常为10.27kPa，即77mmHg），脑血流量减少到正常值的1/2，脑处于严重缺血缺氧状态时，动脉内二氧化碳分压多在6.67kPa（50mmHg）以上（正常为4.67～6.00kPa，即35～45mmHg），脑血管处于麻痹状态，脑血管自动调节功能已基本丧失。为了保持需要的脑血流量，机体会产生另一种调节反射，即通过自主神经系统的反射作用，使全身周围血管收缩，血压升高，心搏出量增加。与此同时，呼吸节律减慢，如增加呼吸深度，可使肺泡内二氧化碳和氧充分交换，提高血氧饱和度，改善缺氧情况。这种以升高动脉压，并伴有心率减慢、心搏出量增加和呼吸减慢加深的三联反应，即称为全身性血管加压反应，或称柯兴（Cushing）三主征。

四、影响颅内压增高病程的常见因素

1. 年龄

一般儿童及青少年颅缝融合尚未完全牢固时，颅内压增高可使颅骨缝分离；婴幼儿颅骨缝及前囟未闭，颅内压增高时均可增加颅腔容积，使颅腔容积的代偿性空间扩大。有脑实质性萎缩的病人（常见于老年人），颅腔的容积代偿空间相对扩大。

2. 病变的生长速度和性质

急性硬膜下血肿病人，当脑中线移位10mm时，颅内压增高可达6.67kPa（50mmHg）；而慢性硬膜下血肿或良性肿瘤病人，即使脑中线移位20mm，颅内压力仍可增高不明显。

3. 病变部位

位于脑室系统、中线部位或后颅窝的病变，由于容易堵塞脑脊液循环通路，影响脑脊液的吸收，因此虽然病变体积本身可能不大，但常因发生脑积水而使颅内压增高早期出现或加重原有颅内压增高。

4. 颅内病变伴发脑水肿的程度

炎症性颅内病变，如脑脓肿、脑寄生虫病、脑结核瘤、脑肉芽肿、弥漫性脑膜炎及脑炎等，均可伴有明显的脑水肿；恶性脑肿瘤，特别是脑转移性癌，常见肿瘤体积并不大而伴发脑水肿却较严重，可导致颅内压增高早期出现。

5. 全身情况

严重的系统性疾病，如尿毒症、肝昏迷、各种毒血症、肺部感染、酸碱平衡失调等，都可引起继发性脑水肿，促使颅内压增高。如呼吸道不通畅或呼吸抑制造成脑组织缺氧和碳酸增多，可继发脑血管扩张和脑水肿，导致颅内压增高。后者又使脑血流量减少，呼吸抑制和脑缺氧加剧，进一步加重颅内压增高。颅内压严重增高可引起脑疝，脑瘤可加重脑脊液和脑血液循环障碍；结果颅内压更高，反过来又促使脑疝更加严重。全身性高热也会加重颅内压增高的程度。

五、颅内压增高的后果

1. 对脑血流量的影响

正常成人每分钟约有 1200ml 血液进入颅内，这个数值较为恒定，它是通过脑血管的自动调节来完成的。脑血流量与脑灌注压成正比关系，与脑血管阻力成反比关系。早期颅内压增高引起脑灌注压下降时，可通过血管阻力的降低使两者的比值不变，从而保证脑血流量没有太大的波动。如果颅内压不断增高，脑血管自动调节功能丧失，即脑血管处于麻痹状态，脑血流量不能再保持其稳定状态。当颅内压升至接近动脉压水平时，颅内血流几乎完全停顿下来，这意味着病人已处于极端严重的脑缺血状态，预后不良。

1900 年，柯兴(Cushing)曾用等渗盐水灌入狗的蛛网膜下腔以造成颅内压增高。他发现，当颅内压增高接近动脉舒张压水平时，受试动物的血压显著增高，脉搏减慢、脉压加大；继之出现潮式呼吸、血压下降、脉搏细数、呼吸停止，最后心跳停搏而死亡。这一试验称为柯兴氏反应，对判断颅内压增高的程度有一定帮助。出现柯兴氏反应，说明脑血流量自动调节的功能已濒于丧失，病人处于危急状态。此时病情虽然是危险的，但若进行及时、有效的抢救，有时病情还是可逆转的。

2. 脑疝

颅内压增高，尤其是局限性颅内压增高时，脑组织即由病变的高压区向低压区发生移动；若移位发展到一定程度，这些移位的脑组织可压迫邻近的脑干等结构，引起一系列严重的临床症状，即形成所谓的脑疝。急性脑疝常为颅内压增高引起死亡的主要原因，也是神经外科工作中常见的急症情况，应予特别重视。

3. 脑水肿

颅内压增高发展到一定程度时，可影响脑代谢和脑血流量，破坏血脑屏障，发生脑细胞代谢障碍、脑脊液循环障碍而致脑水肿，这种使颅腔内容物体积的增大，将进一步加重颅内压的增高。

4. 肺水肿

颅内压增高病人可并发肺水肿，年轻人更为多见，且常在一次癫痫大发作之后出现。临床表现为呼吸急促、痰鸣，有大量泡沫状血性痰液。多见于重型颅脑外伤及高血压脑出血病人。颅内压增高导致的全身血压反应性增高，会使左心室负荷加重，产生左心室舒张不全、左心房及肺静脉压力增高，引起肺毛细血管压力增加与液体外渗，形成肺水肿。

5. 胃肠功能紊乱

颅内压增高病情严重或长时间昏迷的病人中，有一部分病人可表现为胃肠功能紊乱，可发生胃肠道黏膜糜烂和溃疡，最常见于胃和十二指肠，也可见于食管、回盲部与直肠，严重者可出现穿孔和出血。

6. 脑皮层死亡与脑死亡

颅内压增高最严重的后果是脑皮层死亡与脑死亡。由于病变的不断发展，颅内压亦不断增高，脑缺血、缺氧逐渐加重。脑组织对缺氧最敏感，因此脑缺氧发展到一定程度必然导致脑功能严重障碍。实验表明，大脑血液供应完全停止30s，神经细胞代谢就受到明显影响；停止 2 min，则神经细胞代谢停止；停止 5 min，神经细胞开始死亡。动物实验证明，脑灰质的血流量较白质多4 ~6 倍，灰质的耗氧量较白质多3 ~5 倍。所以脑缺血、缺氧时，灰质的损害比白质出现得更早而且更明显。

由于大脑皮层首先受累，故颅内压力增高达失代偿的早期，病人可出现记忆、思维、定向、情感或对内外环境反应性下降等意识障碍。若脑供氧量降低到 1.9ml/(100g · min)，则引起昏迷。若脑缺氧和昏迷时间过长，虽然病人的呼吸始终未停止，经复苏抢救处理后某些脑干反射亦恢复(说明尚有较多残存的脑干组织)，然而脑电图并没有皮层生物电活动，病人长期昏迷不醒。此种表现称为“皮层死亡”、“睁眼昏迷”或“植物性生存”等。

脑死亡是一种不可逆的脑损害，表现为全脑功能丧失，脑循环终止，神经系统不再能维持机体的内环境稳定。这种病人常需借助机械呼吸机才能维持生命，故又称“呼吸机脑”。病人早期虽有心跳，但功能永远不会恢复，延续一定时间后，心跳也终将停止。脑死亡的诊断尚无统一标准，其临床表现主要为深度昏迷，双侧瞳孔散大与固定，呼吸靠人工呼吸维持；脑干反射如眼-脑反射及眼-前庭反射(前庭变温试验)完全消失；阿托品试验(2mg 静脉注射)不再引起心率加快；脑电图描记无超过 2mV 以上波形的电活动，脑血管造影显示脑血管不充填，同位素检查也证明脑血流停止。脑死亡病人因脊髓血液灌流尚存，因此，脊髓反射可能存在。上述临床症状和体征观察 6 h 仍无改善者，基本可明确为脑死亡。

第三节　颅内压增高的分类及临床表现

颅内压增高是由多种原因和因素引起的。根据起病原因、速度和预后，可分为弥漫性和局限性颅内压增高、急性和慢性颅内压增高及良性颅内压增高。各种类型的颅内压增高所表现的基本临床症状是头痛、呕吐、视乳头水肿，称为“颅内压增高的三主征”。但是，由于各型的病因和病理过程不一样，所以都有各自的特定症候，就连上述的“三主征”在各型的具体表现也不尽相同。仔细鉴别各型颅内压增高的临床特点，对于病因及预后的判断是非常重要的。

一、按病因分类

1. 弥漫性颅内压增高

多由于颅腔狭小或脑实质普遍性的体积增加所引起，特点是颅腔内各部位及各分腔之间不存在明显的压力差，因此在脑室造影、颅脑 CT 等摄片检查上，脑组织及中线结构显示没有明显移位。临床常见各种原因引起的弥漫性脑膜炎、弥漫性脑水肿、交通性脑积水等造成的颅内压增高，都属此种类型。

2. 局限性颅内压增高

多因颅内某一部位有局限性的扩张病变引起。在病变部位，压力首先增高，进而促使其附近的脑组织因来自病灶的压力而发生移位，并把压力传向远处。在颅内各分腔之间存在着压力差，这种压力差是导致脑室、脑干及中线结构移位的主要动力。神经外科临床上见到的颅内压增高大多数属于此种类型，原因常见有颅内各种占位性病变，如肿瘤、脓肿、囊肿、肉芽肿等。病人对这种类型颅内压增高的耐受力较低，压力解除后神经功能的恢复较慢且常不完全。

二、按发生速度分类

1. 急性颅内压增高

常见于急性颅内出血、重型脑挫裂伤、神经系统的急性炎症和中毒等。其特点为早期出现剧烈的头痛，烦躁不安，频繁呕吐，继而出现意识障碍，表现为嗜睡或神志恍惚，逐渐陷入昏迷，有时出现频繁的癫痫样发作。抽搐的主要原因是脑组织缺血、缺氧，刺激大脑皮层的运动中枢。脑干网状结构受到刺激或损害时，则出现间歇性或持续性肢体强直；其他生命体征如体温、脉搏、血压、瞳孔等变化也较明显。急性颅内压增高时，眼底可表现为小动脉痉挛，视乳头水肿往往不明显，或只有较轻度的静脉扩张淤血，以及视乳头边界部分欠清。有部分急性颅内压增高病人，可于短时间内出现眼底视乳头水肿、出血等。

2. 慢性颅内压增高

常见于颅内发展缓慢的局限性病变，如肿瘤、肉芽肿、囊肿、脓肿等。其症状和体表现如下。

（1）头痛：是最常见的临床表现。其特点为持续性钝痛，伴有阵发性加剧，常因嗽、打喷嚏等用力动作而加重。初期多不严重，但随着病变的发展头痛逐渐加剧。头痛一般位于双颞侧与前额，与脑膜、血管受到牵扯或挤压有关。后颅窝占位性病变时，头痛则常位于枕部，与小脑扁桃体疝时压迫颈神经有关。

（2）呕吐：常出现于晨起头痛加重时，典型表现为与饮食无关的喷射状呕吐，吐后头痛可略减轻。呕吐前常伴恶心，早期常只有恶心而无呕吐，晚期则在呕吐前不一定有恶心。恶心、呕吐是因高颅压时刺激了迷走神经核团或其神经根引起的。呕吐也是儿童颅内压增高的最常见症状。

（3）视乳头水肿及视力障碍：视乳头水肿是颅内压增高的主要客观体征。颅内压增高过程的早期，先出现视网膜静脉回流受阻，静脉淤血，继而出现视乳头周围渗出、水肿、出血，甚至隆起。早期一般视力正常；晚期则出现继发性视神经萎缩，视力明显障碍，视野向心性缩小，最后可导致失明。一旦失明，恢复几乎是不可能的。因此，早期及时处理颅内压增高，对于保存视力是很重要的。肿瘤病人，70%以上有视乳头水肿，婴儿几乎完全不发生视乳头水肿，幼儿也少见。

（4）其他症状：一侧或双侧外展神经麻痹、复视、黑朦、头晕、耳鸣、猝倒、反应迟钝、智力减退、记忆力下降、情绪淡漠或欣快、意识模糊等症状亦不少见。若病变位于功能区，还可伴有相应的体征出现。

（5）颅内压增高晚期：可出现生命体征的明显改变，如血压升高、心率缓慢、脉搏徐缓、呼吸慢而深等。这些变化是中枢神经系统为改善脑循环的代偿性功能表现，最后将导致呼吸、循环功能衰竭而死亡。

三、良性颅内压增高

良性颅内压增高是一组病因和发生机制尚未完全清楚的症候群，具有颅内压增高的症状，脑脊液化验正常，无神经系统的其他阳性体征，预后较好。

第四节　颅内压增高的治疗

对颅内压增高的处理，早期诊断、早期治疗是关键。在颅内压增高的发生和发展过程中，要尽可能地对症降低颅内压，及时中断恶性循环的每一个环节，以预防脑疝的发生，收到治疗的良好效果。

一、颅内压增高的治疗原则

颅内压增高最根本的处理原则是去病因治疗。对于外伤、炎症、脑缺血缺氧等原因引起的脑水肿，占位效应不明显的，应首先用非手术方法治疗。由于肿瘤等占位性病变所引起者，应采用手术治疗切除病变。由于脑脊液通路受阻而形成脑积水者，可做脑脊液分流手术等。但颅内压增高病人往往情况紧急，有时对确定病因诊断的各种检查来不及进行而病人已处于较严重的紧急状态，此时应先做暂时性的症状处理，以争取时机利用一切可能的检查手段，确定病因后再给予去病因治疗。

1. 一般对症处理原则

包括留住院观察治疗，密切注意病人意识、瞳孔、血压、脉搏、呼吸、体温等的改变，由此判断病情的变化，以便进行及时的处理。重症病人应做颅内压监护；清醒病人给予普通饮食。频繁呕吐者应暂禁饮食，以防引起吸入性肺炎；每日给予静脉输液，其量应根据病情需要而定。一般每日给予液体量不超过1500ml，输液不宜过多，以免增加脑水肿，加重颅内压增高；昏迷时间长或不能由口进食者应给予鼻饲流质饮食，以维持水电解质平衡；注意及时处理促使颅内压进一步增高的一些因素，如呼吸道不通畅、痰多难以咳出者，应做气管切开，经常吸痰，保持呼吸道通畅；预防呼吸道感染，减少肺炎的发生；有尿潴留者及时导尿；大便秘结者可用开塞露肛门灌注或用缓泻剂等。

2. 病因治疗原则

(1)非手术治疗：颅内压增高的非手术治疗主要是脱水降颅压治疗，包括各种脱水药物的应用、激素治疗、冬眠降温降压治疗等；另外还包括对颅内肿瘤术前或术后的放射治疗和化学药物治疗、免疫治疗、抗感染治疗、高压氧治疗、抗癫痫治疗以及康复治疗等。

(2)手术治疗：其目的是尽可能进行病灶全切除，争取手术后解除或至少部分解除病变对主要功能结构的压迫，为其他治疗如恶性肿瘤的放化疗等创造条件。解除颅内压增高的手术方法，视颅内压增高的性质不同又分为两类。

颅内占位性病变：对颅内占位性病变引起的颅内压增高，在脱水降颅内压的基础上，应首先考虑开颅病灶清除术。颅内良性占位性病变，位于手术易到达的部位，应争取在显微镜下彻底切除；位置深且位于重要功能区，全切除有困难时，可行大部或部分切除术。若病变不能切除而颅内压又比较高，可行去骨瓣减压、颞肌下或枕下减压等外减压术。必要时甚至可行颞极或额极、枕极脑叶切除内减压术。

脑积水的治疗：不论何种原因引起的阻塞性或交通性脑积水，凡不能除去病因者均可行脑脊液分流术。根据阻塞的不同部位，可使脑脊液绕过阻塞处到达大脑表面，再经由蛛网膜颗粒吸收，以达到降低颅内压的目的。或将脑脊液引流到右心房或腹腔等部位而被吸收。若分流术成功，效果是比较肯定的。

二、降颅内压药物治疗

脱水治疗是降低颅内压，治疗脑水肿的主要方法。脱水治疗可减轻脑水肿，缩小脑体积，改善脑供血和供氧情况，防止和阻断颅内压恶性循环的形成和发展。尤其是在脑疝前驱期或已发生脑疝时，正确应用脱水药物常是抢救成败的关键。常用脱水药物有渗透性脱水药和利尿药两大类，激素也用于治疗脑水肿。

第五节 颅内压增高的护理

本节重点阐述潜在并发症(PC)颅内压增高的护理，对其他护理诊断如焦虑、呼吸道清除无效等的护理不在此讨论。

护理目标：颅内高压状态得以相应缓解，防止颅内压骤然增高导致脑疝，早期发现脑疝征兆。

护理措施：

（1）一般护理：定时观察并记录病人的意识、瞳孔、血压、脉搏、呼吸及体温的变化，掌握病情发展动态。抬高床头15°～30°，以便于颅内静脉回流，减轻脑水肿；吸入高流量氧气，改善脑缺氧，使脑血管收缩；降低脑血流量，控制液体摄入量。不能进食者，成人每日补液量不超过2000ml，神志清醒者可予普通饮食，但应适当减少盐摄入量，注意防止水、电解质平衡紊乱。高热可使机体代谢增高，加重脑缺氧，故对高热病人应予有效降温护理。躁动不安者，应寻找原因及时处理，切忌强制约束，以免病人挣扎使颅内压进一步增高。劝慰病人安心养病，避免因情绪激动、血压升高，增加颅内压力。有视力障碍或复视的病人，护士递送物件时应直送其手中；单独行动时，须注意安全。对复视者可戴单侧眼罩，两眼交替使用，以免视神经废用性萎缩。

（2）症状护理：可用适量的镇痛剂缓解疼痛，但禁用吗啡、度冷丁，避免抑制呼吸中枢。防止病人受凉，避免咳嗽、喷嚏或弯腰、低头以及用力活动时头痛加重。当病人呕吐时，护士应陪伴于侧，将弯盆置其下颏处以承接呕吐物，支托头部侧向弯盆，防止呕吐物呛入气管。呕吐不仅使病人不适，且失去自控能力与尊严，以致大部分病人感到窘迫内疚，为此，护士应用屏风或床旁布幔为之遮挡，也避免影响同病室病人。呕吐停止后及时帮助漱口，清洗手、脸，更换污染的被单或衣物，开窗通气。估计呕吐量并记录之，以供补充液量时参考。

（3）防止颅内压骤然增高的护理：颅内压骤然增高可导致脑疝发生，故应避免以下情况。

呼吸道梗阻：多见于有意识障碍的病人。呼吸道梗阻时，病人虽用力呼吸却仍无效，且致胸腔内压力增高。由于颅内静脉系统无静脉瓣，胸腔压力能直接逆传至颅内静脉，造成静脉淤血，加重颅内高压。此外，呼吸道梗阻使血中$PaCO_2$增高，致脑血管扩张，脑血容量增多，颅内压进一步增高。护理时应及时清除呼吸道分泌物，勿使呕吐物吸入气道。任何卧位都要防止颈部过屈过伸或扭曲，以免颈静脉和气管受压。舌根后坠影响呼吸者应及时安置通气管；意识不清或排痰困难者，必要时应配合医生及早行气管切开术。加强定时翻身拍背、口腔护理等，以防肺部并发症。

剧咳及便秘：剧烈呛咳及用力排便均可引起胸腹腔压力骤然增高而导致脑疝。故应防止呛咳，尤其是后组颅神经（Ⅸ、Ⅹ、Ⅺ神经）功能不全者，进食时更应注意。颅内压增高病人每因限制水分摄入及行脱水疗法，引起大便秘结，应鼓励多食粗纤维类食物以利于肠蠕动。凡2d未解便时即给轻泻剂以防止便秘；已出现便秘者，嘱咐病人切勿用力屏气排便，也不可采用高压大量液体灌肠，必要时应协助掏出直肠下段硬结的粪块，再给轻泻剂或低压小量液体灌肠。神志清醒者，告诫勿猛然用力提取重物。

癫痫发作：癫痫发作可加重脑缺氧及脑水肿，两者往往互为因果形成恶性循环，严重时可引起癫痫持续状态，有生命危险。为此，应遵医嘱定时定量给予抗癫痫药物，防止癫痫发作增高颅内压。发作后，应及时给予降颅压处理。

脱水剂应用护理：脱水疗法是降低颅内压力的主要方法之一。通过脱水治疗，可以减少脑组织中的水分，缩小脑体积，达到降低颅内压力，改善脑供血、供氧，防止脑水肿的作用。高渗性脱水剂,如20%甘露醇250ml,快速静脉滴注,每日2~4次,静注后10~20min颅内压开始下降,约维持4~6 h;利尿性脱水剂,如速尿20~40mg,口服、静脉滴注或肌内注射每日2~4次,与甘露醇联合使用,降颅压效果更为明显。但过多使用速尿可引起电解质紊乱,血糖升高,故应注意观察。慢性颅内压增高者还可口服醋氮酰胺,25~50mg,每日2~3次。脱水治疗期间,应及时准确记录出入量。为防止颅内压反跳现象,脱水药物应按医嘱定时、反复使用,停药前逐渐减量或延长给药间隔。

辅助过度换气:通过过度换气使 $PaCO_2$ 降低,PaO_2 升高,产生显著的脑血管收缩。据估计,$PaCO_2$ 每下降0.13kPa(1mmHg),可使脑血流量递减2%,从而使颅内压降低。根据病人情况,按医嘱静脉给予肌松弛剂后,调节呼吸机的各种参数。初始潮气量可按10~15ml/kg体重进行调节,渐次可加至4000ml,呼吸频率12~16次/min,吸气与呼气之比为1:2;呼气末与吸气末的压力分别为-0.49kPa(-5cmH_2O)及1.47kPa(15cmH_2O)。过度换气的主要副作用是脑血流量减少,血红素对氧的亲和力降低,使已经处于灌注不良的脑区域受到进一步损害,故此,应定时进行血气分析监护,维持病人的 PaO_2 在12.0~13.3kPa(90~100mmHg),$PaCO_2$ 在3.33~4.00kPa(25~30mmHg)水平。

激素应用护理:应用肾上腺皮质激素,可稳定血脑屏障,预防并缓解脑水肿,使颅内压降低,同时改善病人的症状。常用药物有地塞米松,5~10mg静脉注射或肌内注射,0.75mg口服,每日2~3次;氢化可的松100mg静脉注射,每日1~2次;泼尼松5~10mg口服,每日1~3次。由于激素有引发消化道出血、增加感染机会等副作用,故在按医嘱给药的同时应加强这方面的观察及护理。

冬眠低温护理:冬眠低温治疗不仅用于颅内压增高的病人,亦用于神经外科其他中枢高热者。

第六节　并发症脑疝的护理

颅腔分为三个区域,小脑幕将颅腔分隔成上下两部分,其游离缘小脑幕切迹构成的裂孔为幕上幕下的唯一通道,大脑镰又将幕上分隔成左右两半。任何颅内占位病变引起局部颅内压增高时,均可推压脑组织由高压区向阻力最小的区域移位,其中某一部分被挤入颅内生理空间或裂隙,压迫脑干,产生相应的症状和体征,称为脑疝(brain herniation)。它是颅内压增高最严重的后果,常见的有小脑幕切迹疝和枕骨大孔疝。

一、临床表现

1. 小脑幕切迹疝

又称颞叶钩回疝,其主要表现除剧烈头痛、反复呕吐、躁动不安外,还出现血压逐渐增高、脉搏缓慢宏大、呼吸深慢等生命体征的颅内高压代偿征象,并有以下表现:

(1)进行性意识障碍:一侧颞叶钩回被推向内下,越过小脑幕切迹疝入环状池,压迫中脑,阻断了脑干内网状结构上行激动系统的通路。病人出现渐进性的意识障碍,原有意识障碍者则表现为意识障碍加重。

(2)同侧瞳孔散大:颞叶钩回疝后,同侧动眼神经受到大脑后动脉的嵌压,该侧瞳孔初期先有短暂缩小,继而出现进行性扩大、光反应消失,并伴上睑下垂及眼球外斜。脑疝晚期对侧动眼神经也受到推挤时,则相继出现类似变化。

(3)对侧肢体瘫痪:钩回直接压迫大脑脚,锥体束受累后,对侧肢体出现渐次加重的上级神经元瘫痪。

如脑疝不能及时解除,病情进一步发展,则病人深昏迷,双侧瞳孔散大、固定,去大脑强直,血压骤降,脉搏快弱,呼吸浅而不规则,呼吸心跳相继停止而死亡。

2. 枕骨大孔疝

又称小脑扁桃体疝。由于颅后凹容积较小,对颅内高压的代偿能力也小,病情改变更快。病人常只有进行性颅内压增高的临床表现,头痛剧烈,尤以枕后、前额为甚,频繁呕吐及颈项强直或强迫头位。小脑扁桃体被推压至枕骨大孔以下并嵌入椎管时,象瓶塞一样嵌塞在枕骨大孔和延脑背侧之间,病人不仅血压骤升、脉搏迟缓而有力,且呼吸由深慢至浅快,随之出现不规则乃至停止。而病人意识障碍表现较晚,直至严重缺氧时始出现昏迷,个别病人甚至在呼吸骤停前数分钟仍呼之能应。

二、抢救配合

脑疝的抢救在于及早发现,争分夺秒地进行有效抢救,解除颅内高压。

(1)快速静脉输入甘露醇、山梨醇、速尿等强力脱水剂。

(2)氧气吸入。

(3)准备手术,如剃头、核对血型、通知家属及手术室等。

(4)准备气管插管及呼吸机,以便必要时在人工辅助呼吸下,进行抢救手术。

(5)准备脑室穿刺用具。脑积水所致小脑扁桃体疝,需在床旁作经眶脑室穿刺,以快速引流 CSF,迅速降低颅压,缓解危象。

手术除颅内血肿清除、颅内肿瘤摘除等病因治疗外,还有姑息性手术,如脑室钻孔引流术、脑积水分流术、颞肌下减压术、枕下减压术及去大骨瓣减压术等。

思考题

1. 颅内压增高主要发病机制是什么?
2. 何谓柯兴(Cushing)三主征?
3. 何谓颅内高压三主征?
4. 颅内压增高主要护理有哪些?
5. 何谓脑疝?
6. 小脑幕切迹疝的临床表现是什么? 抢救配合有哪些?

参考文献

1. 吴在德等. 外科学(第 6 版). 北京:人民卫生出版社,2003.
2. 曹伟新等. 外科护理学(第 3 版). 北京:人民卫生出版社,2002.

(张建民)

第七章　颅脑损伤治疗与护理

学习目标：

- 掌握颅底骨折诊断、治疗及护理要点。
- 掌握急性硬膜外血肿临床特点。
- 熟悉脑外伤病人观察要点。
- 掌握 GCS 评分内容。

颅脑损伤(craniocerebral injury)在所有全身损伤中，仅次于四肢伤而居第 2 位，约占 15% ~20%，但其死亡率居首位。平时临床多见闭合性损伤和少数锐器、火器所致的开放伤；战时主要为火器性颅脑损伤。颅脑损伤包括头皮损伤、颅骨损伤及脑损伤。本章重点阐述颅骨和脑的损伤及其护理。

第一节　颅脑损伤

颅骨损伤即颅骨骨折，系外力直接或间接作用于颅骨所致。其形成取决于外力性质、大小和颅骨结构两方面的因素。颅骨骨折分颅盖骨折和颅底骨折，两者发生率之比为 4∶1。颅骨骨折的临床意义主要在于并发脑膜、血管、脑和颅神经损伤。

一、颅脑损伤

(一)颅盖骨折

按骨折形式分为两种情况。

1. 线性骨折

可单发或多发，后者可能是多处分散的几条骨折线，也可能是一处多发骨折线交错形成粉碎骨折。骨折多系内板与外板全层断裂，也可为部分裂开。头颅 X 线摄片可以确诊。单纯的线形骨折无需特别治疗，但当骨折线通过硬脑膜血管沟或静脉窦时，应警惕并发颅内血肿。

2. 凹陷骨折

骨折全层或仅为内板向颅腔凹陷，临床表现和影响视其部位范围及深度而有所不同，轻者仅为局部压迫，重者损伤局部的脑膜、血管和脑组织，进而引起颅内血肿。有些凹陷骨折可以触知，但确诊常有赖于 X 线摄片检查。

（二）颅底骨折

颅底骨折绝大多数是线形骨折，按其发生部位分为三种情况。

1. 颅前窝骨折

常累及额骨眶板和筛骨，引起的出血经前鼻孔流出；或流进眶内、眶周皮下及球结合膜下形成淤血斑，即所谓"熊猫"眼征。骨折处脑膜破裂时，脑脊液可经额窦或筛窦由前鼻孔流出，成为脑脊液鼻漏，空气也可经此逆行进入颅腔内形成颅内积气。筛板及视神经管骨折可引起嗅神经和视神经损伤。

2. 颅中窝骨折

常累及颞骨岩部，脑膜和骨膜均破裂时，脑脊液经中耳由鼓膜裂孔流出形成脑脊液耳漏；如鼓膜完好，脑脊液则经咽鼓管流往鼻咽部，常合并第Ⅶ或Ⅷ颅神经损伤。如骨折累及蝶骨和颞骨内侧，可伤及脑垂体和第Ⅱ、Ⅲ、Ⅳ、Ⅴ及Ⅵ颅神经。如果伤及颈内动脉海绵窦段可形成颈内动脉海绵窦瘘而出现搏动性突眼；颈内动脉如在破裂孔或在颈内动脉管处破裂，则可发生致命性鼻出血或耳出血。

3. 颅后窝骨折

骨折累及颞骨岩部后外侧时，多在伤后 2～3d 出现乳突部皮下淤血（Battle 征）。骨折累及枕骨基底部时，可在伤后数小时出现枕下部肿胀及皮下淤血；骨折累及枕大孔或岩骨尖后缘，还可出现个别或全部后组颅神经（即Ⅸ～Ⅻ颅神经）受累的症状，如声音嘶哑、吞咽困难。

检查主要依据上述临床症状，颅骨 X 线平片检查仅 30%～50%能显示骨折线，必要时行颅底位片、断层摄片或 CT 扫描等检查。

二、脑损伤及其临床表现

脑损伤（cerebral injury）是指脑膜、脑组织、脑血管以及脑神经的损伤。脑损伤根据脑组织是否与外界相通分为开放性脑损伤和闭合性脑损伤，有时虽头皮裂开、颅骨骨折，脑挫伤严重，但只要硬脑膜未破，仍属闭合性脑损伤。高速枪弹伤可产生强大的压力波，除了弹道的损伤之外，还常引起远离弹道的软组织损伤。根据脑损伤病理改变的先后发展又分原发性和继发性脑损伤两种：原发性损伤是指暴力作用于头部立即产生的脑损伤，如脑震荡和脑挫裂伤；继发性损伤指受伤一定时间后出现的脑受损病变，如脑水肿和颅内血肿。

（一）脑震荡

脑震荡（cerebral concussion）是最常见的轻度原发性脑损伤，既无肉眼可见的结构损伤，也没有神经功能废损，以功能性损伤为主。临床表现为伤后立即出现一过性意识障碍，数秒或数分钟，一般不超过半小时，清醒后大多数病人对受伤经过及伤前近期事物想不起来，称为逆行性遗忘（retrograde amnesia）。较重者可同时出现短暂的面色苍白、冷汗、脉搏呼吸微弱、血压下降、肌张力减退等症状。神经系统检查无阳性体征，脑脊液中无红细胞，CT 或 MRI 无异常发现。此后可能诉有头昏头痛，活动后可有眩晕、呕吐等。

（二）弥漫性轴索损伤

弥漫性轴索损伤（diffuse axonal injury）常是旋转力所导致的弥漫性脑损伤，由于脑的扭曲变形，在脑内产生剪切或牵拉作用，造成脑白质广泛性轴索损伤。病变可分布于大脑半球、胼胝体、小脑或脑干，显微镜下所见为轴突断裂的结构改变，可与脑挫伤合并存在。临床表现主要为受伤当时立即出现的昏迷时间较长。昏迷原因主要是广泛的轴索损伤，使皮层与皮层下中枢失去联系。若累及脑干，还可有瞳孔变化等表现。CT 扫描可见大脑皮质与髓质交界处、胼胝体、脑干、内囊区或三脑室周围有多个点状或小片状出血灶；MRI 能提高小出血灶的检出率。

（三）脑挫裂伤

脑挫裂伤（cerebral contusion-laceration）主要是指大脑皮层及脑干的损伤。挫伤时软脑膜下有散在的点状或片状出血灶，软脑膜裂伤时，多伴有脑组织和血管的破裂，故脑挫裂伤周围常有继发性脑水肿及大小不等的出血灶或血肿形成。外伤性脑水肿反应一般约 3～7d，第 3～4d 为高峰，严重的脑水肿亦常因颅内压增高而引发脑疝，脑水肿较轻者在高峰期后可逐渐消退。脑挫裂伤区的病灶日后可形成胶样组织瘢痕、囊肿，并常与硬脑膜内面粘连，有发生外伤性癫痫的可能，尤其是开放性颅脑伤者发生率较高。如果损伤区的病变影响了脑脊液循环，则有形成外伤性脑积水的可能；广泛的脑缺氧及脑挫裂伤可导致弥漫的或局限的外伤性脑萎缩。

临床表现：

由于受伤部位各异，轻重悬殊，临床征象差别较大。一般伤后立即出现意识障碍，其深度及昏迷时间取决于损伤的范围和程度，数小时至数月不等。生命体征紊乱及神经系统阳性病征也是脑挫裂伤的主要临床征象。若在意识恢复过程中出现躁动、伤情加重、脉搏呼吸变慢、血压升高等生命体征变化时，应立即进行神经系统检查，了解有无新的神经系统阳性病征或原有体征加重，例如偏瘫、瞳孔变化、偏盲，失语及脑膜刺激征或头痛剧烈、呕吐频繁、意识再度障碍等征象，此时，往往提示颅内存在继发性病变。

脑干损伤常与弥散性脑损伤并存，常因网状结构上行激动系统受损而持久昏迷。脑干是循环、呼吸等生命中枢所在，伤后早期常出现严重的生命体征紊乱，即使轻度脑干损伤，亦多有交感神经系统紊乱的表现，如大汗淋漓、衣被浸湿，重者交感神经麻痹，皮肤干燥，可出现中枢性高热和“去大脑强直”发作，频繁和持续的肌紧张，体温升高，瞳孔时大时小，甚至出现消化道出血，据此可预知后果不良。部分伤者症状随病情稳定逐步好转，但可能遗留部分神经功能残缺，不同程度的智力障碍和（或）癫痫。

（四）颅内血肿

颅内血肿（intracranial hematoma）是一种较为常见的、致命的，却又是可逆的继发性病变。由于血肿直接压迫脑组织，常引起局部脑功能障碍占位性病变的症状、体征和颅内压增高的病理生理改变，如不及时处理，可导致脑疝危及生命，因此及早发现及时处理是改善预后的关键。

根据血肿发展的速度,颅内血肿可分为:

急性:3 天内出现症状。

亚急性:3 天至 3 周内出现症状。

慢性:3 周以上始出现症状。

根据血肿的部位又可分为硬脑膜外、硬脑膜下及脑内血肿。由于血肿的范围和受压脑组织的部位不同,局部神经功能受损的症状和体征变化多端。有时一个发展迅速的小血肿可因位于后颅凹或累及脑脊液(CSF)循环而导致病人死亡。反之,一个发展缓慢的硬脑膜下巨大血肿却可能历经数月乃至数年,病人仍能适应。

1. 硬脑膜外血肿(extradural hematoma;epidural hematoma,EDH)

以急性型最多见,约占 85%,多发生在头部直接损伤部位,因颅骨骨折(约 90%)或颅骨局部暂时变形血管破裂,血液聚积于硬膜外间隙所致。发生率为各种颅脑损伤的 1%~3%,占颅内血肿 25%~30%,多数单发,少数可在大脑半球的一侧或两侧,或在小脑幕上下同时发生,或与其他类型血肿同时存在。出血来源为硬脑膜中动脉和静脉、板障血管及静脉窦等损伤。因此血肿多位于颞部、额顶部和颞顶部。随着血肿扩大,可使硬脑膜自颅骨内板剥离,并撕破一些小血管,出血越来越多,结果形成更大血肿。

临床表现:

硬脑膜外血肿可同时存在各种类型的脑损伤,血肿又可以出现于不同部位,故其临床表现也各异。以典型的颞部硬脑膜外血肿为例,具有下列特征:

(1)有轻型急性颅脑损伤病史,颞部可有伤痕、有骨折线跨过脑膜中动脉沟,伤后神经系统无阳性体征。

(2)受伤时曾有短暂意识障碍,意识好转后,因颅内出血使颅内压迅速上升,出现急性颅内压增高症状,头痛进行性加重,烦躁不安,频繁呕吐等。生命体征变化,表现为血压升高、脉搏和呼吸减慢,即"两慢一高"的柯兴(Cushing)征。此时受伤对侧出现锥体束征、轻偏瘫等局灶症状,同时又逐渐转入昏迷。两次昏迷之间的时间称为"中间清醒期"或"意识好转期",其短者为 2~3h 或更短,大多数为 6~12h 或稍长,24h 或更长者则少见。中间清醒期短,表明血肿形成迅速,反之则缓慢。原发性脑损伤很轻者,伤后无明显意识障碍,到血肿形成后才陷入昏迷。

(3)随血肿增大及颅内压增高,逐渐出现脑疝症状。一般表现为意识障碍加重,血肿侧瞳孔先缩小,后散大,光反应也随之减弱而消失,血肿对侧明显的锥体束征及偏瘫。继之则对侧瞳孔也散大,生命功能随之衰竭,终因呼吸首先停止而死亡。

具有上述典型表现的病例约占小脑幕上硬脑膜外血肿的 1/3 左右,诊断较容易。其余不典型病例,可根据上述规律行脑血管造影或 CT 脑扫描等作出诊断。

幕下硬脑膜外血肿较为少见,但十分险恶。出血主要来自枕部静脉窦损伤,多为暴力直接作用于枕部,故局部可见头皮损伤、颅骨线形骨折,因后颅凹容量有限,容易造成脑脊液(CSF)循环障碍,出现颅内压增高症状较早,引起剧烈头胀痛、频繁呕吐,伤员烦躁不安,同时因血肿激惹后颅窝硬脑膜,引起颈肌痉挛而出现强迫头位。如果不进行及时正确的处理,病人可能突然呼吸骤停,心跳相继停止后死亡。故幕下硬脑膜外血肿一旦确诊,多须立即手术,清除血肿。如发现、处理及时,预后良好。

2. 硬脑膜下血肿(subdural hematoma,SDH)

常继发于对冲性脑挫裂伤,多见于额颞前部。出血多来自挫裂的脑实质血管损伤。

临床表现:

急性硬脑膜下血肿的症状类似硬脑膜外血肿,但一般因脑实质损伤较重,原发昏迷时间长,所以中间清醒期往往不明显。慢性硬脑膜下血肿的出血来源都因大脑皮层汇入上矢状窦的桥静脉撕伤所致,由于致伤外力小,出血缓慢,临床症状波动,有来而复去的头痛、间歇性神经定位体征,病人行为个性多有改变,有时智力下降易被误诊为精神病或颅内肿瘤。

手术方法目前多采用颅骨钻孔冲洗引流清除血肿,术后 48 h 拔管。

3. 脑内血肿(intracerebral hematoma,ICH)

出血来源均为脑挫裂伤所致的脑实质血管损伤所致,主要发生在额、颞叶的脑内,常与急性硬脑膜下血肿并存。神经系统症状更为突出,术后遗留残缺亦较多见。一般采用清除血肿手术治疗,近年来穿刺引流术取得良好效果。

第二节　颅脑损伤的治疗

一、颅骨骨折治疗

1. 颅盖骨折治疗

线性骨折采用观察保守治疗,但需注意并发急性硬脑膜外血肿的可能。凹陷性骨折治疗的原则是手术复位。手术指征为:

(1)骨折片陷入颅腔的深度在 1cm 以上;

(2)大面积的骨折片陷入颅腔,因骨性压迫或并发出血等引起颅内压增高者;

(3)因骨折片压迫脑组织,引起神经系统体征或癫痫者。位于大静脉窦部的凹陷骨折如引起神经系统体征或颅内压增高者也应手术,反之则无需手术。术前必须做好充分的输血设备,以防止骨折整复时大出血。

2. 颅底骨折治疗

这类骨折多数无需特殊治疗,但要着重处理合并的脑损伤和其他并发损伤。耳鼻出血和脑脊液漏,不可堵塞或冲洗,以免引起颅内感染。多数脑脊液漏能在 2 周左右自行停止。持续 4 周以上或伴颅内积气经久不消时,应及时手术,进行脑脊液瘘修补,封闭瘘口。对碎骨片压迫引起的视神经或面神经损伤,应尽早手术去除骨片。伴脑脊液漏的颅底骨折属于开放伤,需给予抗生素治疗。

二、脑损伤治疗

多数脑震荡病人休息 2 周左右可望完全恢复,故通常无需特殊治疗及护理;少数自觉症状延续时间长者,需加强心理护理。

脑损伤治疗原则为:

• 严密观察病情变化,必要时作 CT 或 MRI 检查以了解颅内伤情。

• 保持呼吸道通畅，维持正常的气体交换，必要时作气管切开或气管内插管辅助呼吸。

• 采用过度换气、脱水疗法对抗脑水肿，降低颅内压。用亚低温疗法降低脑代谢率，清除氧自由基，以减轻脑细胞的损害。

• 营养支持，抗感染。

• 对症治疗及时处理并发症。

• 对开放性脑损伤者，应尽早手术清创，使之转为闭合性脑伤。

第三节　颅脑损伤的护理

一、颅骨骨折的护理

（一）护理评估

• 了解受伤经过，包括暴力大小、方向，病人当时有无意识障碍，初步判断是单纯颅伤还是伴有脑伤。通过阅读病史及 X 线片，了解骨折线走向。对骨折线跨越脑膜中动脉骨管沟者，应十分警惕继发硬膜外血肿的可能性。

• 有时由于伤情的影响不宜立即作颅底位 X 线检查，故临床判断极为重要，尤其是伤后随即出现的口鼻出血、外耳道溢血，而局部又无暴力痕迹者，应估计有颅底骨折的可能。

• 后期早期耳、鼻有血性液溢出，应区别是鼻道或外耳道裂伤所致的出血还是混有 CSF，以判断是否有 CSF 外漏。

（二）护理诊断

1. pc：颅内出血的危险

护理目标：出血停止。

护理措施：明确是否有 CSF 外漏。可将漏出液滴于吸水纸上，若在血迹外有较宽的淡黄色浸渍圈，且被 CSF 浸湿的手帕没有象被鼻涕或组织渗出液浸湿干后变硬的现象，即可确认有 CSF 外漏；或行 RBC 计数与周围血液比较是否被稀释以明确诊断。有时颅底骨折虽伤及颞骨岩部，且骨膜及脑膜均已破裂但鼓膜仍完整时，CSF 可经耳咽管流至咽部被伤员咽下，故应观察并询问伤员是否经常有腥味液体流至咽部引起吞咽。

2. pc：颅内感染的危险

护理目标：未发生感染。

护理措施：

（1）密切观察有无颅内继发性损害。颅骨骨折可伴有脑组织和血管的损伤，引发癫痫及颅内出血，故应密切观察意识、生命体征、瞳孔及肢体活动的情况。除了脑膜中动脉骨管沟及血管断裂所致的颞区硬膜外血肿外，亦有可能因粉碎性骨折片戳破硬脑膜静脉窦壁而导致出血，或在颅骨变形时硬膜自颅骨内板剥离，硬膜表面至颅骨的小供养血管被撕伤出血。倘若骨折片压迫静脉窦，则可使脑静脉回流受阻，出现颅内压增高征象。

(2)防止颅内感染。脑脊液外漏属隐性开放骨折，防止颅内感染至关重要。对 CSF 漏病人应每日两次清洁、消毒鼻前庭或外耳道口，切忌棉球过湿使液体逆流入颅。清洁消毒后应松置一干棉球于鼻前庭或外耳道口，随湿随换，记录 24 h 浸湿的棉球数以估计漏出液是否逐日减少。严禁为 CSF 漏者从鼻腔吸痰或安插胃管，禁止作耳、鼻滴药及冲洗和填塞。根据医嘱，预防性应用抗生素及破伤风抗毒素(TAT)或破伤风类毒素。

(3)促进颅内外漏道尽早闭合。维持特定的体位，藉重力作用使脑组织移向颅底硬脑膜裂缝处，有助于使局部粘连而封闭瘘口。前颅窝骨折且神志清醒者给予半坐位，昏迷者抬高床头 30°，患侧卧位；中、后颅窝骨折者卧于患侧。维持特定体位至停止漏液后 3 天。绝大部分伤员在伤后 1 周内瘘口常能自行愈合，极少数超过 2 周以上者需行手术修补漏孔。

(4)注意颅内低压综合征。大量脑脊液外流可引起剧烈头痛、眩晕、呕吐、厌食、反应迟钝、脉细弱、血压偏低等，病人常诉当抬高头部或端坐时头痛加重；补充大量水分后可缓解。

(三)健康教育

- 防止气颅：劝告伤员勿挖耳、抠鼻，勿用力屏气排便、咳嗽、擤鼻或打喷嚏，以免鼻窦或乳突气房内的空气被压入或吸入颅内，导致气颅和感染。
- 指导伤员正确面对颅骨骨折，教导伤员不可因症状轻微而疏忽大意，也勿因颅骨骨折而忧心忡忡。颅骨的愈合多属纤维性愈合，线形骨折后，小儿约需 1 年，成人则需 2 ~5 年才可望达到骨性愈合。如有颅骨缺损，可在伤后半年左右作缺损处的颅骨成形术(cranioplasty)。

二、脑损伤的护理

由于脑损伤的程度不同，所采取的处理手段也不同，其中护理的质量对预后有很大影响。脑损伤后影响伤员康复的因素有：

- 原发的脑损伤程度；
- 是否发生继发性病变，如血肿、感染及并发症；
- 伤前健康状况；
- 是否采用有效的支持疗法。

其中第二、四两项与护理有密切关系。护理的目的是为脑功能的恢复创造最优良的条件，预防以及治疗并发症，以保全生命，争取最理想的康复。要做好护理记录，通过询问现场目击者正确记录受伤经过、初期检查发现、急救处理经过及意识、瞳孔、生命体征、肢体活动等病情演变，以供进一步处理时作参考。

(一)护理评估

颅脑损伤伤员往往伤情危重，要求迅速了解伤史和全面检查后尽快作出正确判断，以便及时给予有效的护理。及时有效地现场急救，不仅可使当时的某些致命性威胁得到缓解,如窒息、大出血、休克等,且为进一步的治疗创造有利条件,如预防或减少感染机会,提供确切受伤经过,并在病情改变时作进一步评估。

1. 判断是颅伤还是脑伤

头皮挫伤、裂伤、撕脱伤及头皮下血肿的局部表现均较明显。颅盖骨折除开放性和凹陷性者可经临床检查加以识别外,主要靠颅骨平片确定。头皮上的轻微擦伤也常代表暴力作用部位,可借以推断致伤机制,不可忽略。是否伴有脑伤,可根据伤后有无意识障碍、有无逆行性遗忘、有无神经系统阳性病征、有无颅内压增高征象、有无脑脊液外漏等判定。

2. 确定脑伤是开放性还是闭合性

刀斧砍伤、牛角戳伤或火器伤,均有显见的创口,大者可见脑组织外溢,并出现相应的神经功能定位病征。CT 扫描可准确定位颅内金属异物、骨折碎片及伴发的血肿。凡有耳、鼻脑脊液漏者,可判断为隐性开放性脑伤。

3. 区别脑伤是原发性或继发性

(1)伤后立即出现的意识障碍来源于原发性脑伤,进行性出现来源于继发性损害。

(2)伤后立即出现的一侧瞳孔散大均属原发性损伤。有三种情况:仅伴直接光反应消失者,为前颅窝骨折所致的视神经损伤;伴直接、间接光反应消失者,多系虹膜受伤后的外伤性散瞳;伴直接、间接光反应消失及眼外肌瘫痪,眼球固定于外下方者,为动眼神经损伤。伤后一段时间才出现的进行性一侧瞳孔散大、伴意识障碍加重、生命体征紊乱和对侧肢体瘫痪者,为小脑幕切迹疝的典型改变。

(3)伤后立即出现肢体弛缓性瘫痪和瘫痪程度相对固定者,为对侧脑组织原发性损伤;伤后一段时间渐次出现者,为对侧颅腔内有继发病变。

4. 其他

观察有无脑干损伤所致的去大脑强直发作,有无下丘脑损伤所致的中枢性高热,有无癫痫发作,以及伤员是否躁动不安。

(二)护理诊断

1. pc:意识障碍。

与脑损伤有关。

护理目标:恢复意识。

护理措施:颅脑损伤伤员的病情变化复杂,如较轻的脑伤可因病情变化未能及时发现而产生严重后果;相反,严重的脑伤也可因观察确切、处理恰当及长期精心护理得到较完全的恢复。动态的病情观察旨在提高警惕,及早发现脑疝。有时病情变化为时短暂,惟有护士在掌握受伤机制及伤情转归的基础上,通过细致的观察才能及时发现,赢得抢救时机。故无论伤情轻重,急救时均应建立观察记录单。观察及记录的间隔时间,根据病情每 15 ~ 60min 一次,稳定后可适当延长。

(1)观察意识:意识是人体生命活动的外在表现,反映大脑皮质功能及脑伤的轻重。目前临床对意识障碍的分级方法不一。传统方法根据病人对语言刺激反应、疼痛刺激反应、生理反应、大小便能否自理及能否配合检查分为清醒、模糊、浅昏迷、昏迷和深昏迷 5

级。而目前应用较多的是格拉斯哥昏迷量表(Glasgow coma scale),即GCS评分法(见表1-7-1)。

表1-7-1　格拉斯哥昏迷量表

睁眼反应	得分	语言反应	得分	运动反应	得分
自主睁眼	4	回答正确	5	遵命动作	6
呼唤睁眼	3	回答错误	4	刺痛能定位	5
刺痛睁眼	2	胡言乱语	3	刺痛肢体回缩	4
无反应	1	仅能发音	2	刺痛时上肢屈曲	3
		无反应	1	刺痛时四肢过伸	2
				无反应	1

注:GCS最高分为15分,最低分为3分。分数越低表明意识障碍程度越重,8分以下为昏迷。13～15分属轻度,9～12分属中度,3～8分为重度脑损伤。

根据病情采用相同种类、相同程度的语言和痛刺激。记录时应作动态分析,判断意识状态是好转或恶化。例如,深昏迷伤员在口腔护理时出现吞咽反射,提示病情好转;清醒伤员突然遗尿,可能有意识障碍;躁动伤员突然安静、昏睡,应怀疑病情恶化。

(2)生命体征:伤后可出现持续的生命体征紊乱。伤后初期,由于组织创伤反应,出现中等程度的发热,若累及间脑或脑干,可导致体温调节紊乱,出现体温过低或中枢性高热。先测呼吸,次测脉搏,再测血压、心律。注意呼吸深浅,有无叹息呼吸、呼吸困难和呼吸暂停;注意脉搏是宏大有力还是细弱不整,注意脉压有无波动。单项指标有变化应寻找原因,如气道梗阻引起的呼吸困难、肢体强直引起的血压增高等。几项指标同时变化,须识别是否为颅内血肿引起的颅内压增高所致代偿性生命体征改变。脑脊液外漏推迟了颅内压增高症状的出现,但一旦出现,抢救更为困难,故必须按脑部损伤定时作观察记录,保持高度警惕。

暴力直接作用于枕部的伤员,须警惕后颅窝血肿,如脉搏缓慢、呼吸次数明显下降、强迫体位及呕吐频繁。伤后即有高热者,多系下视丘或脑干损伤,而伤后数日体温增高常提示有感染性合并症。闭合性颅脑损伤者的生命体征呈现休克征象时,应检查有无内脏出血,如迟发性脾破裂、应激性溃疡出血等。

(3)神经系统病征观察:神经系统病征有定位意义。须特别重视:①受伤后一段时间出现的症状;②除原有病征外出现的新症状;③逐步加重或发展的症状。这些常提示颅内继发性血肿的存在。

神经系统病征多种多样,以眼征和锥体束征为例:

• 瞳孔变化对颅脑损伤有重要临床意义。首先观察两侧睑裂大小是否相等,有无上睑下垂。伤后早期常因眼睑水肿,观察瞳孔时每使睑结合膜外翻引起伤员反感,并影响观察。防止的办法是用拇指轻压上睑缘再向上推送。注意对比两侧瞳孔的形状、大小及光反应。电筒光束应从外侧射向瞳孔。正常瞳孔等大、圆形,直径2～6mm,直接、间接光反应灵敏。瞳孔及眼征涉及多对脑神经，其中第Ⅲ、Ⅳ、Ⅵ对脑神经在颅内行程较长容易累及。不同眼征提示颅内相应部位的病变。病人熟睡时双侧瞳孔缩小，光反应迟钝，如伴有中枢性高热、深昏迷则多为桥脑损伤的表现；双侧瞳孔散大。光反应消失、眼球固定伴深昏迷或去大脑强直者，多为原发性脑干损伤或临终前的表现；双侧瞳孔大小形状多变，光反应消失，伴随眼球分离或异位者，多为中脑损伤。观察有异常时需了解是否用过药物，如吗啡、氯丙嗪使瞳孔缩小，阿托品、麻黄素使瞳孔散大；眼球不能外展，主诉复视者，为展神经受损；双眼同向凝视提示额中回后部损伤；眼球震颤可见于小脑或脑干损伤。伤后即出现的一侧瞳孔散大，光反应消失，有三种情况：①外伤性散瞳，常可在患侧眼眶找到暴力痕迹；②视神经损伤，伴有该侧间接光反应存在，视力下降；③动眼神经损伤，伴有患侧眼外肌瘫痪。需与继发性脑水肿或血肿致脑疝所出现的进行性一侧瞳孔散大相鉴别。

• 锥体束征亦是需要观察的重要神经系统病征。了解肢体的肌力、肌张力，结合有无感觉障碍及病理反射进行综合分析，对确诊病情有很重要的意义。颅脑损伤伴有四肢损伤者并非少见，单肢活动障碍应在排除骨折、脱臼或软组织损伤后，再考虑对侧大脑皮层运动区的损伤。伤后立即出现的一侧上下肢运动障碍，且相对稳定，多系对侧大脑皮层运动区广泛性原发脑损伤所致。脑干损伤常出现交叉性瘫痪，即一侧脑神经周围性瘫痪，对侧肢体中枢性偏瘫。如伤后一段时间才出现一侧肢体运动障碍者，先经过最初几小时的观察，对伤情有粗略认识后，再根据一般规律找出观察重点。入院早期常因伤情危急，仅作简单的神经系统检查，可于晨、晚间护理时全面观察伤情。注意有无其他部位骨折（尤其是锁骨骨折）以及内脏损伤。如尿色深应排除血尿，痰中带血须排除肺挫伤。对观察所得要进行分析，以得出较正确的判断，只有在认真负责并熟悉业务的医护人员的连续观察下，点滴病情改变才会在正确判断、及时处理的过程中起到巨大作用。对于这种定时的连续的观察，须征得家属的理解和谅解。

（4）躁动的护理：躁动不安是颅脑损伤急性期的一个常见表现。引起躁动不安有许多因素，首先要考虑的是脑水肿、肿胀或颅内血肿所致的颅内高压状态；其次是颅外因素，如呼吸道不通畅引起缺氧，尿潴留引起膀胱过度充盈，大便干结引起强烈的排便反射，呕吐物或大小便浸渍衣被，卧姿不适和瘫痪肢体受压以及冷、热、痛、痒、饥饿等。

当伤员突然由安静转入躁动，或自躁动转为安静深睡时，应提高警惕，观察是否有伤情恶化，并对躁动原因逐一加以解除。切勿轻率给予镇静剂，以防混淆观察。对躁动伤员不能强加约束，以免其过分挣扎使颅内压进一步增高并消耗能量，可加床档以防坠床，必要时专人守护；注射时需有人相助以防断针；勤剪指甲或戴手套以防抓伤；加强卫生处理，保持床被平整，以防皮肤擦伤。

（5）昏迷护理：中、重型颅脑损伤者均有不同程度的意识障碍。一方面，突然的暴力打击引起体内各系统的功能紊乱，机体抵抗力骤降；与此同时，颅内出血、脑疝、脑膜炎、支气管炎等继发病变及合并症将进一步威胁伤员生命，任何一种情况的出现，都可能使病情急转直下。具体的护理措施按 GCS 评分进行常规护理。

2. 颅内高压（详见本篇第八章）

脑受伤后立即出现应激性的脑血管扩张，动脉血流量增加；出现脑肿胀（cerebral

swelling),使脑的体积增大。随之,由于血管活性物质释放,微循环血管麻痹性扩张,血管内液外渗,从而出现脑水肿(cerebral edema)。前者对脱水剂及冬眠治疗反应甚小,后者则较为敏感。甘露醇、地塞米松、维生素C、维生素E等药物均具有清除体内过剩氧自由基的作用。麻醉清醒后,头部应抬高15°~30°,以利于静脉回流,减轻脑水肿。

3. 清理呼吸道无效

与毛细血管通透性增高、丧失正常的咳嗽反射有关。

护理目标:保持呼吸道通畅。

护理措施:脑组织需氧量极大,因此对缺氧的耐受性极差,会因短暂的严重缺氧导致不可逆损害。脑伤伤员既可因意识障碍、气道不通畅出现周围性呼吸障碍;亦可因病情危重,出现中枢性呼吸衰竭。呼吸道阻塞的后果:①引起胸腔内压力增高,致颅内静脉回流受阻;引起脑水肿,使颅内压增高后脑动脉供血不足,脑缺氧更为严重,脑水肿加剧。②因肺换气不足,血内二氧化碳含量增加导致脑血管扩张;毛细血管通透性增高,亦加重脑水肿,形成恶性循环。因此,保持呼吸道通畅,维持正常呼吸功能应居护理首位。

(1)防治窒息:颅脑损伤者常有不同程度的意识障碍;正常的咳嗽反射和吞咽功能丧失;呼吸道分泌物不能主动排除,血液、脑脊液及呕吐物可逆流进入呼吸道,下颌松弛、舌根后坠等,都可引起严重的呼吸道梗阻。因此,必须尽快掏出口腔和咽部的血块及呕吐物,将伤员侧卧或放置口咽通气道,若情况仍未见改善,可行气管插管。

(2)保持正确体位:抬高床头20°,将伤员置于侧俯卧位;防止舌后坠阻塞气道,让口角处于稍低位,以使唾液自然引流。上面一侧的肢体需以枕垫支托,以免妨碍呼吸。枕头厚薄应合适,以保持头与脊柱的中枢在同一直线上。头部仰俯或侧屈均会影响呼吸道通畅及颈静脉回流,不利于降低颅压。

(3)保持呼吸道通畅。在病人意识状态逐渐转为清醒的过程中,特别是颅内压增高者,容易因舌根后坠而突然阻塞呼吸道。一旦发生这种情况,要立即抬起下颌,插入通气道,清除分泌物,必要时行气管插管或气管切开术。

对于伴有颌面部损伤、气道分泌物难以排除或伤后昏迷估计短期内难以清醒者,以及接受亚低温治疗者,常需作气管切开以维持正常的呼吸功能。气管切开后,便于清除呼吸道分泌物,解除呼吸道梗阻,减轻阻力,使胸内压、颅内压下降。由于减少了呼吸道死腔,增加了有效气体的交换量,使血中二氧化碳含量减少,降低了颅内压,便于气管内滴药或给氧。除气管切开护理常规外,需注意的是:

• 要根据伤员年龄、体型选择合适的气管套管,及时吸痰,防止分泌物或痰栓堵塞管口。按照Poisulle定律:气体通过管道时,管道直径减半,阻力增加16倍。因此,套管细了或分泌物未及时清除,不但通气量不足,且呼吸阻力增加,影响呼吸困难的改善。有癫痫、抽搐的伤者,为防止抽搐时头部过仰,气管套管前端反复压迫气管前壁,引起局部溃疡、穿孔,甚至纵隔炎症,应选用硅胶套管。

• 吸痰时,若吸痰管超过套管,可引起呛咳,虽有助于排痰,但剧咳可使颅压增高,宜谨慎对之。

• 接受气管切开的伤员大多有意识障碍,吞咽咳嗽反应迟钝或消失,唾液容易流入呼吸道,且不能自行排出,因此要防止反流所致窒息。

• 仰卧时气管分支与水平线成17°~20°倾斜，分泌物以重力作用随呼吸进入各级支气管，造成下呼吸道阻塞，影响气体交换，因此不能平卧。

• 有时虽然喉头痰鸣并不明显，也须定时抽痰，并每日数次诱发呛咳，以使下呼吸道分泌物能及时排出。为防止干扰正常呼吸功能和颅内压突然增高，每次吸痰不宜超过15s，并避免剧咳。痰液黏稠者，给予雾化后15min吸痰效果较好。

• 每日检查肺部情况，如局部痰鸣多，可将伤员翻向对侧，雾化吸入、拍背后平卧，深插吸痰管。右支气管短而粗与气管垂线所成夹角仅30°，吸痰管容易进入。

• 有意识障碍的病人没有自卫能力，也不能诉说疼痛与不适，所以要随时保持头颈与躯干在同一轴线上。

气管切开术在处理神经外科病员的呼吸问题上是一项较为重要的有效措施，但需防止因护理不周给病员增加的很多不安全因素，诸如肺部严重感染、套管脱出窒息等。

(4)根据血气分析给予氧疗。

4. pc：水、电解质失衡

与失血、休克、脱水剂应用有关。

护理目标：水、电解质平衡。

护理措施：

(1)抗休克。开放性头伤可出现失血性休克，闭合性头伤除小儿外一般不致有严重休克，所以凡出现休克征象者，应协助医生查明有无颅外其他部位的合并伤，如多发性骨折、内脏破裂等。使伤员平卧、保暖、补充血容量，禁用吗啡，以防呼吸抑制或因瞳孔缩小影响观察。

(2)颅脑损伤病人常有呕吐、高热、大汗、强直抽搐等表现，容易引起代谢紊乱，加上早期限制水钠摄入、脱水利尿、激素治疗等干扰生理平衡的措施，病人常有不同程度的脱水。但静脉补液仍需谨慎，快速滴注可使颅内压增高。自主神经系统受损者容易引起急性肺水肿。

(3)按医嘱、按时按量准确给予脱水剂等药物，以减少脑组织中的水分，缩小脑体积，达到降低颅内压、改善脑供血供氧、防止并阻断脑水肿恶性循环的形成，但补液时须控制液量，注意滴速。

(4)妥善处理伤口。头皮撕裂伤或开放性颅脑损伤累及主要动脉或静脉窦时，均可发生严重失血，威胁伤员生命，并因之失去进一步手术的机会。单纯头皮出血可加压包扎止血，开放性颅脑损伤应剪短伤口周围头发，以酒精擦净。注意勿使酒精流入伤口，不冲洗、不用任何外用药，外露的脑组织周围可用纱布卷保护，以防受压，外加干纱布适当包扎。若伤情许可，宜将头部抬高以减少出血量。全身抗感染及破伤风预防注射应尽早进行。

5. 吞咽障碍

与脑损伤有关。

护理目标：保证营养。

护理措施：

(1)营养支持：重型脑伤病人，代谢中枢也可能受损，所以机体的代谢改变较之其他部位损伤要严重而持久。高能量代谢一般持续1个月以上，虽然有利于蛋白质转换和组织修复，但大量消耗内源性能源；高分解代谢使重型脑伤病人每日丢失尿氮15～25g，负氮平衡一般要持续2～3周；创伤后急性期的应激反应、血糖升高，在脑外伤病人中也尤为明显，且与伤情密切相关，因血糖增高、乳酸堆积，可加重脑水肿。因此，必须正确补充热能以减轻机体损耗，合理补充蛋白质，同时运用胰岛素将血糖控制在11mmol/L以内。虽然肠内营养较肠外营养更有利于肠黏膜的完整，有利于降低细菌移位，发生感染的问题也远较肠外营养少，但一般伤后10d病人才能耐受全速、全量的胃内营养，故早期需辅以肠外营养。但无论哪种营养支持方式，都应在伤后72 h内开始，才可望于7d内达到热能平衡。禁食3d后如果消化道功能趋于正常，可开始鼻饲。对鼻饲饮食的耐受性个体差异很大，开始可小量试喂，根据情况逐步增加，直至每日6餐，每餐300～400ml。管喂内容亦逐步过渡到多种平衡配方。成人每日总热量为8400kJ(2000kcal)，每公斤体重1～1.5g蛋白质。切勿急于求成，一旦腹泻，得不偿失。高糖、高蛋白管喂可导致溶质性利尿，出现脱水或高渗性昏迷，故应补充水分。

(2)注意消化功能。当脂肪消化不良时，肠鸣增多，腹泻，粪便中可见脂肪颗粒；蛋白质消化不良时，粪便恶臭，呈碱性反应；糖类消化不良时，腹泻，排气多，粪便呈酸性反应。需根据情况随时调整，定时送检血、尿、粪，了解代谢情况，以判断饮食配方是否恰当。

当意识好转，有吞咽反射时，可耐心地从口试喂。由于吞咽肌组的协调功能尚未完全恢复，故开始时以藕粉、蒸蛋等流质为宜。护理人员离开前，务必检查病人口中饮食是否吞下，以防呛入气道。营养不足部分，仍需管喂补充。

6. 躯体移动障碍

与肢体瘫痪有关。

护理目标：无废用性肌肉萎缩。

护理措施：

(1)对伤员作任何护理时，均应轻柔呼唤其姓名，提出配合治疗要求，语言简单扼要，注意其意识有无好转，也为以后的功能训练打下基础。瘫痪在床的病人，枕骨、肩胛部、髋部、骶尾部、足跟部等骨骼突出处易发生压疮，应用软枕或海绵垫保护骨隆突处，每2～3h翻身一次，避免拖拉、推等动作，床铺经常保持干燥清洁，定时温水擦澡按摩，以增进局部血液循环，改善局部营养状况。

(2)昏迷病人的挛缩畸形出现较早，尤其是小肌肉、小关节。应每日2～3次做四肢关节被动活动，维护关节功能，以免发生废用性肌肉萎缩。做好五官护理。眼睑闭合不全者，可给予眼膏保护；若无需随时观察瞳孔时，可用纱布卷压住上睑，甚至行眼睑缝合术，以防暴露性角膜炎。

(3)每日行四肢向心性按摩，每次10～15min，以促进静脉血回流，防止深静脉血栓形成。一旦发现不明原因的发热、下肢肿痛，应迅速诊治。

(4)保持功能位：保持瘫痪肢体功能位是保证肢体功能顺利康复的前提。仰卧或侧卧位时，头抬高15°～30°，下肢膝关节略屈曲，足与小腿保持90°，脚尖向正上；上肢前臂呈半屈曲状态，手握一布卷或圆形物。

(5)功能锻炼每日3~4次,幅度、次数逐渐增加。

上肢功能锻炼:护理人员站在病人患侧,一手握住患肢手腕,另一手置肘关节略上方,将患肢行上、下、左、右、伸曲、旋转等关节全范围运动;护理人员一手握住患肢手腕,另一手做各指的运动。

下肢功能锻炼:护理人员一手握住患肢的踝关节,另一手握住膝关节略下方,使髋膝关节伸、屈、内外旋转、内收外展;护理人员一手握住患肢的足弓部,另一手做各趾的活动。

此外,每日定时帮助病人翻身拍背4~6次,每次拍背10min左右。

(6)昏迷病人常有排尿功能紊乱,短暂尿潴留后继以溺床。导尿,尤其是留置尿管极易导致尿路感染,尽量少用。留置过程中,应定时放尿,以保持膀胱贮尿功能,并在每次放尿时告诉病人,帮助其用手轻压膀胱区加速尿液排放,训练定时排尿功能。使用强力脱水剂期间,应缩短放尿间隔。晨、晚间护理时,注意清洗龟头及冠状沟或大小阴唇间的积垢。

3. 健康教育

重症颅脑损伤病人,在意识逐渐恢复过程中,常出现遗尿、失语、失读、肢体活动障碍等,即病人在不同程度上丧失了独立生活的能力,影响其个人卫生、仪容仪态,有的甚至难以进行正常学习和工作。不能顺利回归社会,会给病人造成很大的心理负担,往往出现烦躁、焦虑、自卑乃至抗拒等心态。护士作为健康指导者,对病人废损功能的再训练应非常耐心,应教育和指导家属务必让病人随时感到被关怀、支持和鼓励对病人康复的重要性,通过暗示、例证及权威性疏导,增强病人的信心。

- 不能翻身者,应协助翻身以防褥疮,同时防止碰伤、跌伤和烫伤等意外。
- 对留置导尿者,定时开放夹管,并注意尿量及性状。对意识已恢复者及早作膀胱功能训练,拔除导尿管。鼓励病人多饮水,以达到清洁尿路的目的。并注意会阴部的清洁,预防交叉感染。如发现尿液混浊、发热,是泌尿系感染的征兆,应及早治疗。瘫痪病人多有便秘,有的可因为用力排便致使脑出血再次发生,因此,应定时定点给便器排便,必要时应用通便药物、灌肠。
- 加强营养的摄入,注意饮食结构,多给病人吃低脂、高蛋白、高能量饮食及含粗纤维的蔬菜、水果等,并给与足够水分。
- 注意口腔卫生及护理。
- 鼓励病人自行功能锻炼的同时配合针灸、理疗、按摩,由完全照顾过渡到协助照顾,直至生活自理,如自行吃饭、穿衣、洗漱、如厕及做一些室外活动,加快康复。
- 病人常有忧郁、沮丧、烦躁、易怒、悲观失望等情绪反应。因此,护理人员和家属应从心理上关心体贴病人,做好心理护理,多与病人交谈,安慰鼓励病人,创造良好的家庭气氛,耐心解释病情,消除病人的疑虑及悲观情绪,使之了解自己的病情,建立和巩固功能康复训练的信心和决心。

思考题

1. 何谓脑震荡?

2. 如何预防颅底骨折脑脊液漏病人的颅内感染?
3. 如何进行 GCS 法评分?
4. 如何对脑损伤意识障碍病人进行护理评估?
5. 对脑损伤病人护理诊断为清理呼吸道无效时,应采取哪些措施?
6. 如何维持脑损伤病人的水与电解质平衡?
7. 对脑损伤护理诊断躯体移动障碍病人的护理,应采取哪些措施?

参考文献

1. 吴在德,等. 外科学(第6版). 北京:人民卫生出版社,2003.
2. 曹伟新,等. 外科护理学(第3版). 北京:人民卫生出版社,2002.
3. Becker DP, Gudeman SK. Text book of head injury. Philadelphia: WB Saunders, 1999.

(张建民)

第八章　骨肿瘤治疗与护理

学习目标：

- 掌握骨肿瘤定义、分类和分期。
- 掌握骨肿瘤治疗原则。
- 掌握骨肿瘤围手术期护理。
- 了解骨肿瘤治疗方法。
- 自学骨肿瘤切除后手术重建。
- 自学骨肿瘤放化疗及其并发症。

凡发生于骨内或起源于骨各组织成分的肿瘤，不论是原发性还是继发性或转移性肿瘤，均统称为骨肿瘤。骨肿瘤有良性、中间性和恶性之分，定性根据临床、影象学和病理学（分子生物学）三结合的原则进行诊断。

第一节　骨肿瘤分期与检查

一、骨肿瘤分期

骨肿瘤分期是评估骨肿瘤及其危害程度的基础，与手术指征、辅助治疗结合，可以提供一种医学参数比较相同的肿瘤手术或非手术疗法的选择。分期系统包括外科等级（G）、局部范围（T）、有无局部或远隔转移（M）。

（一）分期的依据

1. 良性肿瘤静止期

指儿童与青少年时期的肿瘤，随年龄的增长保持原态或自愈。病变有很薄、成熟的纤维性包囊。反应区无新生血管，很少有炎性细胞浸润。骨内病变随肿瘤的生长，破骨细胞在骨壳内壁吸收骨；成骨细胞在骨壳外壁再成骨补充，病变不会破出骨壳而形成膨胀性生长。由于病变生长缓慢，骨壳保持成熟的皮质骨。当病变愈合时，破骨性骨吸收消失，由代骨代替。良性的自限性肿瘤，反应区与包囊紧密结合，外科的囊外切除应自正常组织与反应区间进行。

2. 良性肿瘤活动期

病变进行性生长，无自限性，不会静止或自愈。病变结节样突入包囊，边界不规则。反应区厚、成熟度差、细胞增多，有明显的炎性浸润及新生血管形成。在反应区外与正常组织内可见间充质增生。外科治疗应注意：囊内切除不能彻底；反应区内的肿瘤切除容易进入肿瘤;临界切除不能完全切除所有的反应区。

3. 良性肿瘤侵袭期

病变具有局部侵袭性,但没有转移。肿瘤的边界不规则,形成结节状突向包囊,突出部位包囊很薄,有的已突入反应区。反应区厚,有水肿和明显的新生血管。反应区内的血管直接进入肿瘤。突入反应区的肿瘤与瘤体连续。

4. 低度恶性肿瘤

肿瘤在发生转移前已有较长病史,转移可因治疗减少。反应区内有卫星灶,小结节状与肿瘤主体不相连,卫星灶是在局部沿最小阻力部位突入反应区生长而来,镜下偶见与肿瘤主体有联系。卫星灶与肿瘤主体间可有正常肌肉、筋膜及骨组织。卫星灶是恶性肿瘤的标志之一。反应区很厚、不成熟,以间充质细胞成分为主,新生血管很多;在反应区外与正常组织之间,有红褐色的反应性肌组织;肿瘤可突破反应区进入周围正常组织;也可在血管区、筋膜内很快生长。在骨组织中:反应性骨小梁不会发育成成熟的皮质骨;反应性骨小梁间的骨髓组织间会很快生成卫星灶;反应性骨组织周围充满新生血管,周围的骨小梁很快就被新生的反应骨所包裹;邻近病变的反应骨被破骨细胞吸收的速度与外缘的成骨同样快,因此病变不断生长和扩张。外科切除应在反应区外的正常组织中进行。

5. 高度恶性肿瘤

肿瘤自发现到出现转移的时间很短,尽管局部经恰当治疗,仍有很高的远隔转移危险。肿瘤发展很快,周围无包裹。反应区内有很多的卫星灶,间充质成分少。新生血管及炎性成分增多的情况较低度恶性肿瘤严重。血管壁很薄,特异性炎性组织在肿瘤中的含量不一:反应区很厚,水肿更严重,侵入周围正常组织更深。肿瘤侵犯周围血管后,多在反应区外的正常组织中同一间室内很远的部位形成跳跃灶。肿瘤直接破坏正常组织,有破骨细胞作用吸收骨(这与低度恶性肿瘤一样);另外还有高度恶肿瘤直接侵犯破坏骨。

6. 自然屏障

人体对肿瘤自然抵抗的物质有骨皮质、关节软骨、筋膜、关节囊、腱鞘、神经鞘及韧带等。

7. 间室内涵

肿瘤被自然屏障包裹在间室内的表现形式对肿瘤的临床治疗有重要意义。

8. 局部复发与转移

如果外科治疗不彻底,手术遗留的残存病灶需 6 ~ 24 个月才能生长成为临床上可见的病灶。只有很少的病人在 24 个月后复发。治疗后的所谓“局部复发”实际上不是复发,而是新的肿瘤在原来的部位生长的结果。

90%以上的肉瘤首发转移是肺脏。至少有 1/2 以上的高度恶性肿瘤病人在第一次就诊时就已经存在肺内转移灶。肿瘤细胞进入血循环后,只有少数形成转移灶,这些微小的转移灶在临床上可以存留数周、数月以至数年。

（二）肌肉骨骼肿瘤外科分期

如表 1-8-1 所示。

表 1-8-1 肌肉骨骼肿瘤外科分期

良 性	静止性；活动性；进行性	
恶性	Ⅰ. 低度恶性无转移	A. 间室内 B. 间室外
	Ⅱ. 高度恶性无转移	A. 间室内 B. 间室外
	Ⅲ. 低度或高度恶性有转移	A. 间室内 B. 间室外

二、骨肿瘤检查

骨肿瘤的诊断要坚持临床-影象-病理学相结合的原则，即围绕每一病例，由相关医生定期联合讨论，以确立诊断和治疗方案。不同的年龄段，骨肿瘤有其好发的病变部位，自发的肢体首次痛或与外伤（常是轻度）有联系的疼痛，步态的改变，最近的感染史，体重减轻等，均是重要信息。描述肿物的部位、大小，测量长、宽、厚度，包括 X 线片上的测量。骨肿瘤能引起周围软组织的反应性炎症，可有轻、中度疼痛及压痛。

（一）影象学检查

1. 常规 X 线片

这是影象诊断的基础，用以分析 4 个问题：①病变的部位；②破坏的形状，如地图形、虫蛀样、渗透浸润状等；③正常组织的反应带；④能否提供组织学及组织发生学的参考资料。平片对早期诊断有局限性，因为每单位体积骨质要有 30% ~ 40% 的破坏才能在 X 线片上显示出来，同时躯干（中轴）骨显象不如肢体骨。

骨肿瘤侵入骨膜下能引起反应，表现为单纯性骨肿瘤或有层（葱皮）状、针状和袖套状（Codman 三角）等反应。细长针状多见于恶性病变，而短钝针状多见于良性者，Codman 三角多见于恶性及侵袭性病变。

2. CT 检查

由于较 X 线平片有分辨率更高和能展示横断面解剖两个特点，CT 对诊断骨骼病变尤其是躯干骨病变极为有用。它能显示骨皮质及小梁、骨肿瘤对软组织侵犯范围和软组织肿瘤，虽然后者不如磁共振（MRI）准确。对比剂增强能判定骨肿瘤的血运和它与软组织肿块及主要血管的关系。CT 显示瘤内钙化比 MRI 好，特别是躯干骨的结构及钙化。CT 还能明确髓内侵犯的范围和骨肿瘤对化疗的反应，测定组织的密度。髓内密度的减弱提示肿瘤的侵入或炎症。在有较复杂解剖的部位，如肩、脊柱、骨盆、髋，CT 能解决平片中影象重叠、看不清或不能发现病变的问题。

CT 的缺点：

（1）评估软组织或骨髓病变不如 MRI。

(2)除非采用螺旋式 CT,不能摄肢体纵轴象。

(3)不能有效地扫描大的解剖区域。

(4)漏诊某些椎体压缩性骨折。

3. MRI 检查

MRI 是评估脊柱、骨髓及软组织肿瘤的首选方法,其不足之处是缺乏特异性和对钙化的相对不敏感。

4. 转移病变的诊断

(1)放射闪烁成象(核素扫描):是扫描骨转移瘤及多发骨肿瘤的首选方法,特别是对早期平片不能发现的病灶,敏感性高,能显示骨折、肿瘤和炎症,但特异性差,边缘不清晰。因此,其诊断能力有限,必须结合其他检查所见。

核素扫描主要有两个目的:①发现肺部有无骨性或骨化转移灶;②化疗的随诊。

(2)胸部平片及 CT 检查:中高度恶性骨肿瘤均会转移至肺部。平片能发现 1cm 直径的病变和肺解剖及功能状态。CT 能显示小至 2mm 的病变,是评估侵袭性骨肿瘤不可缺少的手段。

(二)临床实验室检查

外周血液及免疫学化验对骨肿瘤的诊断,价值有限。血清碱性磷酸酶(ALP)在半数的骨肉瘤病人中升高。

(三)病理学检查

1. 活体组织检查

(1)针吸法:针径 0.6 ~ 0.8mm。

(2)套针采取法:此针包括 14 号针管,针芯末端有缺口,抽出时可获取标本。

2. 骨肿瘤病理诊断

(1)病理组织学诊断。

(2)免疫过氧化物酶技术。

(3)电镜诊断。

(4)手术切除标本病理学评估。

(5)细胞遗传学诊断。

(6)DNA 指数。

(7)分子生物学检查。

第二节 骨肿瘤的治疗

20 世纪 80 年代,在大剂量联合化疗的基础上,开展了肢体恶性骨肿瘤大段切除、保留肢体的外科治疗。保肢手术局部复发率为 5% ~ 10%,生存率及局部复发率与截肢者相同。

一、化学药物治疗

20 世纪 70 年代，有报道称大剂量甲氨喋呤加四氢叶酸（HD-MTX-CF）及多柔比星（阿霉素，ADR）治疗转移性骨肉瘤有效。随后，化学药物治疗进展为术前化疗和新辅助化疗（neoadjuvant chemotherapy）。

化疗不单纯是为提高病人生存率，减少局部复发和转移率，同时也是为提高保肢率。“新辅助化疗”的概念，并非“术前化疗＋手术＋术后化疗”的简单模式，而是包含：经术前化疗后，注意疼痛减轻和肿块缩小的程度，并在影象学上观察病灶边界是否变得清晰，骨硬化是否增多，新形成的肿瘤血管是否减少。其另一贡献是：提出术前化疗后将切除的肿瘤作病理分级。化疗后的肿瘤坏死率大于 90％的病人，5 年存活率可达 80％～90％，而坏死率小于 90％者则低于 60％。Rosen（1996）采用 T-20 方案，包括 HD-MTX、异环磷酰胺（IFOS）、ADR 加或不加 DDP，在 74％的病例中瘤细胞坏死率达到 100％。

近年形成的化疗新概念有：

（1）多药物联合化疗可以控制处于细胞周期中各期的瘤细胞，消灭局部或远隔微小瘤灶，并减少耐药细胞的出现。

（2）使用病人可耐受的最大剂量强度的化疗可以保证疗效。剂量强度（dose in-tensity）是疗程中单位时间内的化疗药物剂量，以 mg/（m^2·周）表示（Hryiuk，1988）。

（3）新辅助化疗（如前述）。

（4）缓解化疗药物毒副作用。

（5）耐药肿瘤的处理。

美司纳（Mesna）与异环磷酰胺合用，能预防后者引起的出血性膀胱炎。人粒细胞集落刺激因子能刺激中性粒细胞增生并恢复其吞噬，产生过氧化物、趋化性及抗体依赖细胞毒性等功能，对缓解化疗的中性粒细胞减少很有用。化疗中的呕吐可由药物本身，以及刺激呕吐中枢或第四脑室底部的化学受体触发带引起。近年发现，5-羟色胺及其受体 5-HT_3 对呕吐起重要作用，枢复宁是良好的止吐剂。

二、放射治疗

近 20 余年来，放射治疗的技术方法有了下列进展：

（1）应用高能射线（4～25MV）治疗：穿透力强，放射线诱发骨肿瘤的发生率低于低能射线的 0.03％。放疗剂量主要是吸收剂量，过去以拉德（rad）为单位，1980 年国际上改用戈瑞（Gy）为单位。1Gy＝100rad，1cGy＝1rad。

（2）快中子放疗：杀伤作用强，对细胞含氧量依赖性低，对不同期细胞放射敏感性差别小。与 X 线放疗相比，其对局部骨肉瘤的控制由 20％提高到 55％，对软骨瘤的控制由 33％提高到 49％。国内已开始使用。

（3）近距离照射：这是一种将放射源（^{192}Ir）直接插植在肿瘤组织内进行治疗的方法。对肢体软组织肿瘤有较好疗效。

尤文氏肉瘤、骨淋巴瘤、软组织肉瘤是放射敏感的肿瘤，放疗可作为一线治疗或结合外科治疗及化疗。

三、手术治疗

1. 手术方式

外科分期是为了更好地选择手术方式。过去只把手术分为局部切除与截肢两类。目前认为,治疗的关键在于选择适当的手术边界。肿瘤的手术边界有 4 种,其“切除平面”表示范围和边界。保留肢体的切除或截肢,都可采用这 4 种手术边界。肿瘤手术方式也有 4 种(见表 1-8-2)。

表 1-8-2　骨肿瘤手术方式

种　类	切除平面	组织学所见
囊内切除	肿瘤内手术	边界有肿瘤组织
边缘切除	在反应区内囊外	反应组织可有显微卫星灶
广泛切除	超越反应区在正常组织内	正常组织可有跳跃病灶
根治性切除	正常组织间室外	正常组织

(1)囊内切除:囊内手术最常用于诊断性切开活体组织检查,主要是刮除或碎除,以减少病变体积。囊内截肢是姑息手术,但常因不察觉的微小延伸病变导致不良结果。

(2)边缘切除:经过反应区做囊外整块切除,可残留卫星结节或跳跃的病灶,主要发生在 G_1 及 G_2 病变中。作为局部手术,常被称为切除活体检查或“剥壳”(shell-out)手术。边缘截肢常作为姑息手术或解剖难到达部位的确切性手术,或辅助性手术。

(3)广泛切除:经反应区之外 2cm 以上,将病变、假囊、反应区包括正常组织整块切除,剥离完全在间室内的正常组织,不切除有关肌肉的全长(即起点到止点)或者从一个关节到另一个关节的全部骨骼。这种切除不留任何卫星灶。

(4)根治性切除:是在自然屏障之外把病变所在整个间室切除,包括病变、假囊、反应区、整个肌肉、骨与关节。纵向看,剥离的平面超过受累骨骼的上下各一个关节或者超过一条肌肉的起止点;横向看,剥离超过包含病变的筋膜间室或包含骨内病变的骨骼的骨膜。根治的间室外手术,去除包括原发灶、反应区的卫星灶和受累间室中正常组织的跳跃灶。理论上说,不留任何微细的病变。

2. 手术原则

骨肿瘤的手术治疗原则依据 Enneking 的外科分期(见表 1-8-3,1-8-4)。

表 1-8-3　良性肿瘤分期与手术种类

分期	分级	部位	转移	能控制的手术
1	G_0	T_0	M_0	囊内切除
2	G_0	T_0	M_0	边缘切除或囊内切除加有效辅助治疗
3	G_1	$T_{1\sim2}$	$M_{0\sim1}$	广泛切除或边缘切除加有效辅助治疗

表 1-8-4 恶性肿瘤分期与手术种类

分期	分级	部位	转移	能控制的手术
ⅠA	G_1	T_1	M_0	广泛性切除
ⅠB	G_1	T_2	M_0	广泛切除或截肢(累及关节或神经血管时)
ⅡA	G_2	T_1	M_0	根治性切除或广泛切除加有效辅助治疗
ⅡB	G_2	T_2	M_0	根治性切除
ⅢA	$G_{1\sim2}$	T_1	M_1	根治性切除原发灶,手术处理转移灶或姑息
ⅢB	$G_{1\sim2}$	T_2	M_1	根治性切除原发灶,手术处理转移灶或姑息

四、骨恶性肿瘤治疗原则

以手术治疗为主,辅以化疗、放疗、免疫和中医中药治疗的综合治疗。手术治疗包括肿瘤的切除和切除后骨与软组织缺损的重建。软组织缺损的重建原则较简单,保留肢体的活力,恢复功能,缝合皮肤。外科重建骨缺损,应该对材料和方法作仔细而全面的考虑。

外科手术重建可分为三类:动力学重建,空腔填塞的重建和皮肤屏障的重建。

1. 动力学重建

指组织的植入和转移,目的是使软组织切除后重获动力学功能,包括稳定性、能量、血运及神经传导。稳定性的丧失常由于韧带和关节急性剥离,如膝关节正中副韧带的剥离。重建的方法是自体移植、同种异体移植或人工置换。血管的重建可以恢复血运;神经移植技术可以使病人恢复保护性的感觉和活动能力;肌腱转移或者肌肉转移可以恢复失去的活动能力。

2. 空腔填塞重建

指通过转移软组织或者重新安排软组织,对手术造成的缺损进行填补。这些组织不一定能够重建患处的功能,但一定可以缓解伤口处的张力,促进组织的快速愈合,减少伤处的感染,填补死腔。

3. 皮肤屏障的重建

这是手术的最后一步。因为放疗和化疗都会延缓伤口的愈合,故精确的伤口闭合很重要。一个很差的皮肤缝合会在皮肤之间留下空隙,导致持续的引流和皮肤细菌进入皮下组织。皮下脂肪层血管化程度很差,很容易使皮肤细菌病原体在那里聚居繁殖。手术切口的破坏容易导致深部感染和继发的肢体功能缺失,或者阻止和延缓化疗与局部放疗的进行。外科切口处理不好,会失去治疗和局部肿瘤控制的最好机会。

合理地进行外科引流是缺损重建的一个有效手段。引流可以减少和消灭死腔,防止液体积聚。在皮肤屏障重建时,可以将坏死物质排出,但沿筋膜层的皮肤血肿的扩散也会将肿瘤细胞带离切口处,因此要明确引流通道的轨迹,这样未被累及的区域以后就不会被累及。通道要沿着皮肤切口,在局部有复发时再次予以肿瘤的进一步切除。重要的引流管可以与皮肤缝合在一起,但应使缝合部位尽可能靠近,以便以后一并切除。引流处是皮肤细菌进入的唯一的一个点,只要引流仍存在,就一直有抗菌敷料的覆盖,直到引流量很少,并且皮肤屏障完整的时候,才能去除引流。病人活动时引流量会增加,因此一般建议直到病人可以站立才可以拔除引流管。引流的时间很少超过3d。如果引流量一直很大,并且时间延长,应考虑是否是淋巴液、尿液或脑脊液进入手术部位。

五、骨缺损重建

肋骨、锁骨、髂骨翼、腓骨的切除可不重建缺损,但对切除结构或功能很重要的骨骼肿瘤后遗留的缺损应进行重建。理想的重建是恢复切除部分的功能和稳定性,不增加感染的危险,不会断裂、松动或疲劳,也不影响术后的后续治疗。但目前所有的重建方法都不能全部满足以上条件,主要的重建方法有异体骨、金属和塑料假体、自体骨、异体骨加假体、异体骨加带血管的自体骨。

现代材料和制造工艺可以生产出个体化的假体来替代身体的任何骨骼。模块假体可以拼接在一起替换从髂骨翼到胫骨远端的整个下肢,它使医生切除的范围更有弹性,并且在假体出现磨损、破碎等情况时不必整体更换。多孔的长入垫、环、孔、聚合物编制套等更有利于软组织的附着。假体通过骨水泥、多孔的长入垫或螺丝与宿主骨连接,重建中的重要问题是假体松动、聚乙烯衬垫磨损、金属离子释放。近来已经有大块假体重建的远期疗效报道。

1. 异体骨重建缺损

现在常用的是从异体上获取结构性异体骨修复骨缺损。由于异体骨没有血管,因此受体不必免疫抑制。但是异体骨可以使宿主产生抗体,病人以后就不能再做移植了。

2. 自体骨

自体骨重建可以分成四类:

(1)带血管或不带血管的自体骨移植,尤其是腓骨和髂骨。

(2)局部骨转移,从切下来的骨上切一半骨干塞入缺损并固定加植骨和促生骨材料。

(3)高压蒸汽灭菌自体骨移植。将切下来的肿瘤标本经高压蒸汽灭菌,细胞全部杀死后植回原处,并按异体骨移植固定方法固定。

(4)撑开牵引接骨,即将重建的骨逐渐转移桥接骨缺损。

3. 术中联合辅助治疗

辅助治疗可以杀灭肿瘤,所以可以和手术联合使用。最简单的方法就是切除肿瘤骺后,用双氧水冲洗肿瘤床和创面,再采取其他辅助治疗方法。体外试验中,双氧水能杀灭肿瘤细胞但对正常组织没有损伤。电刀烧灼、热枪或骨水泥释放的热量,或用液氮冷冻治疗,都可以产生1~10mm的组织坏死。激光也可以通过热效应引起不同深度的组织坏死。一些病例中,采用这些方法既杀灭了肿瘤细胞又保留了相关组织,但所有这些方法都会引起一定深度的骨坏死,并降低骨的修复能力,增加骨折的危险性。应采取保护性负重措施,如石膏外固定或用支架。

20 世纪 70 年代刚开始使用冷冻疗法时，骨折率很高，现在常规使用钢筋骨水泥或 Steinmann 钉加强后，骨折率降为 2% ~4%。但很难判断到底是冷冻治疗，还是切除肿瘤后的缺损引起此类骨折。术后骨折只需制动即可愈合，几乎不用手术固定。

对于切缘很靠近的高度恶性肿瘤，常需术中放疗，以提高局部控制率。神经、血管等重要组织要用小铅片保护好。

为了提高局部控制率，可对高度恶性肿瘤使用近距离放疗。切除肿瘤后关闭切口前放置导管。这些管子必须无菌操作，以免污染手术。手术医生应处理好肿瘤扩散与放疗控制局部复发的利弊问题。另外，管子作为一个皮肤入口，只能放置在肿瘤的软组织床内；当使用异体骨或金属植入物时，则不能使用放疗管子。管子的放置还要考虑到以后可能的手术。为减少正常组织的暴露，最好将管子放在一个间室内。

4. 保肢手术失败后的翻修

力学、肿瘤、生物学等原因都可以导致保肢手术失败，处理这种情况时，要考虑到失败的本质原因、对病人生存和肢体重建的影响以及距离最早手术的时间。

第三节 骨肉瘤

骨肉瘤(osteosarcoma)是起源于间叶组织的恶性肿瘤，以能产生骨样组织的梭形基质细胞为特征。虽然在肿瘤中也可以见到纤维或软骨组织，或两种都有，但只要见到肉瘤基质细胞直接产生的骨样组织，无论数量多少，都决定了其性质为骨肉瘤。骨肉瘤占原发骨肿瘤病人的 10%，占原发恶性骨肿瘤病人的 20%，年发病率为 $(10\sim30)/1\times10^5$，75%的病人年龄在 10 ~30 岁，平均 17 岁，是严重影响青壮年心身健康的恶性肿瘤。近年来，病人年龄又有下降的趋势，10 岁以下儿童的发病率增加。发病部位主要在四肢骨，最常发生于骨骺生长最快的股骨远端、胫骨近端和肱骨近端，约 50% ~60%的病人发生在膝关节周围，还可发生于腓骨上端、桡骨远端、髂骨、脊柱、胸骨和肋骨等。90%的肿瘤侵袭最具生长潜能的长骨干骺端，只有 10%发生在骨干，多是股骨或胫骨。骨干是尤文肉瘤好发部位，应避免误诊。绝大多数骨肉瘤为单发，极少数为单肢体或多肢体两个病灶以上。骨肉瘤很少发生于脊柱、骨盆，尤其是儿童，但有时与骨母细胞瘤鉴别困难。骨母细胞瘤多发生于椎体后部附件，向椎体延伸，而骨肉瘤多发生于椎体，向后方侵入附件。男女发病比为(1.5 ~2):1。骨肉瘤可沿关节周围组织或经关节软骨及骨皮质交界处长入关节。

一、分类

骨肉瘤是原发骨肿瘤中突出表现为多相性的影象学所见、解剖学部位、组织学类型、细胞学分级和生物学行为的唯一肿瘤。按照其生物学行为准确地分类，对诊断治疗有重要意义。骨肉瘤分原发与继发，原发骨肉瘤是指没有先前的病损直接发生者；继发骨肉瘤是有先前的病损或放射治疗后出现者。儿童和青少年的骨肉瘤约 93%为原发，6 岁以上的骨肉瘤病人，1/4 为继发。骨肉瘤分类以 1993 年 WHO 骨肿瘤分类为依据。

二、临床表现

长骨骨肉瘤侵犯邻近软组织常见，就诊时此类病人约90%肿瘤组织已侵到骨外或间室外，需要截肢；75%有肺部微小转移灶。疼痛是最早的症状，持续性局部钝痛，很快发展为持续性剧痛、夜间痛。疼痛难以忍受，一般止痛药无效。数周后，局部可扪及肿块，生长快，且有轻度压痛。骨盆及大腿深部的肿瘤，较难扪到，要防止漏诊。肿瘤表面皮温增高，静脉曲张，体表红肿。部分病人出现病理性骨折。极少数病例中，肿瘤侵及或穿透骨骺，出现关节积液。骨骺板不是骨肉瘤进入骨骺的屏障，有些病例可经骨骺穿入关节。肿瘤晚期可有局部淋巴结肿大，一般为吸收所致的淋巴结炎，个别见于淋巴结转移或受侵。早期一般状态较好，消瘦、精神萎靡及贫血常在出现肺转移以后发生。

三、影象学检查

影象学是早期诊断骨肉瘤的重要手段，是其他诊断方法的基础。一部分病例结合发病年龄、部位，通过X线平片可以作出诊断。

早期X线平片不典型，有时只有轻度的骨膜反应，很容易漏诊。随着病变的发展，X线平片可见干骺端出现斑点状溶骨(破坏)、边缘不清的高密度(成骨)影象，或两者结合的影象。典型的骨肉瘤溶骨性或(和)硬化性改变，边界不清，呈虫蚀状，骨皮质被破坏。肿瘤突入软组织，呈现骨外生长的软组织阴影，其基质多有钙化和明显的骨膜反应。但是，常有多样和不典型的X线表现。

1. 多种骨膜反应

(1)Codman三角：是在X线平片上肿瘤生长边缘部三角形的骨膜反应，由骨膜下方逐渐形成的新生骨所致。平片上看呈现三角形，三维立体状态下，呈骨表面的圆锥形隆起。

(2)日光照射：这是很少发生在其他恶性肿瘤上的一种骨膜反应。与骨的长轴垂直的针梳状影象，由与骨长轴垂直的新生骨所致。

(3)葱皮样变：为与骨纵轴平行的分层状骨膜反应。在骨肉瘤诊断中，特异性次于前者，常见于尤文氏肉瘤，也见于骨髓炎。

(4)骨膜增厚。引起骨膜增厚的原因很多，应密切随诊，因其很可能是骨肉瘤的早期所见。

2. 多种影象学方法比较

(1)X线断层：对不同深度肿瘤的定位及骨破坏范围有帮助，但因其影象不如X线平片清晰，对定性诊断帮助较小。

(2)CT扫描：可以更清晰地显示肿瘤骨的病变范围、软组织侵袭情况，以及肿瘤与主要血管的关系，是外科手术界限定位的重要依据之一。

(3)MRI：在观察骨肉瘤软组织侵袭范围方面起到积极的作用，是显示骨髓腔内浸润范围的最好方法。在保肢手术中，对瘤骨扩大切除长度定位有关键的指导作用。

(4)同位素骨扫描：表现为放射性浓集，浓集范围往往大于实际病变。在骨肉瘤的定性或定位诊断方面，只起到一定的参考作用。对肿瘤有无其他骨的转移、是否多发病变以及有无跳跃灶的判断，很有帮助。

(5)血管造影：在骨肉瘤诊断上的意义为：

- 了解肿瘤的血管丰富程度，观察肿瘤的软组织浸润范围。
- 判断肿瘤的血管来源，是动脉插管化疗必需的检查。
- 由于肿瘤内部的血管分布与肿瘤坏死程度直接相关，化疗前后血管造影的对比可以作为评价化疗效果的重要指标。
- 判断血管是否被肿瘤推压移位或被肿瘤包绕。
- 决定切除肿瘤时是否需要切除血管并做修复的准备。

四、生化检查

血清碱性磷酸酶(ALP)与骨肉瘤发展程度密切相关。临床上约70%以上的骨肉瘤病人，碱性磷酸酶升高，而且手术及化疗后明显下降。复发或转移时，又可再次升高。因此，可以作为观察病情转归的重要参考指标。儿童及青春期病人要具体分析，其正常ALP水平比成人高1倍以上。

五、病理学特征

如影象学的多样化一样，骨肉瘤的病理学所见，不同的病例表现差异很大。肿瘤位于髓腔内，向外侵犯皮质，进入骨膜，继而至软组织。皮质缺损和骨膜反应的形式可以不同，随着肿瘤穿出皮质，软组织被挤压，后被侵犯，部分血管神经束移位。肿瘤进入关节，常见于关节软骨和皮质骨结合部。该处骨皮质很薄，滑膜可能是有效的屏障，如果没有病理性骨折，很少在关节内见到。

骨肉瘤依据基质细胞和梭形细胞的数量分为成骨细胞型、成软骨细胞型、成纤维细胞型和混合型等。其中，成骨型最常见，具有典型的恶性梭形成骨细胞瘤的组织学特征。肿瘤骨可以从骨组织网状结构到矿化管状骨成纤维细胞亚型，常为发生在骨盆的骨肉瘤，可见梭形细胞和产生的骨性纤维。

观察骨肉瘤的大体标本发现：肿瘤组织致密、较硬，呈灰白色或玫瑰色。中心坏死区有陈旧性血，呈黄褐色，多囊状；在软骨成分较多的区域，呈白色半透明状或黏液状；硬化区坚硬如象牙，呈乳白色，少见血管。

显微镜下，肿瘤组织细胞多种多样，如梭形或不规则形；细胞体积较大；核深染，核浆比例增加，核分裂。病理学诊断依赖于肿瘤基质细胞产生的骨样组织(嗜酸性透明物质)的存在。

六、治疗

1970年以前，主要的治疗方法是单纯手术，最常用的手术是截肢和关节离断术。在目前多采用新辅助化疗。

1. 术前化疗

一般有两种途径，即静脉化疗和动脉化疗。目前常用的化疗药为甲氨喋呤(MTX)，多柔化星(阿霉素，ADM)，顺铂(CDDP)和长春新碱(VCR)。术前化疗的意义在于：

(1)控制肿瘤的局部发展和全身亚临床病灶的扩大;

(2)由于局部肿瘤得以控制,使保肢手术成为可能;

(3)通过手术中肿瘤坏死率的评估,为术后化疗药物的选择提供依据。

术前化疗效果的评估依据为临床反应(包括疼痛的减轻或缓解,肿块减小、变硬程度等),生化检查(ALP 的降低及影象学上反映出的肿瘤的硬化以及肿瘤体积缩小),影象学检查(血管造影时肿瘤周围血管的减少,骨扫描同位素吸收下降)。

术后切除肿瘤的坏死率是最客观和直接的评估方法。

2. 手术方案

应根据术前化疗的效果及肿瘤的外科分期而定。此外,还要参考病人、家属的意愿,病人的年龄、心理状态,肿瘤的部位、大小,软组织、神经血管束的情况,可预见的术后功能等。

手术主要分两大类,即保肢和截肢。保肢手术包括瘤段骨灭活再植术、人工假体置换术、异体骨移植术、临时骨胶塑形及 Salzer、Tikhoff-Linberg 成形术等。

高度恶性骨肉瘤的标准治疗程序是:根据治疗前外科及 X 线分期、活检明确诊断、术前化疗、对化疗的临床反应及 X 线改变、肿瘤对化疗的敏感程度,决定手术计划,包括广泛切除、重建(关节假体、关节固定、截肢)。然后对切除标本进行组织学评估,确定术后化疗反应的药物程度及效果,包括给药方法、治疗剂量和延长时间。

3. 预后因素

影响预后的因素如下:

(1)肿瘤病变的范围:包括有无区域淋巴系统的扩散和纵隔、肺、骨转移,有无跳跃灶或多发灶。

(2)肿瘤的恶性度:低度恶性肿瘤 5 年存活率可达 75% ~90%。

(3)肿瘤的大小:总体看,大的肿瘤预后差。

(4)解剖部位:肢体远端肿瘤优于近端,肢体优于躯干。

(5)病理性骨折者预后差。

(6)化疗、手术(以及放疗)结合的多手段治疗优于单一治疗。

(7)术前化疗后肿瘤坏死情况:坏死 >90%者,5 年存活率达 80% ~85%。

(8)原发性肿瘤优于继发性肿瘤。

第四节 护　理

一、手术前护理

1. 焦虑

与疾病预后有关

护理目标:减轻焦虑。

护理措施:

(1)向病人作有关疾病手术的意义、预后的解释,使病人保持良好、乐观的情绪,能够客观地对待疾病，树立生活的信心，以利于疾病的康复。

(2)告诉病人多进高蛋白、高糖、维生素丰富、清淡易消化的食物，以补充营养，增强自身抵抗力。

(3)对将行截肢术者，要劝慰其面对现实。劝导其术前学会使用拐杖，进行手臂拉力训练，以便术后早日扶拐下地行走。

2. 疼痛

与神经末梢刺激有关。

护理目标：减轻疼痛。

护理措施：

(1)疼痛评估。轻度可用听音乐、读书、聊天分散注意力，也可做深呼吸，想象以往愉快的事情，以达到减轻疼痛的目的。中度或感觉疼痛稍明显者，可按医嘱给予镇痛药。

(2)避免损伤。下肢肿瘤病人应避免下地行走，预防病理性骨折。脊柱肿瘤应卧床休息，防止瘫痪，翻身时头、肩、腰、臀保持水平线，以防脊柱扭曲，加重病情。

(3)肿瘤及其周围不能用力按摩、挤压、热敷和理疗，以免肿瘤细胞扩散；不能自涂药物、外敷及使用刺激性药膏，以免加重对肿瘤细胞的刺激。

二、手术后护理

除一般常规护理外，尚需注意以下问题。

1. 躯体移动障碍

与肢体手术损伤有关。

护理目标：肢体能进行适当活动。

护理措施：

(1)采用平卧位，抬高患肢，目的是促进血液循环，防止肿胀。如果有肢端麻木、疼痛、青紫等不适，应及时报告医生作出处理。

(2)术后1～2d内可进行患肢的肌肉舒缩锻炼，如股四头肌收缩，平时要配合翻身、拍背、抬臀等活动。注意清洁卫生。

(3)为防止伤口出血，一般对伤口采用加压包扎，不应自行松解。如果出现疼痛，可按术前方法减轻疼痛。

(4)行肿瘤切除术的病人因骨缺损大，术后要保护患肢，不要急于下床行走。站立和练习行走时应有人保护，以免跌倒。

2. 体象改变

与失去肢体有关。

护理目标：正确面对伤残。

护理措施：

(1)关心病人，多与病人交流，让病人发泄、诉说，逐步度过否认、退却、承认期，做好心理护理。

(2)关心尚存肢体残端并对其进行护理。截肢术后，肢体残端疼痛较剧烈，应采取必要的止痛措施。在适当的时候，指导病人进行适当的残肢活动和早期下地行走。

(3)大腿截肢病人要防止髋关节屈曲、外展挛缩,不垫枕头;小腿截肢也不垫枕头。可用特制的石膏帽避免膝关节屈曲挛缩,以便术后装义肢。

三、化疗病人护理

- 化疗与手术治疗同样重要,虽然有副作用,但劝勉病人一定要坚持化疗。
- 化疗前必须配合检查血常规、肝功能和肾功能,这些指标正常时才可进行化疗。
- 化疗开始时,输液必须一针见血,若有穿刺失败,不能在同一静脉网再行穿刺,以免化疗药物漏出血管,引起局部组织疼痛、红肿、坏死。一旦发生药物外漏,可作局部封闭、药物涂敷或冰敷,冰敷时间为24h,目的是减轻局部反应,防止皮肤坏死。
- 化疗过程中,观察化疗药物的副作用,如恶心、呕吐、脱发、白细胞减少、肝功能损害等。告知病人应大量饮水3d,每天至少3000 ml,目的是减轻化疗药物的毒性。并记录3d的尿量及尿pH值,目的是观察尿液碱化效果和肾功能改变。
- 保持口腔清洁,如有口腔溃疡可用口灵或苏打水漱口。冬天注意保暖,避免感冒,预防呼吸道感染。
- 加强营养,多吃高蛋白、高维生素食物,如鸡鸭鱼肉、牛奶、蛋类、蔬菜、水果,不需忌口。对一些刺激性的食物原则上要少吃,但有时为了能促进食欲,也可适当摄入。
- 化疗期间要减少陪人,最好无陪人,定时定期探望,以防交叉感染。
- 鼓励病友之间聊天、交换书籍。

四、良性骨肿瘤病人护理注意事项

1. 术前

(1)告诉病人良性肿瘤生长缓慢,预后好,以消除其顾虑。

(2)告诉病人患肢不可负重和用力过猛,不可用力挤上公共汽车,以免发生病理性骨折。肿瘤巨大时,应摆好体位,防止肿瘤受压。

(3)告诉病人学会床上大小便有利于术后排尽尿液,以免下床上厕所跌倒。

2. 术后

(1)一般取平卧位,抬高患肢,以利于减轻肢体肿胀。观察肢端情况,如有发麻、青紫、疼痛剧烈、肿胀加重,及时向医生反映并处理。

(2)告诉有石膏固定的病人保持石膏清洁、干燥、完整,如果感觉石膏内搔痒,不可用利器往里抓,以免刺破皮肤造成感染。

(3)对有引流管的病人,要避免其引流管受压、扭曲、滑脱,一般引流管在术后2~3d拔除。术后12~14d伤口可拆线。

(4)术后1~2d,协助病人进行患肢肌肉的伸缩锻炼,劝导主动进行健肢关节和肌肉的功能锻炼。告诉病人出院后加强功能锻炼、避免患肢过早下地负重、按照医生指导,告诫需定期门诊拍片复查。

思考题

1. 骨肿瘤的定义、分类和分期有哪些内容?

2. 骨肿瘤有哪些治疗原则？
3. 骨肉瘤的治疗要点有哪些？
4. 什么是新辅助化疗？
5. 骨肿瘤病人手术后的护理措施有哪些？
6. 良性和恶性骨肿瘤的手术切除的原则分别是什么？

参考文献

1. Ayala A G, Ro J Y, Fanning C V, Flores J, et al : Core needle biopsy and fine – needle aspiration in the diagnosis of bone and soft – tissue lesions. Hematol Oncol Clin North Am 1995;9:633 – 651.

2. Bacci G, Ferrari S, Mercuri M, et al: Predictive factors for local recurrence in osteosarcoma:540 patients with extremity tumors followed for minimum 2. 5 years after neoadjuvant chemotherapy. Acta Orthop Scand 1998;69:230 – 236.

3. Doi K, Kuwata N, Kawakami F, et al: Limb – sparing surgery with reinnervated free – muscle transfer following radical excision of soft – tissue sarcoma in the extremity. Plast Reconstr Surg 1999; 104: 1679 – 1687.

4. Hejna M J, Gitelis S: Allograft prosthestic composite replacement for bone tumors. Semin Surg Oncol 1997;13:18 – 24.

5. Lee M Y, Finn H A, Lazda V A, et al: Bone allografts are immunogenic and may preclude subsequent organ transplants. Clin Orthop 1997;340:215 – 219.

6. Lin P P, Schupak K D, Boland P J, et al: Pathologic femoral fracture after periosteal excision and radiation for the treatment of soft tissue sarcoma. Cancer 1998;82:2356 – 2365.

7. Malawer M M, Bickels J, Meller I, Buch R G, et al: Cryosurgery in the treatment of giant cell tumor: A long – term followup study, Clin Orthop 1999;359:176 – 188.

8. Mankin H J, Gebhardt M C, Jennings L C, et al: Long – term result of allograft replacement in the management of bone tumors. Clin Orthop 1996;324:86 – 97.

9. Picci P, Sangiorgi L, Bahamonde L, et al: Risk factors for local recurrences afer limb – salvage surgery for high – grade osteosarcoma of the extremities. Ann Oncol 1997;8:899 – 903.

10. Baldini N, Scotlandi K, Barbanti – Brodano G, et al: Expression of P – glycoprotein in high – grade osteosarcomas in relation to clinical outcome. N Engl J Med 1995;333:1380 – 1385.

（叶招明　茅晓延）

第九章 外科急腹症治疗与护理

学习目标：

- 掌握腹痛的机制、常见疾病的定义、临床表现及术前和术后护理。
- 熟悉常见疾病的处理、必要检查和并发症。
- 了解常见疾病的病理生理。

急腹症是指以急性腹痛为主要症状的急性病变，特点是起病急、进展快、变化多、病情重，一般需要急诊处理。外科急腹症常需要手术治疗。除了普通外科常见的疾病，如阑尾炎、胆囊炎、胆管炎、肠梗阻、胃穿孔等外，妇产科疾病如卵巢蒂扭转，泌尿系疾病如输尿管结石，以及内科系统的一些疾病，也可出现急腹症的临床征象。

第一节 腹痛机制

外科急腹症的腹痛包括内脏痛和腹壁痛。

一、内脏痛

定位模糊：因为内脏的痛觉感受器相对较少，故疼痛部位不明确。

疼痛的特殊性：中空性脏器的疼痛是平滑肌的痉挛，为绞痛，常表现为间歇性。实质性脏器的疼痛是包膜的张力增加，为持续性。

牵涉痛：某些内脏疾病常引起远处部位的疼痛，称为牵涉痛。如胆囊炎时，可有右肩胛区的疼痛。

二、腹壁痛

腹壁痛定位准确，呈刀割样，主要通过膈神经及下六对肋间神经传入，由炎症刺激腹膜引起。

第二节 急性胆囊炎临床表现和检查

急性胆囊炎是胆囊的急性炎症，大部分伴有胆囊结石，是临床常见的急腹症之一。急性胆囊炎的发作常由结石阻塞胆囊管引起。

一、临床症状和体征

1. 腹痛

常出现在进食油腻后，典型的为右上腹绞痛，阵发性加重，可放射至右肩部，常伴有恶心、呕吐。随着病情的加重，腹痛可呈持续性。少数病人可有黄疸，一般是胆囊颈部结石嵌顿后压迫胆总管所致（Mirrizi 综合征）。

2. 全身表现

早期可无发热，但随炎症加剧，出现发热。当出现化脓性胆囊炎时，可出现寒战、高热，严重者可出现中毒性休克。

3. 其他

急性胆囊炎（结石和非结石），因其炎症波及到胆囊周围和腹膜，表现为局部腹膜刺激征：右上腹或剑突下压痛、腹肌紧张，或有反跳痛，以胆囊区较明显；有时可及肿大而有压痛的胆囊。墨菲（Murphy）征阳性，即在右肋缘下胆囊区触诊时，嘱病人深吸气至胆囊被触及，病人感到疼痛而停止吸气。

二、实验室检查和影象学检查

大多数病人白细胞计数有上升，急性化脓性胆囊炎时，白细胞可增至 $20\times10^9/L$，少数病人可出现黄疸。另外，血清淀粉酶可上升。

B 超是常用的检查方法，可见胆囊增大、囊壁水肿，胆囊结石表现为强回声光团并伴有声影。CT 检查可见胆囊的囊壁增厚，囊液密度不均匀。X 线平片可见胆囊区的结石影。

第三节 急性梗阻性化脓性胆管炎临床表现和检查

急性梗阻性化脓性胆管炎由急性胆管完全梗阻和化脓性感染所致，是胆管炎中的严重类型。胆管结石及胆道感染为其最常见的病因。

一、临床症状和体征

- 腹痛：病人常为持续性右上腹疼痛或阵发性加剧的绞痛，有时放射至右肩部，疼痛剧烈时常伴有恶心、呕吐。疼痛性质和病因有关，结石引起的常为绞痛，胆管癌及肝内外胆管狭窄引起的常为持续性腹痛。
- 寒战、高热：体温一般为 39℃以上，甚至可高达 40～41℃。高热主要是胆管内感染向上扩散，细菌和内毒素进入血流引起的中毒反应。
- 黄疸：一般在发病后 12～24h 出现，常为阻塞性。
- 低血压：一般出现在病程的晚期，并伴有烦躁、心率增快、呼吸急促等表现。
- 神经精神症状：烦躁不安，神志不清，甚至昏迷。
- 其他：右上腹或剑突下压痛，腹肌紧张，可有反跳痛。可有肝脏肿大，肋下可触及。皮肤及巩膜有黄染。

二、实验室检查和影象学检查

大多数病人白细胞计数上升明显，主要是中性粒细胞升高，白细胞常高于 $20\times10^9/L$。

部分病人血培养可有细菌生长。水、电解质及酸碱平衡紊乱。肝功能有损害，GPT、GOT 升高，血、尿淀粉酶升高。血清胆红素、直接胆红素、AKP、LDH、γ-GT 等均有升高。

B 超是常规检查，可见胆管壁增厚、结石的强回声影，梗阻近端胆管直径常超过1.0 cm。CT 检查见胆管壁增厚，近端胆管扩张，肝内胆管扩张，结石嵌顿。

第四节　急性肠梗阻临床表现和检查

急性肠梗阻时，肠内容物不能正常、顺利地通过肠腔，为较常见的急腹症。机械性肠梗阻的常见原因是：

（1）肠管堵塞，主要见于粪块嵌塞，肠管异物等。

（2）肠壁受压，如乙状结肠扭转（多见于老年人），嵌顿性疝，肠粘连，肠套叠（成人肠套叠常由于肿瘤所致，婴儿的病因可能是息肉或肠系膜淋巴结肿大）。

（3）肠管病变，如肠道肿瘤、克隆病、炎性肠炎。

一、临床症状和体征

腹痛：大多位于脐周或上腹部，并为阵发性。若疼痛加剧呈持续性，则要考虑已发生肠绞窄。腹痛发作时，有时可听到肠鸣音亢进。麻痹性肠梗阻，腹痛不明显。

呕吐：早期为反射性，呕吐物为胃液和食物。此后，呕吐根据部位不同而异。梗阻部位高时，呕吐物为胃、十二指肠内容物。梗阻部位低时，呕吐发生较晚，量少，呕吐物为粪性样物。结肠梗阻时，可不发生呕吐。

肛门停止排便、排气：完全性肠梗阻时，病人一般不再排便、排气。高位肠梗阻时，梗阻以下的肠内尚存在粪便、气体，也可有排便、排气，但不能否定肠梗阻的存在。绞窄性肠梗阻，可排血性粪便。

腹胀：发生在一段时间后，程度与梗阻部位有关。低位肠梗阻时，腹胀明显，可见到肠型；结肠梗阻时，如回盲瓣功能完整，可形成闭袢，腹周膨胀明显。肠扭转时，腹胀不对称。触诊时，腹部轻压痛，绞窄性肠梗阻时，可及压痛性肿块，出现反跳痛和肌紧张。

其他：听诊时，肠鸣音亢进，为高音调，可有气过水声。麻痹性肠梗阻中，肠鸣音可消失或微弱。叩诊时，一般为鼓音。绞窄性肠梗阻时，有时可闻及移动性浊音。直肠明显空虚，可能触及肿块。单纯性肠梗阻时，全身症状一般不严重，液体和电解质失衡少见。绞窄性肠梗阻时，可有全身严重症状，有高热和脱水症状（口干、眼球凹陷、皮肤干燥、尿少）。

二、实验室检查和影象学检查

单纯性肠梗阻早期变化不明显。病情发展后，可有血红蛋白及血细胞比容升高。绞窄性肠梗阻时，白细胞计数上升，中性粒细胞明显升高。电解质改变，酸碱平衡紊乱（代谢性酸中毒为主），并可出现休克症状。

肠梗阻发生后 4～6h，X 线立位拍摄，可见多数液平面及肠胀气，结肠梗阻时可见结肠袋形。乙状结肠扭转常见于老年人，若同时发生乙状结肠和盲肠扭转，钡剂灌肠可显示梗阻的部位，其特点是在扭曲处有一种典型的鸟嘴样畸形。B 超表现以腹部团块为主，绞窄性肠梗阻时，可表现为腹腔积液。

第五节　空腔脏器穿孔临床表现和检查

空腔脏器穿孔最为常见的是急性阑尾炎穿孔、外伤性胃肠穿孔、胃十二指肠溃疡穿孔，另外有结肠癌及胃癌穿孔、胆囊穿孔、肠伤寒穿孔。

一、临床症状和体征

● 腹痛：疼痛一般都很剧烈，且呈持续性，但穿孔后有短暂的疼痛缓解。病人一般为被动体位，疼痛多自原发灶开始，炎症扩散后蔓延及全腹，但仍以原发病变部位疼痛最严重。深呼吸、咳嗽，转动身体时都可加剧疼痛。

● 恶心、呕吐：为早期消化道的常见症状。胃肠受刺激引起反射性的恶心、呕吐，呕吐物为胃内容物，胃十二指肠穿孔时可出现咖啡样物。

● 发热：由于继发性腹膜炎，开始时体温可以正常，之后逐渐升高，心率多加快。老年衰弱病人，体温不一定随病情加重而升高。

● 感染性休克：由于大量毒素吸收，出现高热、汗多、口干、呼吸浅促等全身中毒表现。后期病人表情淡漠，精神萎靡，口唇发绀，四肢厥冷，皮肤干燥，脉搏细弱，低血压。

● 其他：全腹压痛及反跳痛是弥漫性腹膜炎的主要体征，以原发病灶部位压痛最为明显。腹肌紧张程度则和病因有关，如胃液和胆汁的化学性刺激，均可引起强烈的腹肌紧张，甚至呈“木板样”僵直，临床称为“板样腹”。急性阑尾炎穿孔一般以局限性右下腹部压痛及反跳痛为主。老年人、幼儿穿孔病人的腹肌紧张不明显。胃肠道穿孔时，叩诊常发现肝浊音界缩小或消失。腹腔积液多时，可有移动性浊音，腹式呼吸减弱或消失，并伴有腹胀，听诊常发现肠鸣音减弱或消失。直肠指检时，如直肠前窝饱满及触痛，则表示有盆腔感染存在。腹腔穿刺从穿刺液的颜色、性质也可以判断穿孔的部位。胃肠道穿孔时，抽出液为黄色、混浊液体。急性阑尾炎穿孔，抽出液为脓性，带臭味。

二、实验室检查和影象学检查

白细胞计数增高，中性粒细胞比例升高或中毒性颗粒出现。血气分析可有酸碱平衡紊乱。胃肠穿孔时，可见膈下游离气体，具有重要诊断价值。B 超见腹腔积液及腹部包块。

第六节　急腹症护理

对各类急腹症，可采用的治疗原则如下：

1. 非结石性胆囊炎

常可行非手术治疗。对于胆囊三角关系不清或炎症粘连较重的病人，可应用胆囊大部切除术。对于全身情况差的病人，可采用胆囊造瘘术。

2. 急性梗阻性化脓性胆管炎

治疗的原则是急诊解除胆道梗阻并减压。胆总管探查及T管引流术是治疗急性梗阻性化脓性胆管炎的基本手术。

3. 急性肠梗阻早期

非手术治疗可以减轻症状,并且也是手术治疗的必要步骤。对经非手术治疗无效或绞窄性肠梗阻病人,以及肿瘤等原因引起的急性肠梗阻,行手术治疗。手术治疗的原则是以最简单的方法解除梗阻,恢复肠道通畅。

4. 空腔脏器穿孔

绝大多数的穿孔需手术治疗,主要是对穿孔进行修补。对病情较轻、腹部体征已减轻者,可行非手术治疗,并密切观察,必要时行手术前准备工作。

一、术前护理

1. 焦虑

护理目标:减轻焦虑。

护理措施:大多数病人腹痛剧烈,有焦虑情绪。要向病人解释手术的必要性,手术的简单情况,使其正确认识手术的风险,消除对手术的恐惧感,并给予心理疏导,减轻其焦虑。

2. 疼痛

护理目标:减轻疼痛。

护理措施:

(1)观察病人的一般生命体征和腹部征象,如腹痛、腹胀,排泄物、呕吐物等情况。

(2)禁饮食,保持胃肠呈负压状态,以减少胃肠内容物继续漏入腹腔。

(3)静脉补液,按医嘱补充液体和电解质,以纠正水、电解质紊乱和酸碱平衡失调。

(4)对疼痛的护理,禁用吗啡类止痛剂,慎用度冷丁。对胆道急腹症及肠梗阻病人,根据医嘱给予山莨菪碱或阿托品解痉治疗。对穿孔的病人慎用止痛剂,以免掩盖重要的症状和体征。对急性梗阻性化脓性胆管炎病人,给予维生素K,以改善凝血功能。

二、术后护理

1. 水、电解质紊乱

护理目标:调节水、电解质紊乱和酸碱失衡。

护理措施:

(1)观察病情:严密观察生命体征,注意呼吸、脉搏、神志、尿量等的变化。术后3h内,每半小时测一次血压,以后改为1h测一次,平稳后延长间隔时间。

(2)调整体位:全麻未清醒的病人,应去枕平卧,头向一侧以免误吸。全麻清醒及血压平稳后,取低半坐位,以减少腹部张力和将毒素及渗出物流向盆腔吸收。休克病人头部和躯体抬高5°,下肢抬高20°。

(3)饮食和补液护理:胃肠道手术后,第1~2d内禁食;第3~4d肠蠕动恢复及肛门排气后,可进食少量流质;第5~6d开始进食半流质,第7~9d进食普食。补充水、电解质，一般为2500～3000ml液体，氯化钾3～5g（一般静脉滴注，浓度以3g/L以下为宜），必要时补充白蛋白或血浆。

（4）恶心、呕吐护理：全麻后易出现恶心、呕吐，为正常的麻醉反应，可自行消失。应将病人的头偏向一侧防止病人误吸，如恶心、呕吐反复出现，应观察胃管是否通畅，可抽取胃内容物检查。

（5）腹胀护理：腹部手术后，因胃肠蠕动减弱致肠腔积气，病人会感到腹胀不适，肛门排气后可自行消失。若腹胀严重，应注意有无肠梗阻。

（6）胃管护理：注意胃管的固定，观察胃管是否通畅并保持负压，观察胃液的性状、量和颜色。有食物残渣可反复抽吸，必要时用生理盐水缓缓冲洗。一般在术后2～3d，肠蠕动恢复肛门排气后及无咖啡色胃液时，可拔除胃管。注意观察有无鼻孔糜烂及中耳炎。注意病人的口腔卫生，做好口腔护理。

（7）腹腔引流护理：注意固定引流管，观察引流液的性状、量和颜色。血性液体过多时，需考虑有无腹腔内出血；引流液有粪样物时，考虑有无肠瘘。一般3～4d后引流量小于50ml时，可以拔除引流管。穿孔处的引流管根据引流液的量、体温等全身情况决定拔管时间。

（8）T管护理：①妥善固定T管，防止滑脱，每日换引流袋。②避免T管扭曲，并挤压管壁，保持引流通畅。③观察并记录引流液颜色、量的多少，有无结石。如果引流液量锐减，提示可能T管有堵塞，可用生理盐水低压冲洗T管。若引流液为大量血性液体，考虑胆道出血的可能性。④T管一般放置14～21d。体温正常、黄疸消退、引流液量减少后，夹管24～48h，T管造影通畅后，开放24h后拔管。

（9）切口护理：每日查房时注意切口有无红肿及疼痛情况，注意切口渗血、渗液情况，及时更换敷料。如出现红、肿、热、痛，触之有波动感，应及早敞开引流。

2. 疼痛

疼痛与手术创伤有关。

护理目标：减轻疼痛。

护理措施：术后24h内疼痛最为剧烈，可给予适当的止痛治疗，应用止痛泵或止痛剂，并给予心理疏导。24～48h后会出现肠蠕动恢复时的腹部胀痛及切口疼痛，一般肛门排气后消失。

3. 体温增高

体温增高与吸收热、炎症有关。

护理目标：体温恢复正常。

护理措施：术后体温一般不超过38℃，常为吸收热。当超过39℃时，应采取降温措施，应用解热药及加强抗炎。必要时可用酒精擦浴，或用冰敷。

4. 并发症的预防护理

预防下肢深静脉血栓、肠粘连：鼓励病人早期活动，以减少下肢深静脉血栓、肠粘连，并且使病人增强信心。清醒后的病人可在床上活动，如间歇翻身活动，肢体主动或被动活动等。术后2～3d，可借助辅助器或在陪护下离床活动。

预防肺部感染：鼓励病人咳痰，以保持呼吸道通畅，取半卧位，常拍背及早期活动。

必要时雾化吸入,2～3 次/d 及用祛痰药。对长期吸烟病人特别要密切观察体温的改变和肺部有无湿啰音。

思考题

1. 一中年妇女进食油腻后出现右上腹部剧烈绞痛伴黄疸、发热,应考虑采取哪些检查?初步诊断印象是什么?如何进一步治疗?

2. 急性空腔脏器穿孔的症状和体征有哪些?

3. 急腹症术前护理要点是什么?

4. 术后水、电解质紊乱有哪些主要护理措施?

参考文献

1. 吴在德,郑树,朱贤立等. 外科学(第 5 版). 北京:人民卫生出版社,2000.
2. 吴阶平,裘法祖. 黄家驷外科学(第 5 版). 北京:人民卫生出版社,1992.
3. 李树贞. 现代护理学. 北京:人民军医出版社,2000.

(曹利平)

第十章 儿童遗传性疾病治疗与护理

学习目标：

- 掌握儿童遗传性疾病的分类和护理，熟悉各类儿科遗传性疾病常见的代表性疾病名称。
- 掌握21-三体综合征的临床表现和护理，熟悉其可能的病因和发病机制、预防要点。
- 掌握PKU定义、早诊断方法、治疗和护理的要点，熟悉预防要点。

遗传性疾病简称遗传病，指因生殖细胞或受精卵的遗传物质在数量、结构或功能上发生改变所引起的疾病，通常具有垂直传递的特征。儿科较常见的几类遗传病包括：染色体病、单基因病（常染色体显性遗传、常染色体隐性遗传、伴性X连锁隐性遗传、伴性X连锁显性遗传和Y连锁遗传）和多基因病。

在人群调查中，染色体病约120种，占所有疾病种数的0.5%～1.0%；单基因病4000余种，每种发病率不高，总体占3%～5%；多基因病仅100余种，但发病率高达15%～20%。据了解，每个人都可能带有5～6个隐性的有害基因（或称遗传负荷），本人虽不发病，却可向后代遗传，对人类发展不利。现代社会因工农业及环境污染，又增加了新的致畸变、癌变和突变的机会。

儿童遗传病常见临床表现为：生长发育落后，智力低下，面容、四肢或脏器畸形，皮肤、毛发或五官改变。如出现长期腹泻、持续呕吐、肝脾肿大、低血糖、酸中毒、高氨血症、电解质紊乱、抽搐、体臭、尿臭等，常提示代谢异常。辅助诊断常借助于细胞遗传学检查，生化检查（如血糖、血气分析、电解质测定、氨基酸分析、有机酸测定等），X线检查，脑电图，血、组织、羊水、绒毛细胞、成纤维或骨髓细胞中酶活性测定以及基因诊断等方法。

第一节 染色体病的治疗和护理

染色体病是由于染色体数目、形态或结构异常而引起的疾病，一般分为常染色体病和性染色体病。如21-三体综合征（21-trisomy syndrome）又称先天愚型、唐氏综合征，是最早报道也是最常见的一种染色体病。

一、临床表现和检查

21-三体综合征的主要特征为智能低下、体格发育迟缓和面容特殊，在出生婴儿中发病率为1.45‰左右，最高报道为1/600。染色体病可能的病因和发病机制与下列因素有关：①母亲妊娠时年龄过大，卵子老化；②放射线辐射；③传染性单核细胞、流行性腮腺炎、风疹和乙肝等病毒感染;④化学因素,如化学药物、抗代谢药物和毒物;⑤遗传因素。

1. 临床表现

(1)智能障碍,体格发育迟缓。

(2)特殊面容:眼距宽,眼外侧上斜,鼻根低平,外耳小,硬腭窄,口半张,伸舌、流涎多。

(3)四肢短,韧带松弛,关节过度伸展,手指粗短,小指向内弯曲。

(4)通贯手,atd 角(手掌 a 点为大姆指内侧;t 点为手掌腕部中线;d 点为小指侧)增大(>58°),小指只有一条指褶纹。

(5)可伴有其他畸形:先天性心脏病、脐疝、膈疝、十二指肠闭锁、隐睾、小阴茎。

2. 实验室染色体检查

(1)90%~95%为21-三体型:47,XX(或 XY),+21。

(2)2.5%~5%为易位型:D/G 易位 46,XX(或 XY),-14,+t(14q21q)、G/G 易位 46,XX(或 XY),-22,+t(21q22q)。

(3)2%~4%为嵌合型:46,XX(或 XY)/47,XX(或 XY),+21。

二、染色体病治疗和护理

(一)治疗

染色体病目前尚无有效的根治方法,主要还是对症治疗。

1. 药物治疗

患肺炎、尿路感染等,须及时应用抗生素治疗;如有气急、发绀,血压下降,精神萎靡,抽搐等,需住院治疗。

2. 外科治疗

对伴有先天性心脏病、消化道畸形者,应考虑手术治疗。

(二)护理

1. 焦虑

护理目标:减轻焦虑。

护理措施:

(1)心理疏导和精神干预:对病儿及其家属要同情和理解,有的父母刚开始面对缺陷儿时,常有严重的震惊反应,甚至出现失落、哀伤、罪恶感等负向情绪。此时医务人员应及时提供心理支持,不让他们感到孤立无助,并适时介绍成功的医疗个案,使家长对病儿增加责任心、爱心,并有极大的耐心和毅力去亲近、关心和照顾他们。对智能不良的孩子应给予情绪上的支持,有一点进步即给予鼓励,使其在家庭、幼儿园、学校中有平等的感觉。

(2)加强训练:从小开始进行抬头、翻身、坐位、爬行、站立、行走及手的功能训练,并可适当采用一些运动康复器材,如充气球、爬行辅助器、学步车、手推椅等进行训练;同时进行自己进食、控制大小便、穿脱衣服、梳洗等的训练;还可利用图片、音乐、积木、各种玩具开发他们的智力，并进行语言训练，读、写训练，尽量培养其独立生活的能力。

2. pc：感染

护理目标：防止发生感染。

护理措施：

（1）保持皮肤清洁干燥：病儿长期流涎，应及时擦干，保持下颌及颈部清洁。

（2）预防感染：病儿免疫功能较差，须注意预防感染。家中有呼吸道感染者，应戴口罩、勤洗手，使病儿尽量不接触感染者。

（三）健康教育

本病关键在于预防。近年来，对本病的产前筛查和诊断的研究一直受到医学界的重视。通过超声筛查、对母体血清标志物及尿中 HCGβ 亚单位的降解片段等的筛查，阳性检出率可高达80%以上。对高危孕妇的筛查方法，包括三联法（妊娠第 15 ~21 周）AFP、FE_3、HCG，单联法（妊娠第 11 ~13 周）二聚体抑制素 A 等。在明显健康的群体中，对筛查出 21 -三体综合征胎儿妊娠的高危个体，予诊断试验，如羊膜囊穿刺检查或早期绒毛膜活检，对胎儿的染色体核型进行分析或用荧光原位杂交技术诊断胎儿细胞的染色体异常，对早期预防染色体病和及时终止妊娠有积极的意义。相关的健康教育包括以下内容：

（1）母亲在妊娠前后应避免 X 线照射，勿滥用化学品，预防病毒感染。

（2）母亲妊娠年龄不要太大，35 岁以上的妇女妊娠后应参加产前筛查。

（3）子代有先天愚型，或其姨母、姨表姐妹中有先天愚型者，亲代（父、母）应检查染色体核型，如为 D/G 易位，应参加产前筛查；如为 21/21 易位，不能生育，因子代将均为病人。

（4）检查证实胎儿为先天愚型者，应终止妊娠。

第二节　性染色体病的治疗和护理

性染色体病主要为先天性卵巢发育不全综合征和先天性睾丸发育不全综合征。

一、先天性卵巢发育不全综合征

先天性卵巢发育不全综合征（Turner syndrome）在 1959 年被证实系因性染色体畸变所致，大多数病人的卵巢组织被条束状纤维组织所取代，由于缺乏女性激素，导致第二性征发育不全和原发性闭经。这是人类唯一能生存的单体综合征。异常核型：45，X（多见）；45，X/46，XX ；45，X/47，XXX ；46，Xdel（Xp）；46，Xdel（Xq）等。

1. 临床表现

典型 Turner 综合征的临床表现为：女性表型，矮小，后发际低；50%有颈蹼、盾形胸、乳头间距增宽、肘外翻和多痣等；性器官发育差；35%有心脏畸形，还可有肾脏畸形和指甲发育不良等。智力大多数正常。

2. 治疗和护理

改善成年期终身高和性征发育是保证病儿心理健康的重要措施。诊断明确后，可用基因重组人生长激素0.15U/kg，每晚皮下注射，改善身高。当骨龄达12岁以上时再加性激素治疗，改善第二性征。

二、先天性睾丸发育不全综合征

先天性睾丸发育不全综合征（Klinefelter syndrome）的病因为多了一条以上的X染色体，常见核型为47，XXY（占80%），其他有48，XXYY，48，XXXY，49，XXXYY，47，XXY/46，XY，48，XXYY/46，XY等。无论核型中有多少条X染色体，只要有一条Y染色体，病儿总是男性表型。

1. 临床表现

瘦长体形，皮肤细嫩，声音高尖；小阴茎，睾丸小而硬，可有乳房发育；性格内向，智能稍差。

2. 治疗和护理

在年龄达12岁时可采用长效睾酮制剂治疗。心理疏导和精神干预对病儿成长比较重要。

第三节 基因病的治疗和护理

一、单基因病

一对主基因突变，即可导致单基因病。按遗传方式，单基因病可分为以下5种类型：

1. 常染色体显性遗传病（AD）

基因型AA或Aa，由于AA显性纯合子常不能存活，故病儿多是Aa。有多指（趾）、并指（趾）、先天性成骨不全、结肠多发性息肉、肾性糖尿病、遗传性出血性毛细血管扩张症、神经纤维瘤病、先天性眼睑下垂等，约1660种。

2. 常染色体隐性遗传病（AR）

基因型aa，常见的有苯丙酮尿症、先天性肾上腺皮质增生症、胰腺囊性纤维化、Fanconi综合征、白化病、半乳糖血症、肝豆状核变性、糖原代谢病等，约1230种。

3. 伴性X连锁隐性遗传（XR）

隐性基因位于X染色体上，常见的有血友病甲、红绿色盲、肾性尿崩症、假性肥大型进行性肌营养不良症、G-6-PD缺乏症等，约280种。

4. 伴性X连锁显性遗传（XD）

显性基因位于X染色体上，有低血磷性抗D佝偻病、遗传性肾炎等10余种。

5. Y连锁遗传

病理基因位于Y染色体上。遗传特征为：父传子，全男性遗传，男性发病。临床少见，如刺猬皮症、外耳道长毛症。

二、多基因病

多基因病是由两对以上基因突变或多对微效基因的累积效应及环境因素共同作用所致的遗传性疾病。遗传因素所产生的影响称为遗传度,用%表示。>60%,遗传度高,环境因素影响小;反之,遗传度低,环境起主要作用。多基因病的发病率随亲属级别的疏远而相应降低。

小儿较常见的多基因病有:哮喘(遗传度80%,群体发病率4%,一级亲属发病率20%);精神分裂症(遗传度80%,群体发病率1%,一级亲属发病率10%);原发性高血压(遗传度62%,群体发病率4%~8%,一级亲属发病率20%~30%);其他还有兔唇、腭裂、马蹄内翻足、无脑儿-脊柱裂、先天性髋关节脱位等100多种。

三、苯丙酮尿症

苯丙酮尿症(phenylketonuria,PKU)是由于苯丙氨酸代谢途径中酶缺陷所致的一种基因病,因病儿尿中排出大量苯丙酮酸等代谢产物而得名,是氨基酸代谢障碍中较常见的一种疾病,属常染色体隐性遗传病。我国发病率约为1/16500。PKU分为典型和非典型两类。前者占绝大多数,根源是肝细胞缺乏苯丙氨酸羟化酶;后者是由于苯丙氨酸代谢所需要的辅酶-四氢生物喋呤(BH_4)合成障碍,两者均使苯丙氨酸及其旁路代谢产物苯丙酮酸、苯乙酸、苯乳酸等在血液、脑脊液、各种组织液和尿液中的浓度极高,从而导致脑细胞受损。同时,由于酪氨酸来源减少,致使甲状腺素、肾上腺素和黑色素等合成不足。

(一)临床表现

病儿出生时一切正常,一般生后3~6个月出现症状,1岁以后越来越明显。

- 神经系统:智能发育落后,行为异常;腱反射亢进,抽搐。非典型PKU症状出现早且较严重。
- 外观:毛发、皮肤、虹膜色泽变浅,常有湿疹。
- 其他:尿、汗有霉臭味,生长迟缓。

(二)实验室检查

- 新生儿筛查:出生3d,喂足6次奶的新生儿在足跟内外侧采血,滴在特制的滤纸片上,干燥后送筛查中心检测。
- 较大儿童疑似病例作尿三氯化铁试验筛查。
- 确诊须做血清苯丙氨酸浓度检测。正常人<0.12mmol/L,病儿均超过2倍(>0.24mmol/L),甚至可高达1.2mmol/L以上。

(三)治疗和护理

本病为少数可治性遗传病之一,因此治疗越早开始越好。典型症状出现以后,诊断并不困难,但为时已晚,已失去预防脑损害的时机。未经治疗者,95%的智力呈重度损害,而这种脑损害为不可逆性损害。如果出生后 1 个月内接受治疗,可不出现智力损害;半岁开始治疗,智力部分受损。由于病儿早期不出现症状,因此必须借助实验室检测,开展新生儿筛查。筛查阳性者,需再做血清苯丙氨酸浓度检测确诊并早期治疗,如此可以避免神经系统的不可逆性损害。

1. 治疗

(1)饮食治疗:对确诊者,应立即开始饮食控制。婴儿给予特制的低苯丙氨酸奶粉或无苯丙氨酸奶粉加适量母乳;添加辅食时应以淀粉类、蔬菜和水果等低蛋白质食物为主(参见表 1-10-1);肉类中,鸭肉、羊肉、肥猪肉中苯丙氨酸含量较少,可参考少量选用。经常测血清苯丙氨酸浓度,控制在 0.12 ~ 0.6mmol/L。饮食控制应持续到青春期,但女性妊娠期为防止对胎儿的影响,亦需饮食控制。

表 1-10-1　100 克常用食物中苯丙氨酸含量表

食物名称	水分(%)	蛋白质(%)	苯丙氨酸(mg)	热卡(kcal)
籼米(标一)	13.4	8.7	394	351
晚米	13.9	7.5	401	345
小麦粉	12.8	10.9	514	344
豆腐	85.5	5.5	266	57
豆浆	95.0	2.1	130	13
豆奶	95.0	2.3	88	30
黄豆	10.2	36.3	1912	359
毛豆	75.5	13.5	611	123
甘薯	78.2	1.0	51	99
白萝卜	92.8	1.0	20	20
马铃薯	79.2	2.1	70	76
藕	80.5	1.8	31	70
大白菜	95.6	1.2	45	15
冬瓜	96.1	0.4	14	11
黄瓜	94.2	0.8	19	15
南瓜	91.0	1.0	24	22
西瓜	93.8	0.6	14	32
番茄	94.6	1.0	22	19
橘	86.8	0.9	19	47
梨	86.7	0.2	7	32
苹果	86.2	0.2	11	52
香蕉	75.3	1.4	46	91
牛肉	74.8	19.9	817	190

续表

食物名称	水分(%)	蛋白质(%)	苯丙氨酸(mg)	热卡(kcal)
羊肉	73.6	19.5	758	198
猪肉(瘦)	71.3	20.5	898	143
猪肉(肥)	36.8	8.4	295	395
鸡	69.4	20.0	754	167
鸭	60.4	41.7	591	240
鸡蛋	73.8	12.9	622	138
母乳	87.6	1.3	36	65
牛乳	88.9	2.9	113	54

摘自:中国预防医学科学院营养与食品卫生研究所编著的《食物成分表》1995 年 5 月第 1 版

(2)药物治疗:对非典型 PKU 除饮食控制外,尚需要转专科医生给予止惊药物及 BH_4、5-羟色胺、L-DOPA 等药物,以控制神经系统症状。

2. 护理

除配合药物治疗外,应主要做好健康教育。

(1)做好对家长的宣传教育工作,提高治疗的顺应性。

(2)饮食护理:提供低苯丙氨酸食谱和授以特殊食品的制作方法(参见表 1-10-2)。

(3)对出现症状后才诊断的病儿要加强教育、训练,提高智力。

(4)加强皮肤护理:由于高浓度的苯丙酮酸和汗液的刺激,患儿皮肤的完整性受到损害,易患湿疹。要勤换尿布,保持皮肤干燥、清洁。

(5)本病为常染色体隐性遗传性疾病,所以应开展遗传咨询,避免近亲婚配。苯丙氨酸羟化酶的编码基因位于 12q24.1,目前已有 cDNA 探针供作产前基因诊断。有本病家族史的夫妇,必须采用 DNA 分析或检测羊水中嘌呤等方法对胎儿进行产前诊断。

100g 常用食物中,苯丙氨酸含量和低苯丙氨酸蛋糕制作法(烤制,36 个/次)见表 1-10-1、1-10-2。

表 1-10-2　低苯丙氨酸蛋糕制作(烤制,36 个/次)

成分	重量(g)	蛋白质(%)	苯丙氨酸(mg)	热卡(kcal)
小麦粉	150	16.4	771	516
维思多淀粉	500	0	0	2000
鸡蛋	(2 个)120	15.5	746	165.6
白糖	450	0	0	1800
油少量	25	0	0	225
泡打粉	约 15	0	0	0
合计	31.9	1517	4706.5	
平均	0.9	42.1	130.7	

第四节　遗传病的护理

护理诊断:焦虑。

护理目标:减轻焦虑。

护理措施:

(1)心理疏导和精神干预:有遗传病的孩子和父母面对种种缺陷难免会产生失落、哀伤、震惊等反应,甚至有罪恶感等负向情绪。因此,对病儿及其家属应提供必要的心理支持,通过介绍治疗成功的个案,使家属增加信心,使父母对病儿增加责任心、爱心,并用极大的耐心和毅力去亲近、关心、照顾他们。对智能不良的孩子应给予情绪的支持,有一点进步即给予鼓励,使其在家庭、幼儿园、学校等均具有与其他小孩子平等的感觉。

(2)指导家长开展早期教育:早期教育是指有计划、有目的、环境宽松、能促进小儿智力发展的教育活动。一般6岁以前的教育均可称为早期教育,2岁以前的教育更为重要。早期教育的主要内容为育儿刺激和玩耍。很多遗传病影响智力发育。这些儿童特别需要感受丰富多彩的外界环境,如丰富的颜色、多种多样的形状、气味和声音等。母亲哺乳时的眼神、声音和微笑可以提高病儿对人们面容和声音的辨别能力。父母在日常生活中应不断和孩子对话、交流、一起唱歌,对孩子微笑,以促进其对社会的适应和交流能力的发展;还可利用图片、音乐及各种玩具开发病儿的智力,训练其坐、爬、立、行、跳及手的精细动作的发育。多到室外活动,通过和病儿玩耍,发展其知觉辨别能力、精细动作和大动作的控制能力以及好奇心和自信心。

(3)饮食指导:由于酶和其他物质的缺陷,很多遗传病影响了蛋白质、脂肪、半乳糖、铜等的代谢。应根据疾病按指定食谱进食,避免摄入有害物质(禁其所忌),包括避免摄入经体内代谢后会产生过多无用或有害产物的物质。如半乳糖血症病儿,应在新生儿期即禁食含半乳糖、乳糖的人乳和牛乳,代之以谷类食品;苯丙酮尿症病儿,应在出生后就给予低苯丙氨酸饮食;遗传性果糖不耐受症病儿,避免食用水果;肝豆状核变性病儿,应限制铜的摄入;葡萄糖-6-磷酸脱氢酶缺乏症病儿,应避免食用蚕豆、菠萝、氨基比林、抗疟药等。

(4)有症状及时就医:因遗传病种类繁多,临床表现各种各样,故应告知家属及时就医,以便针对不同的临床症状、体征提供相应的护理。如腹泻时应进行饮食管理,严格消毒隔离,防止继发感染;注意观察大便的变化,防止脱水,加强臀部皮肤和女性病儿会阴部的护理;对血友病的护理主要是防止外伤,如有关节腔出血,需要局部冷敷,并及时补充凝血因子。

思考题

1. 根据发病原因可将遗传性疾病分为哪几类?你能在各类常见的儿科遗传病中举出几例?

2. 最常见的染色体病是什么?其可能的发病机制与什么有关?如何预防和护理?

3. PKU属什么类型遗传病?其发病主要与什么有关?为什么说此病越早诊断治

疗,预后越好？如何早诊断？主要的治疗方法是什么？

4. 在全国范围内,目前主要开展的2种新生儿疾病筛查项目的病名是什么？

参考文献

1. 胡亚美,江载芳主编. 诸福棠实用儿科学(第7版). 北京:人民卫生出版社,2002年.

2. 梁黎主编. 儿童生长与发育. 杭州:浙江大学出版社. 2004年.

3. Nicolaides K H, Wegrzyn P. First trimester diagnosis of chromosomal defects. Ginekol Pol. 2005;76(1):1-8.

(梁　黎)

第十一章　儿童内分泌系统疾病治疗与护理

学习目标：

• 掌握先天性甲状腺功能减低症的定义、临床表现、早诊断的方法和护理。

• 熟悉先天性甲状腺功能减低症的病因和预防，了解其流行病学与实验室检查方法。

• 掌握性早熟定义，熟悉其分类、临床表现和治疗、护理的要点，了解辅助检查的意义。

内分泌系统的主要功能是促进和协调人体的生长、发育、性成熟和生殖等生命过程。人体重要的内分泌器官有下丘脑、垂体、松果体、甲状腺、甲状旁腺、胰腺、肾上腺和性腺等。激素是内分泌系统调节机体生理代谢活动的化学信使，由各种内分泌细胞合成、贮存和释放，在细胞间传递信息。在生理状态下，各种激素在下丘脑-垂体-靶腺轴的条件反馈机制及相互调控下处于动态平衡。儿童因内分泌功能异常而引起的常见临床表现有生长迟缓、性早熟和性分化异常等，有些疾病如不及早发现和治疗，可严重影响智力和体格发育，甚至造成残疾和夭折。

第一节　先天性甲状腺功能减低症的治疗和护理

先天性甲状腺功能减低症（congenital hypothyroidism，CH）是由于先天性缺陷致甲状腺激素合成不足或生物效应低下所引起的、以智能和体格发育障碍为特征的疾病。发病率约为1/7000～1/2600。大多数病人为散发，少数有家族史。其病因有5个方面：

• 甲状腺先天发育缺陷（甲状腺缺失、异位或发育不良），约占所有病因的90%。

• 甲状腺激素合成途径缺陷（如酶的缺乏）。

• 促甲状腺激素缺乏。

• 甲状腺或靶器官反应性低下。

• 碘缺乏。

甲状腺激素的主要生理作用是促进新陈代谢，如促进蛋白质、脂肪、糖的代谢，促进小儿生长发育，促进钙磷在骨质中的合成代谢，促进中枢神经系统的生长发育，维持肌肉、循环、消化系统的功能。因此，当甲状腺功能低下时，即可引起代谢缓慢、蛋白质合成障碍、脂肪和糖分解缓慢，中枢神经系统的发育和功能受抑制，从而导致各种生理功能低下及发育迟缓。

一、临床表现

如果是甲状腺缺失或酶缺乏,则在出生前和新生儿期就出现症状:常为过期产,出生时体重较重,孕期胎动少;生后少哭、少动,喂养困难;体温不升,胎便延迟排出,腹胀,黄疸延迟消退。

典型症状常在出生 3 ~6 个月后渐渐明显,如生长发育迟缓,智能低下,各种生理功能低下。有特殊面容和体态:面部黏液性水肿,眼睑浮肿,眼距宽,鼻梁塌,唇厚舌大;身材矮小,头大,躯干长,四肢短,腹部膨隆。毛发枯黄、稀少,皮肤粗糙。

二、实验室检查

骨骼 X 线检查:骨龄落后于实际年龄。新生儿和小婴儿膝部摄片,1 岁以上摄左手骨片。

甲状腺功能检查:血清 T_3、T_4、TSH 测定首先表现为 TSH 上升,然后 T_4 下降,最后 T_3 下降。

^{99m}Tc 甲状腺 γ 显象:可显示甲状腺的缺失、异位或发育不良。

新生儿筛查:病儿体内激素的变化一般先于临床表现,故早期诊断主要依据实验室检查。出生 3d 的新生儿,在其足跟内、外侧缘取末梢血滴在滤纸片上,干燥后送筛查中心检验,筛查阳性者复检血清 T_3、T_4、TSH 以确诊。

三、治疗和护理

1. 治疗

CH 治疗愈早愈好。调查发现:3 个月内开始治疗,约 80%的病儿可维持正常发育和智能;6 个月后才治疗,则难有好的智能;若延至 1 岁后治疗,则大多数 CH 者无法获得正常的智能;如不治疗,则智力低下而且矮小。鉴于本病在遗传、代谢性疾病中的发病率最高,我国于 1995 年 6 月颁布的“母婴保健法”已将 CH 列入法定的新生儿筛查内容之一。作为医务人员,应该宣传新生儿筛查的好处和本病的严重性,提高人们对 CH 的认识及参加新生儿筛查的自觉性,降低 CH 的漏诊率。

CH 药物治疗的要求是:诊断确立后,立即服用甲状腺制剂,以维持正常的生理功能。药物可选择左甲状腺素(每日 4 ~8μg/kg)或甲状腺片(5 ~10mg/d),宜从小剂量开始,每 1 ~2 周增加一次剂量,直至临床症状改善,血清 T_3、T_4、TSH 恢复正常,并以此作为维持量。推荐剂量:

<1 岁:15 ~30mg/d

1 ~5 岁:30 ~60mg/d

6 ~10 岁:60 ~90mg/d

2. 护理

主要介绍 pc 智能低下的护理。

护理目标:达到正常智能。

护理措施:

(1)新生儿期护理:注意喂养,防止窒息;注意保暖,防止体温不升和硬肿症。

(2)告知家属,进行定期检查。

检查时间:开始时每2周检查1次;若血清T_4、TSH正常,改为3个月1次;1岁后每半年1次;6岁后每年1次。

检查内容:①血清TSH、T_4、T_3复查。②生长发育指标,如身高、体重、坐高、头围、骨龄等监测。③智商测定:按不同年龄段,选择相应的智商测定方法进行智商评估。

检查期间要特别注意让家长了解治疗和定期监测的重要性,加强与医生的密切合作。

(3)饮食指导:药物治疗开始后,小儿生长发育速度加快,此时必须进食营养丰富的食物才能满足生理需要。除强调给予高蛋白质食物外,还需给予完全平衡饮食,并注意:

预防贫血:因铁质需要量增加,故应给高品质之肉、鱼、家禽、蛋等食物。

促进骨骼发育:因维生素D需要量增加,故应鼓励病儿每天喝2~3杯牛奶。

改善便秘:可给予较多的富含纤维素的食物,如生水果和蔬菜。

(4)做好对家长的宣传教育工作,提高治疗的顺应性,使家长和孩子了解按时服药的必要性。对永久性CH,要坚持终身服药,注意观察药物的过量反应(甲亢症状)。对暂时性CH,一般也要服药至2~3岁再进行重新评估。

(5)服药时,一定要注意病儿的个体差异。同时注意不同地区药厂生产的甲状腺片含量不尽相同,应仔细辨认。治疗期间,还应注意补充维生素A、D、B和一些钙、铁、锌元素。服药后如出现烦躁、多汗、腹痛、腹泻、消瘦等症状,提示药物用量过大,应及时调整药物剂量。

(6)指导家长对病儿进行早期教育,挖掘其最大潜能,降低或预防智力低下。

(7)心理疏导和精神干预:给予一些接受治疗较晚(>3个月)、智能不足的病儿情绪上的支持,有一点进步即予鼓励,力求使之在家庭、幼儿园、学校有平等的感觉。

(8)健康教育:

- 本病中一部分病例具有家族史,遗传方式有X连锁显性、常染色体隐性或显性遗传,故避免近亲婚配可降低遗传性CH的发生率。
- 缺碘地区孕妇使用碘化食盐,可防止地方性CH发生。
- 新生儿筛查,可避免CH神经精神发育的严重缺陷,是减轻家庭和国家负担的极佳防治措施。
- 孕妇如有甲状腺疾病(甲减或甲亢),必须在专科医生指导下服药,以维持甲状腺功能正常,以防对胎儿造成不良影响。

第二节 性早熟的治疗与护理

性早熟(precocious puberty)是指在正常青春期性发育之前出现第二性征的情况。凡女孩在8岁之前出现乳房增大、阴毛或腋毛生长等任何一项或多项者,或月经初潮于10岁以前;男孩在9岁之前出现阴茎、睾丸增大,阴毛生长等任何一种性征者即为性早熟。影响青春期发育的因素很多,包括遗传、营养、情绪、环境和社会因素及疾病等。青春期发育受一系列内分泌激素的影响，其中中枢神经参与调控的下丘脑-垂体-性腺轴（H-P-G）起着决定性作用，其功能状态直接影响和控制青春期发育。青春期发育的启动可能与青春期促性腺激素脉冲性释放量增加、垂体对促性腺激素释放激素（GnRH）敏感性增强或性腺对促性腺激素的敏感性增强等密切有关。

一、分类

根据病因的不同，性早熟分中枢性、周围性和部分性三类。

1. 中枢性性早熟（GnRH 依赖型、真性）

由于 H-P-G 轴提前发动、功能亢进所致。可导致生殖能力提前出现。

（1）特发性：无器质性病变，80%以上的女孩属特发性，男孩则为 40%左右。

（2）继发性：可由下列因素引起：①颅内肿瘤（错构瘤、星形细胞瘤、室管膜瘤、神经胶质细胞瘤等），②颅内压增加的中枢神经病变（脑积水、脑外伤等），③中枢神经系统炎症、病变（如结节性硬化）等。

2. 周围性性早熟（非 GnRH 依赖型、假性）

此类性早熟因周围组织或肿瘤自律分泌大量性激素或不慎摄入含有性激素类物质所致。有同性或异性性早熟两种，可为肾上腺、性腺病变或外源性、医源性原因引起，如误服避孕药等。

3. 部分性（变异型）性早熟

部分性性早熟又分为单纯乳房早发育、单纯阴毛早发育、单纯初潮早现。

二、临床表现

1. 特发性中枢性性早熟（ICPP）

以女性多见，占 80%以上，大多数在 4 ~7 岁出现，发育顺序与正常青春期相似。大多数女孩首先出现乳房增大，男性病儿常出现阴茎或（和）睾丸增大，随之出现阴茎勃起、阴毛发育和声音低沉现象，5 ~6 岁可有精子生成并有夜间遗精现象。除出现第二性征外，同时生长加速、骨龄提前。由于性激素提前分泌，骨骼成熟加速，最终身高落后于正常人，约 1/3 女性病儿最终身高 <150cm。应该指出，此类性早熟的发展速度有较大差异，少数病例经 1 ~2 年可自行缓解。男性可有家族史。LHRH 激发后，LH 峰值明显增高。LH 峰值/FSH 峰值比值大，对中枢性性早熟有重要诊断意义。

2. 继发性脑部病变所致的中枢性性早熟

许多中枢神经系统病变可以引起性早熟，颅内肿瘤是最常见的原因。颅内肿瘤引起的真性性早熟占男性的 40% ~50%，占女性的 10%左右。常见的肿瘤有松果体瘤、视神经胶质瘤、神经纤维瘤、星形细胞瘤、室管膜瘤及下丘脑错构瘤等，表现有头痛、呕吐、惊厥、视力障碍、多饮多尿、发热、肥胖或消瘦。值得注意的是，有相当一部分病儿其颅内肿瘤生长缓慢，先出现性早熟表现，而后才逐渐有颅内压增高及神经系统受损的临床表现。

头颅 CT 和 MRI 检查，有助于鉴别特发性和继发性性早熟。

3. 周围性性早熟（非 Gn 依赖型、假性）

周围性性早熟是仅有部分性征提前发育而无性功能的成熟，症状是某种基础疾病的临床表现之一，并非一种孤立的疾病。

(1)卵巢肿瘤：病儿不仅有乳房发育、阴道分泌物增加，还可有不规则阴道流血或先见阴道流血，伴有乳晕及小阴唇色素沉着。可以是恶性的颗粒细胞瘤及卵膜细胞瘤，也可以是良性的卵巢囊肿。

(2)睾丸肿瘤：包括间质细胞瘤、含有睾丸组织的畸胎瘤或胚胎上皮瘤。因分泌大量睾丸酮，可引起男性同性性早熟(第二性征提前出现、生长加快、骨龄提前等)、女性男性化表现(如阴蒂肥大、体毛增多、痤疮等)。

(3)先天性肾上腺皮质增生症：对男孩引起同性早熟，对女孩表现为异性早熟(同上)。CT 可发现增大的肾上腺；由于 B 超发现肾上腺增大较困难，故而需仔细探查才能发现。

(4)外源性：大多数由误服长效避孕药引起，男女童表现为乳房肿大，伴色素沉着于乳晕，女童可有阴道流血。

(5)McCune-Albright 综合征(多发性骨纤维发育不良综合征)：几乎均为女性，常先有阴道流血后乳房发育，平均初潮年龄为 3 岁左右。皮肤可见褐色色素沉着，绝大多数在骨病变一侧，有色素斑。该色素斑亦称牛奶-咖啡斑，多见于口唇、颈、背、腰臀、大腿等部位。骨片示骨损害为多囊状，或毛玻璃状，或硬化型改变——浓烟状改变，多见于颅骨及四肢骨。B 超检查卵巢有暗区，提示有自主性性功能亢进，血 E_2上升，尿中 17-酮类固醇、FSH、E_2增高。本病可同时患有甲状腺功能亢进或低下、库欣综合征。

进行肾上腺、性腺 B 超或 CT、MRI 检查，LHRH 激发后 LH 峰值、FSH 峰值升高不明显，有助于对周围性性早熟的诊断。

4. 部分性(不完全性、变异型)性早熟

(1)单纯性乳房早发育：是良性单侧或双侧乳房发育，可自行消退。可见于 2～3 岁小儿，除乳房增大伴有触痛外，不伴有身高加速增长，肿大的乳房历经数月后可自行消退，次年重现。血液测 E_2仅部分病例稍有增高。但不论是单纯性乳房早发育或真性性早熟，其发育多以乳房发育为首发症状，早期难以截然划分。单纯性乳房早发育病例中，有 14%左右可以发展到真性性早熟。

(2)单纯阴毛早发育：仅表现为阴毛早现，不伴其他性征发育，也无生长加速和骨龄提前。

(3)单纯初潮早现：仅表现为月经初潮的提前(仅 1～2 次)，不伴其他性征发育。无生长加速，骨龄不提前。LHRH 激发后以 FSH 峰值增高为主，LH 峰值/FSH 峰值比值小，对部分性性早熟具重要诊断意义。

三、治疗和护理

(一)治疗

1. 药物治疗

促性腺激素释放激素类似物(GnRHa)：是目前治疗特发性中枢性性早熟的首选药物，能改善成年期终身高，副作用少，但价格昂贵。这是一类将 GnRH(10 肽)分子中第 6

个氨基酸即甘氨酸换成 D-色氨酸、D-丝氨酸或 D-组氨酸而成的合成激素，其作用机制是通过使垂体脱敏而使其对自然分泌的 GnRH 无反应，引起垂体－性腺轴选择性和可逆性抑制。剂量为 60～100μg/kg，每月一次，首剂可偏大。治疗后要监测 H-P-G 轴的抑制指标，3 个月时重复简易 LHRH 激发试验，6 个月后复查骨龄。观察生长速率，如生长速度过慢，可以考虑减少 GnRHa 剂量或加用基因重组人生长激素。

甲孕酮（或称安宫黄体酮，Medroxyprogesterone）：用药后可使中枢性性早熟女童乳房回缩、月经停止，对男童可抑制血中睾酮水平，抑制睾丸的发育和精子生成，但对骨龄的发育无影响，不能改善终身高。口服每日 10～20mg。也有报告每日 20～60mg，连续用药的情况。肌注每次 100～150mg，每周一次或每两周一次。出现疗效后减量并逐渐停药。主要副作用为因其有轻度糖皮质类固醇激素作用，可出现轻度肾上腺皮质功能受抑，还有诱发糖尿病和高血压倾向，长期用药也可因加速骨骺闭合而导致身材矮小等。

醋酸氢化可的松和醋酸可的松：主要用于先天性肾上腺皮质增生症引起的周围性性早熟的治疗，需要长期终身替代治疗。

2. 手术治疗

手术治疗适用于下丘脑、垂体部位肿瘤引起的继发性中枢性性早熟，可由脑外科行肿瘤切除术。手术治疗还适用于睾丸、卵巢、肾上腺等部位肿瘤或囊肿引起的外周性性早熟，可由普外科或妇科行肿瘤或囊肿切除术。

（二）护理

护理主要是健康教育。

1. 心理护理

性早熟的孩子虽然体格发育加速，第二性征提前出现，但其心理状态落后于性发育年龄。应指导父母充分了解这种变化，给予孩子各方面的关心和爱护，并适当进行青春期教育；使孩子了解自己疾病的真实情况，防止女孩成为性摧残受害者，防止男孩早恋及过早的性行为发生。

2. 饮食指导

长期高蛋白饮食会导致促性腺激素和性激素脉冲式分泌增多，引起性早熟，故应提倡平衡膳食，避免片面追求蛋白质食物。不应盲目服用滋补品。

3. 随访

部分性（不完全性、变异型）性早熟的大多数临床症状和体征可自行消退，一般不需要治疗，但需要随访。约 1/3 左右的病儿可转变为中枢性性早熟。

思考题

1. 先天性甲状腺功能减低症的病因有哪些？最主要的病因是什么？临床表现如何？如何早诊断？如何治疗和护理？

2. 什么是性早熟？有哪些类型？治疗性早熟的主要目的是什么？

参考文献

1. 胡亚美,江载芳主编. 诸福棠实用儿科学(第7版). 北京:人民卫生出版社,2002年.

2. 梁黎主编. 儿童生长与发育. 杭州:浙江大学出版社. 2004年.

3. Heyerdahl S, Oerbeck B. Congenital hypothyroidism: development outcome in relation to levothyroxine treatment variables. Thyroid. 2003;13(11):1029－1038.

4. Sultan C, Paris F, Jeandel C, et al. Clinical expression of precocious pubertal development in girls. Gynecol Obstet Fertil. 2005;33(4):197－207.

(梁　黎)

第二篇

临床新技术与护理

第一章　冠心病的介入性治疗与护理

学习目标：

- 熟悉经皮冠状动脉腔内成形术(PTCA)适应证、禁忌证及成功标准。
- 掌握 PTC、并发症。
- 熟悉冠状动脉内支架术临床应用适应证、禁忌证、并发症，强化抗血小板聚集治疗方案。
- 掌握经皮冠状动脉介入治疗(PCI)术前准备、术中监护及术后护理要点。
- 熟悉 PCI 步骤、方法、急性心肌梗死 PTCA 及支架术。
- 了解 PTCA 再通血管作用机制，PTCA 术后再狭窄机制及治疗。
- 了解 PCI 与冠状动脉旁路移植术(CABG)各自优缺点及选择指征。

1977 年 9 月，Gruentzig 成功地完成了国际上首例经皮冠状动脉腔内成形术(percutaneous transluminal coronary angioplasty，PTCA)。PTCA 的成功是介入性心脏病学发展史上的重要里程碑。此后 20 余年，PTCA 经历了初期、发展和成熟等各个阶段。随着各种新的介入治疗技术的应运而生，经皮冠状动脉介入治疗(percutaneous coronary intervention，PCI)拓宽了冠心病介入治疗的适应证，使冠心病介入治疗技术日臻完善。

第一节　经皮冠状动脉腔内成形术(PTCA)

PTCA 是通过 Seldinger 法经皮穿刺周围动脉(股动脉、桡动脉)逆行送入球囊扩张导管，对冠状动脉狭窄病变进行机械扩张，使病变处管腔扩大，血流通畅，心肌血液供应改善，从而缓解症状，降低心肌梗死的发生率。1992 年，PTCA 应用的病例数已超过外科冠状动脉旁路移植术(coronary artery bypass graft，CABG)，如今 PTCA 已被广泛地应用于临床，成为治疗冠心病的主要手段。它具有血管再通完全、简便、安全、损伤小、恢复快的优点。

一、PTCA 再通血管的机制及 PCI 术式

PTCA 虽然已发展了 20 余年，但其作用机制仍未完全明了。基于离体组织学检查及活体冠状动脉内超声检查的研究，Waller 等认为 PTCA 后即刻血管腔扩大的机制有五种可能：①局限性斑块浅表性撕裂。②斑块破裂伴局限性内膜撕裂(为 PTCA 的主要机制，属“有控制的损伤”)。③斑块压缩及重建，粥样物质和水分被挤出(被认为不占主要地位)。④未受斑块累及的血管壁的扩张。⑤斑块压缩不明显而整个血管腔扩张。也可能是上述一种或多种机制共同参与的结果，但不同程度斑块的破裂是主要机制。

PTCA 还存在术后急性冠状动脉闭塞、慢性完全闭塞和弥漫病变等 PTCA 效果不理想及 PTCA 术后再狭窄等问题。为解决这些问题,新的介入治疗技术应运而生,主要方式有如下几种:

(1)冠状动脉内支架术(intracoronary stenting, ICS)。

(2)定向冠状动脉斑块旋切术(directional coronary atherectomy, DCA):主要适用于大的非迂曲血管的高度偏心性病变,尤其是左前降支开口处病变。但已证实,DCA 在再狭窄及并发症方面不比 PTCA 优越,因而限制了其临床推广。

(3)高速冠状动脉旋磨术(Rotablator):主要用于冠状动脉钙化病变、中小血管弥漫性病变及支架内再狭窄等不适宜 PTCA 的情况。

(4)冠状动脉斑块旋切抽吸术(transluminal extraction catheter atherectomy,TECA):主要用于含血栓病变和退化的大隐静脉桥(SVG)病变,有严格的适应证。

(5)激光冠状动脉成形术(laser coronary angioplasty, LCA):主要用于长段狭窄、支架内再狭窄和慢性闭塞性病变。由于该装置价格昂贵,再狭窄发生率比较高(>55%),且冠状动脉穿孔和冠状动脉壁夹层等合并症的发生率高,故应用不普遍。其作用机制是:激光通过热降解或光化学效应气化斑块,使狭窄管腔扩大。

(6)切割球囊术(cutting balloon):切割球囊上附有三翼刀片,球囊扩张时有切割和扩张双重作用。因其在 PTCA 中的应用,尤其在小血管和支架内再狭窄的介入治疗中显示再狭窄率低,故已成为对冠状动脉支架内再狭窄的主要治疗手段之一。

(7)血管内近距离放射治疗(brachytherapy):能有效地防止术后再狭窄的形成。其作用机制是:电离辐射效应能抑制血管成形术后血管壁修复过程中所发生的细胞的增殖、分泌以及功能的改变,从而达到防止再狭窄。

(8)药物涂层支架(coated stent):药物涂层支架主要分为两类:抗凝药物、抑制细胞生长(或杀细胞生长)药物。抗凝药物涂层支架以肝素膜为代表,其主要作用是降低血栓的发生率,无明显预防再狭窄的作用。抑制细胞生长或杀细胞生长药物涂层支架(Rapamycin Taxol 等)预防和降低再狭窄的机制是抑制内膜增生,目前临床相继应用成功。

二、PTCA 设备及器材

需要一个装备齐全的心导管室,至少应具备以下主要设备:

影象设备:比冠状动脉造影要求更精密的 DSA 设备及大型心血管造影机。

心电监护及压力监测系统。

导管系统:如各种类型的导引导管、球囊导管、导引导丝、压力导丝、压力泵、冠状动脉支架等。

急救设备:包括心肺复苏设备、除颤器、临时起搏设备、吸痰装置、主动脉内球囊反搏装置(intra-aortic balloon pump,IABP)及各种急救药品,如溶栓剂、硝酸甘油、肝素、钙阻滞剂、阿托品、利多卡因、吗啡、多巴胺、肾上腺素等。

器材:手术敷料包、气管切开包、手套等。

三、PTCA 的适应证与禁忌证

1. 适应证

临床适应证：①各种心绞痛（稳定型、不稳定型、CABG 术后）；②急性心肌梗死；③合并左心室功能不全。

血管适应证：①多支血管病变；②CABG 术后血管桥；③有保护的冠状动脉左主干病变。

病变适应证：所累及血管除近端，向心性、局限，长度 <10mm 等病变外，远段，管状、长节段病变、偏心性、不规则、钙化，位于血管分叉处，完全闭塞病变及冠状动脉口病变等均可施行 PTCA。

2. 禁忌证

绝对禁忌证：无保护的冠状动脉左主干病变。

相对禁忌证：①冠状动脉血管慢性闭塞病变，尤其是时间超过 6 个月，解剖学判断成功的可能性极小时。②多支血管病变且为其他重要冠状动脉提供侧支循环的血管病变。③左心功能严重不全者（LVEF <30%）。④急性心肌梗死病程中非梗死相关血管的狭窄病变。⑤凝血机制障碍，包括出血性疾病和高凝状态者。⑥冠状动脉病变狭窄程度小于 70%且无临床心肌缺血证据者。

近年来，随着 PTCA 成功率的上升，其适应证也随之扩大。PTCA 冠状动脉病变形态学适应证已从 PTCA 初期的单支简单（A 型）病变拓宽到多支血管病变、复杂（B、C 型）病变、有保护左主干病变。PTCA 临床指征也从 PTCA 初期的稳定型心绞痛拓宽到不稳定型心绞痛、急性心肌梗死、左心室功能不全、冠状动脉旁路移植术后等。1988 年，美国 ACC/AHA PTCA 专家组总结了过去 10 年的经验，将冠状动脉病变分为 A、B、C 三型，并将 PTCA 的成功率和危险性与冠状动脉病变的特征相关联，作为 PTCA 适应证选择的指南（表 2-1-1）。B 型病变又分为两个亚型：B_1 型指仅有 1 个是 B 型病变特征，B_2 型指有 2 个或 2 个以上的 B 型病变特征。由于经验的积累，设备的改进尤其是冠状动脉内支架和血小板膜糖蛋白Ⅱb/Ⅲa（GPⅡb/Ⅲa）受体拮抗剂的应用，冠状动脉介入的成功率大为提高，并发症明显下降。根据 1988 年冠状动脉病变特征分型方法，预测 PTCA 成功率和并发症的价值有所下降，但仍有实践意义。2001 年，美国 ACC/AHA 专家组修订的适用冠状动脉内支架时代的冠状动脉病变分类方法，仅对冠状动脉介入的危险性进行了分类（表 2-1-2）。

表 2-1-1　冠状动脉病变的分型

（ACC/AHA　美国心脏学会/美国心脏病学学院 PTCA 专家组，1988 年）

	A 型病变	B 型病变	C 型病变
血管病变特征	PTCA 成功率 >85% 低危险性	PTCA 成功率 60%～85% 中等危险性	PTCA 成功率 <60% 危险性较大
病变范围	局限性，长度 <10mm	管状，长度 10～20mm	弥漫性，长度 >20mm
病变性质	向心性	偏心性	偏心的钙化斑块
PTCA 导管插入的可能性	容易	可能，近端血管弯曲	难，近端血管很弯曲
病变血管段弯曲度	<45°	45°～90°	>90°
病变血管外形和轮廓	光滑	不规则	全闭塞
有无钙化	无或轻度	中度	重度
血管是否完全闭塞	不完全	完全闭塞 <3 个月	完全闭塞 >3 个月
病变与冠状动脉开口和血管分叉的关系	远离	位于此	位于此
分支血管有无病变	无	有，但可保护	有，无法保护；退化的大隐静脉桥病变
有无血栓	无	有	有

表 2-1-2　冠状动脉病变分类

（ACC/AHA　美国心脏学会/美国心脏病学学院 PTCA 专家组，2001 年修订）

低危险性	中等危险性	高危险性
局限性狭窄，长度 <10mm	管状狭窄，长度 10～20mm	弥漫性狭窄，长度 >20mm
向心性狭窄	偏心性狭窄	近端血管很扭曲
病变容易通过	近端血管中度弯曲	重度成角病变 >90°
非成角病变 <45°	中度成角病变 45°～90°	完全闭塞 >3 个月或已有桥状侧支
血管壁光滑	血管壁不规则	有重要分支血管，无法保护
无或轻度钙化	中度钙化	重度钙化
不完全闭塞	完全闭塞 <3 个月	退化的大隐静脉桥病变
病变远离冠状动脉开口	病变位于冠状动脉开口	有大量血栓病变
病变未累及主要分支血管	有血管分叉病变，需要双导丝保护	
无血栓	有少量血栓病变	

四、PTCA 成功的标准

1. 造影成功

术后冠状动脉狭窄程度较术前减少 20%以上且术后残余狭窄 <50%(在支架应用时,PCI 术后残余狭窄应 <20%);同时心肌梗死溶栓试验(TIMI[注])显示 3 级血流。

2. 操作成功

达到造影成功标准,并且无急性心肌梗死及无需急诊 CABG,无死亡。

3. 临床成功

(1)术后冠状动脉狭窄程度较术前减少 20%以上且术后残余狭窄 <50%(在支架应用时,PCI 治疗后残余狭窄应 <20%);同时 TIMI 显示 3 级血流。

(2)无急性心肌梗死及无需急诊 CABG,无死亡。

(3)心肌缺血相关的临床表现缓解或消失。

五、PTCA 后再狭窄机制及治疗

PTCA 后再狭窄会严重影响其远期疗效,主要发生于术后 3 ~6 个月。对 PTCA 后再狭窄的评价方法不统一,定量冠状动脉造影法的判断标准有:

(1)随访时狭窄程度比术后增加 30%以上。

(2)PTCA 后管腔狭窄 <50%,而随访时 >50%。

(3)PTCA 所获得的管径随访时丧失至少 50%。

对于再狭窄机制,一般认为可能与:①血小板聚集、粘附,生长因子的释放,血栓形成;②炎症反应;③平滑肌细胞移行和增生及细胞外基质大量增加;④血管弹性回缩及血管重塑等有关。

尽管许多药物应用于临床试验,但均未证明对再狭窄有效,包括阿司匹林、潘生丁、噻氯匹定、低分子肝素、凝血酶抑制剂、华法令、糖皮质激素、血管紧张素转换酶抑制剂、降脂药等。而 PTCA 再狭窄的冠状动脉内支架术已明确能降低再狭窄率。抑制细胞生长或杀细胞生长药物涂层支架(Rapamycin、Taxol 等)能抑制内膜增生,预防和降低再狭窄,前景乐观。冠状动脉内放射疗法也初步显示了其能降低再狭窄率,但对其放射剂量、照射时间、照射部位范围的确定仍在摸索阶段。基因治疗可望进一步降低再狭窄率,如介入局部转染基因。实验研究表明,应用穿孔球囊、Dispatch 球囊及蛋白层支架等局部转染腺病毒载体或质粒介导的治疗基因,如一氧化氮合酶(nitric oxide synthase, NOS)基因等可减少再狭窄的

注:心肌梗死溶栓试验(TIMI)血流分级标准

(TIMI Study Group. The Thrombolysis in Myocardial Infarction (TIMI) Trial: phase I findings. N Engl J Med. 1985, 312:932 ~936.)

TIMI 0 级:远端闭塞血管无前向血流灌注。

TIMI 1 级:病变远端闭塞血管有前向血流灌注,但不能充盈远端血管床。

TIMI 2 级:经过 3 个以上心动周期后,远端病变血管才完全充盈。

TIMI 3 级:在 3 个心动周期内,造影剂完全充盈病变远端血管床。

发生。基因治疗直接刺激心肌血管的生成(angiogenesis),促进冠状动脉侧支循环的建立,即所谓"分子搭桥"。实验研究已证实,血管内皮生长因子(VEGF)、纤维母细胞生长因子(FGF)和血管生成素(angiopoietin)等可增加冠状动脉闭塞处心肌的血流供应。

第二节　经皮冠状动脉治疗与护理

经皮冠状动脉(PCI)治疗冠心病疗效好,成功率高,手术创伤小,无需全麻,恢复快,方便快速,易重复进行,但有一些并发症,甚至可能危及病人的生命。护理是保证 PCI 治疗成功的关键环节之一,因此,必须掌握冠状动脉介入治疗的理论知识,熟练掌握除颤器、临时起搏器、监护仪等各种仪器的使用,能快速正确地识别常见心律失常。具备高度的责任心,严密监测病人情况,发现问题,分秒必争地进行处理。

一、术前准备

• 向病人及家属介绍手术的目的和意义、手术的一般过程及手术的安全性,使病人情绪稳定,减轻病人的紧张、恐惧、焦虑等不良心理反应。简要向病人介绍术中需要配合的要领,充分发挥其主观能动性,使其积极配合治疗,并指导病人训练床上排便、深吸气、有效咳嗽等。

• 术前须进行三大常规化验、生化全套、乙肝三系、HIV 等检查,碘过敏试验,手术区皮肤清洁准备,术前一天晚上及手术日晨口服阿司匹林片 300mg。目前大多数病人术中植入冠状动脉内支架,需强化抗血小板治疗。除口服阿司匹林片外,术前三天需口服噻氯匹定 Ticlopidine(抵克力得)片 0.25g,每日 2 次;或术前三天口服氯吡格雷 Clopidogrel(波立维)75 mg,每日 1 次;或氯吡格雷 300 mg 术前当天顿服。

• 检查所需仪器设备,如监护仪、除颤器、吸引器、输氧器等设备处于正常状态。备好临时起搏器、各种急救药品,硝酸甘油、利多卡因、阿托品、多巴胺、肾上腺素及各种型号的导引导管、球囊、支架及各种性能的导丝等有关 PCI 材料。

二、操作步骤

• 局麻后穿刺股动脉,留置动脉鞘。对扩张较大的优势右冠状动脉或左优势的回旋支病变,有病态窦房结综合征、房室传导阻滞病人以及心绞痛时有心动过缓、房室传导阻滞的病人,可预先留置股静脉鞘放置临时起搏导管至右心室备用。

• 经静脉注入肝素 7500 ~ 10000 U,以后每小时追加 2000 U。根据激活凝血时间(activated clotting time, ACT)调节肝素用量。

• 根据多方位冠状动脉造影时明确的冠状动脉病变情况,经动脉鞘逆行插入合适的导引导管(Judkins、Amplatz、XB、EBU 等)至冠状动脉口,行冠状动脉造影,充分显示病变,以选择最佳方位。

• 将 0.014 英寸导引导丝缓慢推送过狭窄病变部位并达其远端。

• 沿导引导丝送球囊导管至狭窄处,使球囊中点恰好位于狭窄中点。然后连接压力泵,用稀释的造影剂(1∶1)充盈球囊,由 4 个大气压(405.3kPa)开始,逐步加压至球囊完全扩张。每次连续 10 ~ 30 s,回抽造影剂;可反复数次。一般压力 < 10 个大气压(1013.25kPa),时间 < 120 s 较安全。

● 每次扩张后均由导引导管注射造影剂观察狭窄程度,如有残余狭窄可换大一号球囊重复扩张;如有明显内膜撕裂、夹层,则可植入支架。若狭窄消失即撤出球囊导管,必须保留导引钢丝,行冠状动脉造影。如狭窄处再通达到成功标准而又无明显撕裂,则可保留导丝观察 5min 后重复造影;如再通效果仍理想,则撤除导丝及导引导管,保留动脉鞘 12 ~ 24h。

三、术中监护

1. 心电监护

术中由于导管及造影剂刺激、球囊充盈堵塞冠状动脉及再灌注等可引起各种心律失常,包括室性早搏、室性心动过速或心室颤动,以及窦性心动过缓、房室传导阻滞等。

处理:多数室性早搏以及窦性心动过缓呈一过性,可勤观察而不必处理。但当心率下降至 < 50 次/min,应立即嘱并指导病人咳嗽,以提高心率,必要时给予阿托品 0.5 ~ 1 mg 静注。持续室性心动过速或心室颤动者需除颤复律,严重心动过缓、房室传导阻滞致长间隙心室停搏者需心室起搏治疗。

2. 压力监测

PTCA 时导引导管阻塞冠状动脉等可引起冠状动脉内压力的明显下降或压力曲线不正常,应及时提醒施术者,避免严重心律失常的发生。动脉血压下降常是各种严重情况的先兆,须及时处理。

3. 病人临床症状的护理判断性思维(critical thinking)

球囊扩张时,常有一过性胸痛,但持续胸痛可能由于有冠状动脉痉挛、内膜严重撕裂夹层、血栓形成等,必须及时处理。通过护理程序定出护理诊断及措施,必要时冠状动脉内注入硝酸甘油 100 ~ 200μg。造影剂反应如组胺释放反应(喷嚏、荨麻疹、口唇或眼睑血管性水肿)、气管痉挛,严重者可因全身血管扩张而出现过敏性休克,须及时静注地塞米松、肾上腺素 0.1 ~ 0.5mg 等治疗。

4. 肝素的应用

PTCA 中经静脉注入肝素 7500 ~ 10000U,以后每小时追加 2000U。提醒术者注意追加肝素。

5. 止血

PTCA 后尚保留静脉和动脉鞘,而病人处于肝素化状态,拔管不利于穿刺部位止血,可留待必要时迅速再次进行冠状动脉造影和急诊 PTCA。术后止血方法很讲究,也有采用穿刺点血管壁缝合止血装置直接封闭穿刺点的,但所需费用较高。另外,动脉鞘包扎时一定要注意将鞘管包扎好,以防其脱出导致出血,常规应用抗生素 3d 以防感染。

四、术后护理

术后应按现代护理程序,按确定诊断、潜在性并发症等进行逐个细查,具体定出应对策略。术后常规送病人到 CCU 监测心电和血压 24h，观察有无心绞痛、心电图心肌缺血或心肌梗死改变及心律失常；观察局部创口及足背动脉搏动强度等情况。

1. 拔鞘管的护理

PTCA 后肝素静脉注入 600 ~ 1000 U/h，并保留动脉鞘 12 ~ 24h，以备处理冠状动脉紧急情况。次日停肝素，2 ~ 4h 后拔鞘管。对稳定型心绞痛病人，PTCA 效果理想，无并发症，可于术后停肝素，2 ~ 4h 后拔鞘管，之后仍给肝素静脉注入 600 ~ 1000 U/h，维持 12 ~ 24h。冠状动脉内支架术后停肝素，并在术后 3 ~ 4h 拔除股动脉鞘（如为桡动脉径路，术后即刻拔除动脉鞘并加压包扎止血）。拔鞘前应注意监测血压，若血压 ≥ 160/100mmHg（21.3/13.3kPa）须高度重视，及时给予降压治疗。通常，PTCA 拔鞘后 2h 重新静滴肝素 600 ~ 1000U/h 至次晨或低分子肝素皮下注射。如为急性冠状动脉综合征术后，则采用低分子肝素皮下注射 3d；但对无并发症的冠状动脉内支架术后，目前不主张手术后常规使用肝素或低分子肝素。

拔除股动脉鞘管的关键是预防可能发生的心律失常、低血压或休克等血管迷走神经反射，拔管反应与术后拔管时的紧张、疼痛及血容量低有关。拔管前使用 2% 利多卡因作鞘管周围局部浸润麻醉，拔管后立即压迫股动脉穿刺点近心端，维持 15 ~ 20min，压力以能触摸到足背动脉搏动为准。用宽胶布固定，加 0.5 ~ 1kg 沙袋压迫 8h，持续平卧 12h，拔管后肢体制动 8h。沙袋加压时，应注意沙袋的压迫点，注意出血情况。密切观察足背动脉、肢体皮肤颜色及温度情况。嘱病人或家属在病人打喷嚏或咳嗽时，用手按压沙袋，对穿刺部位施加压力，以免突发血压增高引起穿刺部位出血。拔管 8h 后在病床上适当变换体位不会引起出血或局部血肿。拔鞘管时应避免用力过度或双侧股动脉伤口同时拔管按压。如拔管时心率逐渐减慢至 60 次/min 以下，血压下降至 90/60mmHg（12.0/8.00kPa）以下，面色苍白、出汗、恶心和呕吐，可立即分别静注阿托品 0.5 ~ 1mg 和（或）多巴胺 5 ~ 10 mg 及补液治疗，同时减轻按压伤口力度。上述操作均能使大多数病例症状缓解。

2. 创口护理

经股动脉途径，较为常见的并发症为穿刺部位的出血，表现为出血、血肿、腹膜后出血或血肿、假性动脉瘤、动静脉瘘及股动脉阻塞，多由于穿刺部位过高或过低、血管损伤、过度抗凝和压迫止血不当所致。对鞘管周围出血或血肿，可换大一号鞘管和压迫止血或拔除鞘管并长时间压迫止血。拔鞘管后，因肝素抗凝，压迫止血后穿刺部位可再次出血或血肿，故必须提高警惕，及时发现出血症状并重新压迫止血。为此，要求病人在拔管 8h 内手术肢体完全制动，绝对平卧 24h，并严密观察足背动脉情况，以免股动脉阻塞出现。术后几天内仍应观察局部创口。因为假性动脉瘤一般多在术后数天内形成，它可不断长大甚至破裂。所以，一经诊断就应积极处理，如加压假性动脉瘤的颈部压迫包扎 24 ~ 48h，包扎时松紧度应适中，以包扎后不影响足背动脉搏动而血管杂音消失为度。经压迫处理无效时，应请外科行假性动脉瘤切除和动脉修补术。预防假性动脉瘤的关键是准确的股动脉穿刺和拔除鞘管后的有效压迫止血及加压包扎。

3. 心电监护护理

PTCA 及冠状动脉支架术后仍可出现各种心律失常及心肌缺血 ST-T 改变，可因冠状动脉痉挛、内膜夹层、血栓形成或支架内急性和亚急性血栓形成而致心肌缺血甚至急性冠状动脉血管闭塞；也可因冠状动脉再灌注损伤所致。须严密监测。术后护理措施为常规勤做全导联心电图，以观察有无心肌缺血改变。

4. 血压监测护理

对照其基础血压及脉压，综合分析整体状况，准确判断早期低血压，按护理程序判断血压并提出相应措施。术后低血压的原因有：

（1）低血容量：是术前禁食、摄入量不足、术中造影剂渗透性利尿和失血的结果。要检查有无腹膜后出血（左、右下腹部疼痛）及穿刺部位出血。

（2）心输出量下降：与心肌缺血、瓣膜反流、冠状动脉破裂或穿孔致心包填塞和心律失常有关。

（3）血管过度扩张：见于血管迷走反应，因术后应用血管扩张剂、钙通道阻滞剂过量等所致。护理措施为术后及时补足血容量，恢复进食，严密调控血管扩张剂的输入速度。若术中失血过多或并发腹膜后血肿，表现为有贫血貌、血红蛋白降低伴穿刺侧下腹部疼痛或压痛，则需止血、输血治疗。不明原因的低血压，需考虑冠状动脉破裂或穿孔致心包填塞。床旁超声检查有确诊价值。一旦证实，应立即行心包穿刺引流，或外科行心包切开引流。此外，还需考虑消化道等出血情况。有出血并发症时，需立即调整抗凝剂剂量并处理。

5. 病人临床症状观察及监测血清心肌酶谱、肌钙蛋白 TnT 或 TnI

病人各种症状，如胸闷、胸痛、出汗、恶心和呕吐、气急等，均应充分警惕。如急性心包填塞时，病人出现胸痛、恶心、呕吐、冷汗、脉细弱，应及时心包穿刺，开通静脉通路，停肝素。监测血清心肌酶谱、肌钙蛋白 TnT 或 TnI 的水平。

6. 抗凝及抗血小板聚集治疗药物的应用

药物的应用要符合护理程序中合作性思维的要求。

PCI 术后需重新静滴肝素（根据激活凝血时间调节肝素用量）或低分子肝素皮下注射，但对无并发症的冠状动脉内支架术后，目前不主张术后常规使用肝素或低分子肝素。如为急性冠状动脉综合征术后，则低分子肝素皮下注射 3d。PTCA 后阿司匹林肠溶片 150～300mg/d，3 个月后改为 100～150mg/d 长期服用。若植入支架，还需强化术后抗血小板聚集治疗，加用噻氯匹定 0.25mg，每日 2 次至 1 个月，然后改 0.25mg 每日 1 次，1 个月后停药；或氯吡格雷 75 mg，每日 1 次至 2 个月。若植入药物涂层支架（Rapamycin），则需氯吡格雷 75mg，每日 1 次至 6 个月以上，以防 PTCA 冠状动脉血栓形成或支架内急性和亚急性血栓形成而致心肌缺血甚至冠状动脉急性血管闭塞。术后应指导病人坚持按医嘱服阿司匹林、噻氯匹定片或氯吡格雷，若服用噻氯匹定片须每周查血常规，以免白细胞下降，并需及时调整剂量或停用。注意皮肤黏膜有无出血倾向。

第三节　PTCA 并发症及护理

PTCA 并发症的发生除与术者的技术水平，装备、器械的因素及 PTCA 本身的缺陷有关外，还与冠状动脉病变特征及病人状况有关。

一、冠状动脉急性血管闭塞或濒临闭塞

冠状动脉急性血管闭塞是指 PTCA 中或术后原来通畅的血管又狭窄加重致闭塞,血管远端血流分级为 TIMI 0 ~ 1 级。濒临闭塞是指 PTCA 中或术后发生急性血管闭塞高危的一种血管造影表现,包括内膜夹层或新的血栓形成,其远端血流分级为 TIMI2 ~ 3 级。常发生在操作过程中或术后 2 ~ 3h 或停用肝素后 2 ~ 3h,表现为胸痛、心律失常、ST 段移位和血液动力学紊乱。急性血管闭塞是 PTCA 最严重的并发症,发生率为 2% ~ 8.3%,可造成急性心肌梗死和死亡,主要原因有冠状动脉痉挛、内膜严重夹层撕裂、血栓形成或栓塞等,或是三者合并存在的结果。

以上情况经护理诊断和判断性思维后,要展开合作性问题的医护间协商,以决定采取适当的方法尽量缩短心肌缺血的时间,尽快恢复心肌血流灌注。这是治疗急性血管闭塞的关键。

- 造影:观察阻塞血管,冠状动脉内注射硝酸甘油 200 ~ 300μg,以减少冠状动脉痉挛因素。
- 溶栓治疗:冠状动脉血栓形成者可进行冠状动脉内溶栓治疗,尿激酶 25 万 ~ 50 万单位用生理盐水 20ml 稀释,15 ~ 30min 内注入。但血栓形成常由冠状动脉痉挛、内膜严重撕裂夹层所致,故还须结合其他治疗措施。
- 再次 PTCA:以球囊导管长时间低压力充盈来粘合被撕裂的内膜夹层,尤以灌注球囊导管长时间充盈来粘合被撕裂的内膜夹层为优。
- 冠状动脉内支架术:此为目前治疗冠状动脉夹层所致的急性血管闭塞最有效的手段。
- 冠状动脉旁路移植术(coronary artery bypass graft, CABG):适用于介入治疗无效。左主干病变或严重冠状动脉病变者,选择 CABG 效果更好。
- 支持性治疗:IABP。

二、冠状动脉穿孔

冠状动脉穿孔是指造影剂从局限撕裂的血管壁持续外渗,可分为两型:Ⅰ型导致严重并发症,如死亡、心肌梗死或需 CABG;Ⅱ型为用辅助球囊成形术治疗后无临床后果者。冠状动脉穿孔可由导丝穿透血管壁或 PTCA 内膜撕裂扩展至外膜引起,可导致心包填塞、心肌梗死等,心超是诊断心包积血的最敏感和可靠的方法。Ⅰ型冠状动脉穿孔需心包穿刺、心包切开、CABG 等治疗。

三、心律失常

包括室性早搏、室性心动过速或心室颤动以及窦性心动过缓、房室传导阻滞等。原因为缺血及再灌注等。在护理判断上,要认识对呈一过性室性早搏以及窦性心动过缓可不必处理。持续室性心动过速或心室颤动者需除颤复律,严重心动过缓、房室传导阻滞致长间隙心室停搏需心室起搏治疗。

四、PTCA 后血管并发症

血管并发症包括股动脉穿刺部位出血、血肿、假性动脉瘤、动静脉瘘及股动脉阻塞等，多由于穿刺部位过高或过低，反复穿刺致动脉损伤、拔管压迫止血不当等所致。各相应原因的血管并发症的判断护理见前述。

五、PTCA 后血管迷走反应

该并发症表现为血压下降至 90/60mmHg(12.0/8.00kPa)以下，心率逐渐减慢至 60 次/min 以下，面色苍白，出汗，恶心和呕吐。常与血管穿刺时紧张、疼痛，及术后拔管时紧张、疼痛，血容量低有关。护理判断后展开合作性问题协商，然后可用阿托品和多巴胺及补液治疗。

六、PTCA 后无血流(no-flow)现象

按照冠状动脉造影的结果，冠状动脉无血流定义为：PCI 治疗后在冠状动脉原狭窄病变处无夹层、痉挛、血栓及严重残余狭窄的情况下，冠状动脉前向血流急剧减少，表现为TIMI 0～1级血流；而慢血流则表现为 TIMI 2 级血流。发生率为 1%～5%。临床上常见于急性心肌梗死急诊冠状动脉介入治疗、冠状动脉粥样斑块切除术、冠状动脉粥样斑块旋磨术、大隐静脉移植桥血管及含血栓病变的 PTCA 及支架术等。无血流的机制可能与严重微血管功能障碍有关。无血流与临床并发症的发生率升高及不良预后有关，包括心力衰竭、心肌梗死、心源性休克、死亡等。现代护理对无血流现象判定后，应按合作性问题及判断性思维，采取以下措施：

(1)冠状动脉内应用硝酸甘油 200～400 μg，以排除心外膜下冠状动脉痉挛的可能。

(2)选择性冠状动脉内应用维拉帕米(Verapamil)，每次 50～100μg，总量 1000μg 或冠状动脉内应用硫氮䓬酮 Diltiazem(每次 0.5～2.5 mg，总量 5～10 mg)。

(3)冠状动脉内应用硝普钠(Sodium nitroprusside)，每次 10～50 μg 每次，总量 50～1000μg。

(4)快速推注腺苷(Adenosine)每次 10～20μg，总量 50μg。

(5)阿昔单抗(ReoPro)：首剂 0.25mg/kg，然后 10μg/min 维持 12h(对 CABG 病人疗效尚不肯定)。

(6)对血液动力学不稳定的病人，使用主动脉内球囊反搏。

(7)预防性措施：远端保护装置，血栓吸引和溶解装置。在粥样斑块旋磨手术之前，使用阿昔单抗；旋磨系统联合使用维拉帕米(10 μg/ml)、硝酸甘油(4μg/ml)和肝素(20U/ml)冲洗。

第四节　冠状动脉内支架术

冠状动脉内支架术(intracoronary stenting，ICS)是在 PTCA 的基础上将金属支架置于冠状动脉病变处，可有效防治急性血管闭塞，并能降低 PTCA 术后的再狭窄。Sigwart 等

于1986年首先将其应用于临床，现在它已成为冠心病介入治疗中的一个重要手段。目前通常采用术中用高压球囊扩张植入支架，术后应用强化抗血小板治疗。药物涂层支架(Rapamycin、Taxol等)能抑制内膜增生，预防和降低再狭窄发生率，前景非常乐观。无保护左主干(指未做搭桥手术，也无侧支循环供血)是冠状动脉旁路移植术(CABG)的适应证，冠状动脉内支架术在一定条件下也可考虑。无球囊预扩张的直接植入支架术(direct stenting)作为一项新的治疗，是对冠状动脉狭窄病变不进行球囊预扩张而直接植入支架，可降低球囊扩张时内膜撕裂的发生率，缩短手术时间，减少造影剂剂量和X线量，降低费用，减少心肌缺血和术后栓塞的发生，减少急性冠状动脉综合征术后的无血流(no－reflow)现象及降低再狭窄率等。

一、适应证和禁忌证

1. 适应证

(1)PTCA并发急性血管闭塞或濒临闭塞时作紧急支架植入术；PTCA中急性血管闭塞的补救措施之一。能有效地避免急性心肌梗死、紧急CABG和死亡。

(2)改善PTCA不理想效果。

(3)预防再狭窄，对未经治疗的冠状动脉病变放置支架(De nove)及PTCA后再狭窄者。

(4)SVG病变。

近年来ICS的适应证得到更大地拓展。未保护的左主干病变、慢性完全闭塞病变及急性心肌梗死的急诊冠状动脉内支架术的发展，已取得了一定的临床疗效。

2. 禁忌证

(1)对不锈钢过敏者。

(2)有出血性疾患或出血倾向不适合抗凝治疗者。

(3)对各种抗血小板药物过敏者。

(4)有下列情况者也不适合支架植入：①血管直径$<2.5mm$；②远段血管；③前向血流不好；④严重钙化病变球囊未能进行充分扩张的病变；⑤大量血栓存在；⑥单纯冠状动脉痉挛；⑦肌桥。

二、支架类型

根据输送方式的不同，分为球囊膨胀性支架和自体扩张支架。理想的支架应具有以下特性：①柔韧性(flexibility)；②生物相容性(biocompatibility)；③可视性(visibility)；④可靠的伸展性能(reliable expandability)；⑤较高的伸展比(expansion ratio)。

1. 自体扩张支架(self-expanding stent)

支架达病变处可自动打开撑在血管内壁，有Wallstent、记忆支架Nitino等。

2. 球囊扩张支架(balloon expandable stent)

支架包绕在球囊上，达预定病变处后充盈球囊打开支架，并撑在血管壁上。主要有：Bx velocity、Sonic (Cordis)、BiodivYsio (AS), Nir Elite、Express(Boston)、Jomed、AVE S7等，均为目前临床中常用的支架。

由于支架设计的不同，可以分为网状支架(wallstent)、管状支架、缠绕型支架、带膜支架等。

三、操作方法

1. 术前准备

同 PTCA 术前。术前三天及术日当天加噻氯匹定 0.25g；或术前三天及术日当天氯吡格雷 75 mg，每日 1 次；或术前当天顿服氯吡格雷 300 mg。

2. 操作步骤

同 PTCA。先用小球囊（直径 2～2.5mm）预扩张病变，然后将球囊预装支架（支架与血管内径之比为（1～1.1∶1）送抵病变部位，在造影以确定位置后，迅速加压充盈球囊，可以高压如 10～14 个大气压（1013.25～1418.55kPa）充盈，透视下见球囊完全张开即可（15～20s）；回抽造影剂，撤出球囊，重复造影。支架完全打开后，撤除导丝及导管，保留动脉鞘。

3. 注意事项

（1）了解病人对病变血管完全闭塞的反应，以便在置入支架前采取适当的预防措施。如出现严重心绞痛者，可进行抗心绞痛治疗；出现心动过缓者，放置临时起搏器；出现明显血压下降者，考虑用升压药或考虑放 IABP；出现频发室性早搏，使用抗心律失常药物。

（2）核对无菌包包装上支架参数与所需要支架参数一致。

（3）牢记扩张支架的常规压力和球囊爆破压。

（4）不要随意超过规定的球囊常能耐受的充盈压，以免球囊破裂。球囊扩张时，应持续观察球囊的膨胀情况。

4. 术后处理

术后病人送 CCU 监测血压、心电情况。目前术后停肝素，在术后 3～4h 拔除股动脉鞘（如果是桡动脉径路，术后即刻拔除动脉鞘加压包扎止血）。拔鞘后 2h 重新静滴肝素 600～1 000U/h 至次晨或低分子肝素皮下注射，但对无并发症的 PCI 术，目前不主张手术后常规使用肝素。若为急性冠状动脉综合征术后，则以低分子肝素皮下注射 3d。

术后抗血小板聚集治疗方案为：

（1）噻氯匹定 0.25mg，每日 2 次至 1 个月，然后改为 0.25mg/d，1 个月后停药；或氯吡格雷 75 mg，每日 1 次至 2 个月。如用药物涂层支架（Rapamycin），则需氯吡格雷 75 mg，每日 1 次至 6 个月以上。

（2）阿司匹林肠溶片 150～300mg/d，3 个月后改为 100～150mg/d 长期服用。

四、并发症

• 急性或亚急性血栓致冠状动脉完全闭塞，引起急性心肌梗死。随高压球囊技术及噻氯匹定或氯吡格雷 + 阿司匹林强化抗血小板治疗，冠状动脉内支架血栓已明显下降至 1%。近年用肝素包被支架及血小板膜糖蛋白 Ⅱb/Ⅲa 受体拮抗剂，可进一步避免冠状动脉内血栓的形成。

• 支架脱落、栓塞：常因裸支架绑载不牢，病变预扩张不完全和指引导管与冠状动脉口衔接不到位所致,可引起冠状动脉栓塞和移植血管的栓塞。

• 分支受压或闭塞。

• 支架的近段或远段夹层。

• 感染。

• 支架内再狭窄:支架内再狭窄主要是血管内膜增生的结果。术后再狭窄处理包括再次 PTCA,Stent,Rotablater,ELCA 等。冠状动脉内放射性治疗及基因治疗可望进一步减少再狭窄率,药物涂层支架有明显的预防及减少再狭窄的作用。

第五节 急性心肌梗死的 PCI

一、PTCA 治疗急性心肌梗死

急性心肌梗死(AMI)是 PTCA 适应证的新领域,AMI 的 PTCA 按进行时间和原因的不同可分为几种情况:直接(direct)或原发(primary)、补救性(rescue)PTCA,立即(immediate)和延迟(delayed)PTCA。AMI 直接 PTCA 以早期使梗死相关血管再通,改善左室心功能,减少再梗死,并改善成活率的疗效较溶栓治疗有益而得到公认。临床试验已证实,PTCA 治疗 AMI 的效果肯定,开通率提高,病死率下降,左心室功能改善,在缩短住院时间等方面优于溶栓治疗。但上述结果出自具有较高 PTCA 基础和丰富抢救急性心肌梗死经验的单位,故急性心肌梗死的 PTCA 应谨慎开展。

1. 直接 PTCA

不进行溶栓治疗,直接进行 PTCA 作为冠状动脉再通的手段。与溶栓治疗比较,直接 PTCA 死亡率降低,再通率高,残余狭窄轻,再闭塞率低,缺血复发率低,且无溶栓副作用,可用于有溶栓禁忌的病人。直接 PTCA 可减少出血并发症。尤其是高危病人有溶栓并发症,以及并发左心功能不全、低血压、心源性休克时,宜首选直接 PTCA。

2. 补救性 PTCA

于溶栓治疗失败后进行,目的是使血管再通、挽救心肌,有助于缩小梗死面积或改善梗死区愈合,防止梗死区扩展和左心室重构,改善心功能。近年报道对其价值已有肯定。

3. 立即 PTCA

指成功溶栓后立即对残余狭窄病变进行 PTCA,以防再闭塞并进一步改善左心室功能。目前几个随机试验表明,其并发症及病死率增加。

4. 延迟 PTCA

溶栓后 1 ~7d 对有残余狭窄的血管进行选择 PTCA,可预防缺血复发,改善左心室功能。目前认为,对成功溶栓后有自发性或诱发性心绞痛或心肌缺血,尤其既往有心肌梗死史或多支血管病变者,延迟 PTCA 有益。

二、急性心肌梗死冠状动脉内支架术

尽管直接 PTCA 在 AMI 病人中的作用非常明显,已经证实,支架可以创造更大、更光滑的血管内膜表面,可以避免内膜的撕裂和弹性回缩;而且,最初的管腔扩大可以为组织

提供更大的空间，从而预防再狭窄的发生。急性心肌梗死直接PTCA，急性血管闭塞的并发症相对较多，并且可由于再闭塞或再狭窄而致缺血复发，从而限制其治疗的效果。近年来支架置入术已用于急性心肌梗死。

在过去的几年内，越来越多的证据显示出支架可以弥补PTCA的局限性。有资料表明，原发性支架植入优于PTCA，有更安全、更好的疗效。AMI病人支架的植入使再梗死率和需要再次介入治疗的比例相对于直接PTCA显著下降。

目前有大规模临床试验提示，急性心肌梗死冠状动脉内支架术合并使用小剂量溶栓剂及GPⅡb/Ⅲa受体拮抗剂，可以达到更好的疗效，因而出现了“促进性的冠状动脉介入治疗”(facilitated PCI)的概念。

第六节　PCI治疗与CABG的比较

CABG与PCI治疗各有优缺点。

CABG的优点是成功率高，完全的血运重建，移植桥长期通畅率高，但手术创伤大，住院时间长、恢复慢，可发生神经系统并发症；大隐静脉桥血管后期闭塞率高，不易重复进行。PCI治疗成功率高，不用开胸，手术创伤小，无需全麻，恢复快，方便快速，易重复进行；但再狭窄率高，需再次血运重建率高，多支病变不完全血运重建率高，复杂或完全闭塞病变治疗困难。

1. 单支病变病人

根据RITA研究结果，单支血管病变病人若症状明显，缺血心肌范围大，应考虑血运重建；若病变形态、部位适宜，应首选PTCA。由于LAD开口近端病变容易再狭窄，故应考虑CABG。

2. 多支病变病人

根据RITA、BARI等PTCA与CABG的随机对照研究，无既往PTCA或CABG史，左心功能良好，无左主干病变及新近心肌梗死，病变既适于CABG又适于PTCA的多支病变病人，两者近期与远期(1～7年)无心肌梗死的生存率相似，但合并糖尿病者PTCA组死亡率高于CABG。PTCA组病人心绞痛复发多，需重复血运重建多(为CABG的3～10倍)。对于病变既适于CABG又适于PTCA的两支病变为主的非糖尿病病人，可以选择PCI，但需重复血运重建多，选择PTCA并不影响远期生存率。

3. 多支病变合并左心功能失调病人

CABG与PTCA比较，住院期间病死率相似，围术期中风发生率CABG大于PTCA组，但远期随访5年结果表明，5年无事件生存率在CABG组显著高于PTCA组。有资料表明，对多支病变伴有左心功能失调的病人，特别是并发糖尿病、不稳定型心绞痛、高危病变形态和(或)LAD近端病变者，如果PTCA不能达到完全性血运重建，最好行CABG。

上述试验来源于支架应用以前的年代，随着PCI治疗的迅速发展(目前药物涂层支架几乎解决了再狭窄问题)和CABG微创外科技术的进步(小切口port-access技术、无体外循环MIDCAB技术)，支架术及与CABG的效果，尚待进一步评价。

思考题

1. 经皮冠状动脉腔内成形术(PTCA)有哪些并发症?
2. 什么是冠状动脉内支架术强化抗血小板聚集治疗方案?
3. 如何实施 PCI 术的术前准备、术中监护?术后护理要点有哪些?
4. PCI 的步骤和方法有哪些?
5. PTCA 再通血管的作用机制是什么?PTCA 术后再狭窄机制是什么?
6. 冠心病介入性治疗术后低血压的原因有哪些?如何处理?

参考文献

1. 胡大一,马长生主编. 心脏病实践—2001. 北京:人民卫生出版社,2001.

2. 马长生,盖鲁粤,张奎俊等主编. 介入心脏病学. 北京:人民卫生出版社,1998.

3. Serruys PW, Unger F, Sousa JE, et al. Comparison of coronary artery bypass surgery and stenting for the treatment of multivessel disease. N Engl J Med, 2001, 344: 1117 ~ 1124.

4. Grines CL, Cox DA, Stone Gw, et al. Coronary angioplasty with or without stent implantation for acute myocardial infarction. N Engl J Med, 1999, 341: 1949 ~ 1956.

5. Topol EJ. etd. Textbook of Interventional Cardiology. 3 rd ed. Science Press Harcourt Asia: WB Saunders. 2001, 125 ~ 700.

(张芙荣)

第二章　消化道内镜治疗技术与护理

学习目标：

- 熟悉消化道出血内镜下止血术应用、方法及注意事项。
- 掌握消化道出血内镜下止血术前准备及术后护理。
- 掌握内镜下息肉摘除术前准备及术后护理。
- 掌握内镜下食管狭窄扩张治疗及食管支架放置术前准备及术后护理。
- 掌握内镜下异物摘取术前准备及术后护理。
- 掌握内镜下十二指肠乳头括约肌切开术前准备及术后护理。

随着现代科技的发展，消化道内镜已趋于集光学、电子、机械、声象和化学等技术为一体的综合技术。为满足临床诊治的需要，近年来消化道内镜设备和技术都有了很大改进：镜体向长、细、软方面改进，镜身的延长使观察范围延伸；镜体柔软，既可减少对器官的刺激和损伤，又能使镜身灵活，可塑性好，从而进入复杂腔隙。设备在机械灵活性和窥视精密度方面的提高，可最大限度地减少盲区，而冲洗、吸引等辅助装置为观察者提供了明亮可辨的清晰视野；图象大而清晰，动态记录方便有效，能够进行图象的传输和贮存，便于准确地诊断和治疗。内镜治疗时所用的各种钳铗、网篮、支架、扩张器、止血夹、圈套器等辅助器械，大大拓宽了内镜的应用领域。为保证内镜治疗顺利进行，避免并发症的发生，切实做好内镜治疗的护理是开展这项微创治疗技术成败的关键之一。

第一节　消化道内镜术在临床的应用

一、消化道出血内镜下止血术

消化道出血，可主要由炎症、溃疡、肿瘤、曲张静脉破裂、血管畸形、憩室或血液病等引起。当前，通过内镜下治疗不但能够迅速有效地控制急性出血，具有创伤小、处理快、疗效确切等优点，而且对防止再出血也具有预期判断的意义。临床上，内镜下止血术主要适用于药物治疗无效、不具备手术条件者，其次是内镜诊治过程中出血以及具有再次出血危险的病人。

常用的内镜下止血的方法有止血药物病灶喷洒法、凝固止血法、局部注射法、结扎法和置止血夹等。

1. 喷洒止血法

喷洒止血法主要适用于内镜诊治过程中的出血和以渗血为主的急、慢性出血病灶的止血。常用止血药物包括低温 1∶20000 去甲肾上腺素液（或 6～8mg/100ml NS），5％孟氏液,凝血酶液(100IU 溶于 3ml NS)和立止血(5 ~ 10U 加 10 ~ 20ml NS)等。

2. 凝固止血法

凝固止血法包括高频电、微波、激光、热探头和冷冻等技术方法。目前临床应用最多的是高频电凝固止血法。其主要并发症是穿孔、出血和电灼伤。

3. 注射止血法

注射止血法主要用于食管与胃底曲张静脉破裂和其他各种原因引起的胃肠道急、慢性出血者。用于注射的药物有 15% ~ 20% 高渗盐水,98% ~ 100% 无水酒精,1:10000 肾上腺素或 1:20000 去甲肾上腺素,凝血酶(100IU 溶于 3mlNS),硬化剂 1% 乙氧硬化醇,1% ~ 3% 十四烷基磺酸钠等。并发症有疼痛、发热、溃疡、菌血症、出血、狭窄、穿孔、栓塞、胸腔或心包积液等。

4. 结扎法

结扎法主要用于食管静脉曲张破裂时的止血和预防。通过结扎,闭塞曲张静脉腔,使曲张静脉纤维化,从而达到止血、减少再出血和减少曲张静脉的目的。

5. 内镜下止血夹治疗止血

内镜下止血夹治疗止血是近年来推出的新技术,主要用于小动脉的破损出血,疗效确切可靠,对喷血病灶的作用明显优于其他方法。也有报道用于控制食管和胃底曲张静脉破裂出血或减少曲张静脉。

二、胃肠道狭窄的内镜下扩张和支架置入术

胃肠道狭窄病人中,食管狭窄的发病率最高。引起狭窄的原因很多,主要包括先天性畸形、炎症、肿瘤、食管腐蚀伤后疤痕狭窄、放化疗后和手术后吻合口狭窄、贲门失弛缓症、周围器官占位病变压迫等因素。这些病因即为扩张(支架)术的适应证。

1. 食管扩张术

食管扩张术主要是通过内镜直视下机械性的扩张作用,使狭窄食管腔扩张、撕裂而发挥治疗作用。

2. 食管支架置入术

食管支架置入术通过在狭窄处放置支架产生持续扩张、支撑的作用,形成人工食管腔道。其适应证主要有中、晚期食管,贲门部癌性狭窄不能手术和不愿手术者,食管、贲门癌术后复发狭窄,食管狭窄伴气管瘘,食管外压性狭窄和吻合口狭窄,各类食管炎性狭窄,经扩张治疗无效者。经内镜支架置入术主要有全程内镜法和内镜加 X 线法。

食管扩张术和支架置入术中或术后可出现胸痛、异物感、胃食管反流、出血、穿孔、支架阻塞、支架移位、胸膜炎、肺炎、支气管炎、肺脓肿和支气管压迫等并发症。

三、消化道息肉内镜下摘除术

消化道息肉以胃和结肠部位最为常见,组织学上主要分为增生性和腺瘤性息肉等。临床表现为消化道出血、梗阻和癌变。息肉摘除术的适应证包括各种大小的有蒂息肉,直径小于 2cm 的无蒂息肉和多发性息肉(数目较少、散在分布)等。

消化道息肉内镜下摘除术的方法主要有药物注射法和高频电摘除法,可根据息肉的

部位、大小、数目、是否带蒂等选用不同的治疗方法，目前临床上普遍采用的是高频电摘除法。该法是利用高频电流通过人体时产生的热效应，使组织凝固、坏死，从而达到息肉切除、止血的治疗目的，对心脏和神经系统等无影响。各类高频电发生器均可产生电凝、电切和凝切混合电流，输出功率为 20 ~ 80W。

高频电摘除又分多种方法，主要有圈套器摘除、热活检钳咬切和电凝灼除术三种方法。圈套器摘除法适用于直径大于 0.5cm 的息肉和小于 2cm 的无蒂息肉的摘除，热活检钳咬切法适用于小于 0.5cm 的无蒂息肉，电凝灼除术适用于更小的无蒂息肉和多发性无蒂息肉。

息肉摘除术可发生出血、穿孔、电灼伤和气体爆炸等并发症。

四、胃肠道恶性肿瘤的内镜下治疗术

胃肠道恶性肿瘤的内镜下治疗主要包括早期和进展期癌。早期癌肿病变浅表、病灶小、淋巴结转移率低，对部分年老体弱或伴有其他器质性疾病不能耐受外科手术、不愿手术者，内镜下根治术是最理想的方法。对于因各种原因不能手术治疗的进展期癌肿病人和术后复发病人，通过内镜下治疗，可以稳定病灶、减少浸润、缓解症状、控制梗阻、出血等症状。

1. 经内镜黏膜切除术

用该方法切除病灶，适用于病灶小于 2cm、浸润深度不超过黏膜下层者。临床常用的内镜黏膜切除法有三种：单纯圈套切除法、双腔道内镜切除法和注射加圈套切除法。大量临床实践表明，内镜黏膜切除术（endoscopic mucoresectomy，EMR）能够根除胃肠道早期癌肿。但当术后病理检查提示切缘阳性、黏膜下层浸润和低分化腺癌时，应追加外科手术治疗；切缘阴性的早期癌应在术后 1、3、6、12 个月时内镜随访加活检检查。病变切除后造成的溃疡治疗与消化性溃疡相同。内镜黏膜切除术的并发症主要有出血和穿孔。

2. 姑息法

姑息治疗方法主要有经内镜用激光、微波和冷冻等方法，以及使病灶凝固坏死的方法和注射法。

（1）激光治疗：激光治疗的机制是激光辐射点或区域的组织吸收光能，并将光能转化为热能，这些热能将使组织凝固、碳化、气化。激光可用于治疗胃肠道癌肿引起的出血、梗阻和局部病灶，但对黏膜下肿瘤效果差，对由于肿瘤本身外压引起的腔内阻塞禁用激光治疗。目前应用最多的激光是 Nd：YAG 激光和氩离子激光等。激光治疗的主要并发症是穿孔。

（2）注射法：研究表明，高浓度的抗肿瘤药物直接注射到肿瘤局部及其所属淋巴结内时，对肿瘤细胞有较强的杀伤力，能阻止癌细胞的复制和形成，并且具有全身化疗浓度高但副作用小的优势。用于局部注射治疗的药物主要有 5-氟尿嘧啶（5-Fu）、丝裂霉素（MMC）、阿霉素（ADM）和各种硬化剂如纯乙醇等。注射治疗的主要并发症是出血和穿孔。

五、上消化道异物摘取术

上消化道异物指误吞的各种物件，临床较为常见的有硬币、首饰、钥匙、假牙、玻璃、刀片和剪刀等，广义上还包括胃石、术后残留缝线和排出的胆石等非吞入性异物。原则上，对于各种锐器，或直径大于2cm或长度大于5cm、在胃内停留48 h仍未通过幽门孔、有梗阻症状的异物均应及时取出。临床实践表明，经内镜上消化道取异物术具有快速、经济、并发症少等优点，能使绝大多数病例避免外科手术。

异物的取出方法主要是通过内镜，采用各种辅助器械包括圈套器，各种抓取钳、网篮以及根据异物形状、质地不同而自制的一些附件来帮助异物取出。内镜下消化道异物摘取术可分为紧急内镜取异物和择期内镜取异物两类。前者主要用于各种估计排出有困难的锐器或带有毒性的异物；后者则指一般估计可能有自行排出机会而对病人不会引起严重后果的异物。行内镜取异物前，首先应通过检查明确异物的性质、形状、大小和部位，确定进行紧急内镜取异物抑或择期内镜取异物，然后决定采用内镜的型号和应附的辅助器械，在取异物时应注意体位方式和操作方法。经内镜消化道取异物术的并发症有出血、穿孔、窒息或吸入性肺炎等。

六、内镜引导下经皮胃造瘘术

由胃镜引导下经皮放置胃造瘘管，以达到胃肠道营养或减压的方法自1980年由Gaudcrer等开创使用以来，已在临床广泛应用，主要适用于神经系统、颈部和口腔疾病等不能吞咽者，以及全身性疾病致严重营养不良、静脉营养出现并发症者。在持续营养支持的质量方面明显优于鼻饲和静脉营养；病人较为舒适，护理负担减轻，胃食管反流和吸入性肺炎的发生率明显减少。

目前临床主要采用Pull和Push法，以前者较为常用。经皮胃造瘘术有不同的操作方法，但均有扩张胃腔、确定穿刺点、皮肤消毒、铺巾和局部浸润麻醉、经腹壁穿刺入胃腔等基本步骤，不同方法的主要区别在于放置胃造瘘管。手术并发症有造瘘管周围瘘或周围感染、胃结肠瘘或造瘘管滑脱等。

七、内镜下经鼻营养管放置术

内镜直视下用活检钳可将软质营养管置于胃、十二指肠或空肠，从而建立胃肠营养通道以满足机体的营养需要。该方法主要用于各种原因引起的胃、十二指肠动力障碍和胃部术后吻合口水肿、梗阻所致进食障碍。

操作方法为首先经鼻插入软质营养管至胃腔，然后插入胃镜，直视下采用圈套器或鳄鱼钳夹持营养管前端与内镜一同进入十二指肠或空肠，通常需越过障碍段20cm左右。其主要并发症为出血和穿孔。

八、胆/胰疾病内镜治疗术

内镜直视下治疗胆、胰疾病的应用范围越来越广泛。目前认为，胆道炎症、结石、蛔虫、胆道良、恶性肿瘤等引起的胆道梗阻以及胆源性胰腺炎、胰腺囊肿和脓肿等均已成为消化内镜治疗的适应证。

1. 内镜下十二指肠乳头括约肌切开术（endoscopic sphincterotomy，EST）

通过 EST 不仅可以扩大正常乳头开口，还可以扩大和解除各种良、恶性原因所致的乳头狭窄开口和由胆、胰管开口处的狭窄所致梗阻。EST 的主要适应证包括胆总管结石、乳头良、恶性狭窄、急性化脓性胆管炎、急性胆源梗阻性胰腺炎、为胆系疾病治疗提供通道、部分胰管结石和胰腺畸形等。并发症主要有胰腺炎、胆管炎、出血和穿孔等，掌握好切开的方向和长度，术后确保胆汁引流通畅是防止和减少并发症的关键。

2. 经内镜鼻胆（胰）管引流术

这种方法主要用于胆（胰）管的引流减压等。其适应证有急性梗阻化脓性胆管炎，急性梗阻性胆源胰腺炎，良、恶性胆道梗阻者的术前准备，经内镜取石和碎石术后、经内镜取石未尽或未取出需择期手术或溶石治疗者，部分胰腺囊肿、肝移植后梗阻和原发性硬化性胆管炎等。无 EST 的经内镜鼻胆（胰）管引流术通常无并发症。

3. 经内镜取石术

经内镜取石术包括胆总管结石、部分肝内胆管结石和胰管结石。常用的取石方法有网篮取石法、气囊取石法和碎石并取石法等，这些方法使用前均需行 EST。对于较小结石也可采用球囊扩张后再取结石的方法，无需行 EST。碎石取石法适用于胆道内 2cm 以上的结石、乳头过小、胆总管末端狭窄部过长和乳头位于憩室内者，使用该法不但能明显提高成功率，还能降低结石嵌顿的发生率。目前常用的碎石方法有机械碎石法、激光碎石法和液电碎石法等。

4. 经内镜扩张术和支架置入术

这两种方法可用于治疗胆胰管肿瘤性狭窄、胆胰管炎性狭窄、胆胰管外压性狭窄和 Oddi 括约肌运动功能障碍（sphincter of Oddi dysfunction，SOD）等。主要并发症有支架移位、植入错位和支架阻塞等。

九、腹腔镜检查术

腹腔镜用于临床诊断近百年，已成为内、外、妇、儿科腹部疑难病症的重要诊查手段，腹腔镜由诊查工具发展为镜下手术设备是一大飞跃。腹腔镜下胆囊切除术作为不开刀手术的典型术式已被医学界广泛承认并推广应用。目前，经腹腔镜还可行迷走神经切除术、膈疝修补术、阑尾切除术、胃造瘘术、脾切除术、肝脓肿引流术、肾切除术，以及子宫、卵巢切除术等，这些腹腔镜下微创手术以其创伤少、痛苦轻、恢复快等优点深受欢迎。

第二节　消化道内镜治疗的护理

不同内镜治疗方法有不同的术前准备和术后处理事项，但是无论采用何种治疗方法都应向家属和病人讲清手术的利弊和可能出现的并发症等，术前须签署告知及知情同意书。

一、内镜下止血法的护理

内镜下治疗消化道出血的方法较多。以下重点介绍内镜下硬化剂治疗食管曲张静脉出血的术前准备及术后护理。

1. 术前准备

准备好内镜及其各种辅助设备，注射器、硬化剂和其他各种喷洒止血剂及止血夹等以备应用。对急性出血病人，应建立良好的静脉通道，纠正低血容量，正确给予输血、输冻干血浆及血小板浓缩制剂，争取4～6h内稳定血液动力学指标。为了尽快止血，可在硬化剂治疗之前，使用三腔二囊管压迫和垂体后叶素或善得定静脉滴注等止血方法，改善病人情况，利于硬化剂治疗。

2. 术后护理

注射后，当日应严格管好病人遵嘱禁食，次日以后可试进半量或少量流质饮食。观察呕吐物及排泄物的性质、次数、量，以确定出血是否已停止。观察病人生命体征和神志、意识有无变化。注意有无并发症前驱症状。

二、内镜下息肉摘除术的护理

1. 术前准备

了解息肉部位、大小、性质和数目等信息，嘱病人术前8 h空腹和保证完好的清洁肠道，结肠息肉摘除术前禁用甘露醇准备肠道。术前需检查血小板计数，进行出/凝血时间及凝血酶原时间测定。如有凝血机制障碍，需纠正后才施行。准备好内镜及其息肉摘除术的各种辅助设备，酌情提议术者应用镇静和解痉药物。

2. 术后护理

摘除息肉后应卧床休息4～6h，以减少出血并发症。较大的息肉切除后或儿童病人需住院卧床休息观察1～2d。一般病人应避免过度体力活动1～2周，有腹痛及便血者应立即来院诊治。摘除结肠息肉者，术后2d内进软而少渣饮食；摘除胃息肉者，术后进流质1d，继后进无渣半流质3d，1周内忌粗糙饮食。摘除结肠息肉者，术后2周内保持大便通畅，避免大便干结和增加腹压因素。

三、内镜下食管狭窄扩张治疗及食管支架放置术的护理

1. 术前准备

了解狭窄部位、特点及病因，查对必要的术前检查资料，包括食管钡餐及胃镜。做好病人的解释工作并取得病人的配合，向家属交待扩张的必要性及可能的并发症。扩张前至少禁食12h。按术前医嘱于术前半小时选用肌注安定10mg或山莨菪碱10mg，或解痉灵20mg。其余术前准备同胃镜检查。

2. 术后护理

术后禁食、禁水6h，如无不适可改为半流质。注意观察并发症的发生，主要并发症有食管出血及穿孔。在术后连续3d，指定护理人员重点巡视，密切观察血压、全身情况及有无胸痛、发热、咳嗽、排黑便等。安装金属支架者术后进食必须做到坐位进饮，细嚼

慢咽,避免冷冻食品,食毕可饮用温开水以清洁口腔。

四、内镜下异物摘取术的护理

1. 术前准备

首先了解病史及异物性质,查对 X 线检查等资料,了解异物所在部位及基本性状,选好器械并做术前体外模拟试验。

2. 并发症及护理

(1)消化道黏膜损伤及出血:较大而锐利的异物或结石,一般操作时或取出不顺时,或轻或重会造成消化道黏膜损伤、出血甚至穿孔。凡证实有消化道黏膜损伤、出血者应禁食,给予制酸、减少消化腺分泌及保护黏膜的药物,数日内可治愈,出血较多者应即行内镜下止血,有穿孔者应紧急提议术者,给予外科手术治疗。

(2)消化道化脓性炎症及溃疡:异物吞下或取异物过程中若有黏膜损伤,可发生急性炎症、糜烂及溃疡,同时胃肠道细菌可引起化脓性炎症,病人可出现高热、剧烈疼痛等症状。除禁食、制酸及减少消化液分泌外,应给予足量广谱抗生素及支持疗法,必要时应手术治疗。

(3)窒息及吸入性肺炎:常发生于全麻下取异物的婴幼儿,由胃内容物吸入或较大异物在咽喉部堵塞引起。一旦发生,应紧急处理。

五、内镜下十二指肠乳头括约肌切开术的护理

1. 术前准备

了解 B 超和 MRCP(magnitic resonance cholangio-pancreatography)结果以评估病情。作碘过敏试验。查血象(包括血小板及出凝血时间)。术前禁食 12h。去除身上所戴的金属物品。

2. 术后护理

术后 2h 方可进食。进低脂或无脂半流质饮食 2 ~ 3d。如胰管显影,术后 2h 及次日晨空腹,分别查血、尿淀粉酶和白细胞总数及分类计数。给予补液和抗炎治疗。注意观察有无体温升高,如有,须注意化脓性胆管炎的发生。注意观察血压等生命体征,以及腹痛情况,防止穿孔。

六、内镜下胆管引流术的护理

1. 术前准备

术前准备与 EST 相同,但重症病人应予必要的输液、输血,纠正水电解质失衡或休克,使病人能耐受这一治疗。建立应急的静脉通道,以保证临时医嘱的及时执行。

2. 术后护理

注意观察每日胆汁排出量、颜色、性质等情况。术后 2h 方可进食,进低脂或无脂半流质饮食 2 ~ 3d。如胰管显影,术后 2h 及次日晨空腹,分别查血、尿淀粉酶和白细胞总数及分类计数,并将结果及时通报经治医生。

思考题

1. 消化道出血内镜下止血术临床有哪些应用和方法?
2. 消化道出血内镜下止血术如何实施术前准备及术后护理?
3. 内镜下息肉摘除术如何实施术前准备及术后护理?
4. 内镜下食管狭窄扩张治疗及食管支架放置术如何实施术前准备及术后护理?
5. 内镜下异物摘取术如何实施术前准备及术后护理?
6. 内镜下十二指肠乳头括约肌切开术如何实施术前准备及术后护理?

参考文献

1. Laine L, Cook D. Endoscopic ligation compared with sclerotherapy for treatment of esophageal variceal bleeding: a meta-analysis. Ann Intern Med, 1995, 123:280.

2. Sarin SK, Lamba GS, Kumar M, et al. Comparison of endoscopic ligation and propranolol for the primary prevention of variceal bleeding. N Engl J Med, 1999, 340:988.

3. Burroughs AK, Patch D. Primary prevention of bleeding from esophageal varices. N Engl J Med, 1999, 340:1033.

4. Waye JD. New methods of polypectomy. Gastrointest Endosc Clin North Am, 1997, 7:413.

5. Suzuki S, Aoki J, Shiina Y, et al. New ceramic endoprobes for endoscopic contact irradiation with Nd:YAG laser: experimental and clinical applications. Gastrointest Endosc, 1986, 32:282.

6. Jensen DM. Management of severe ulcer rebleeding. N Engl J Med, 1999, 340:799.

7. Giovannini M, Bernardini D, Moutardier V, et al. Endoscopic mucosal resection (EMR): results and prognostic factors in 21. pationts. Endoscopy, 1999, 31(9):698.

（许国强）

第三章　肾功能支持治疗

学习目标：

- 了解肾功能支持治疗的方法。
- 了解血液净化技术的种类和有关概念。
- 掌握血液透析的原理，分子量、半透膜的含义与应用。
- 了解透析反应及对应处理和预防措施。
- 掌握内瘘定义及注意事项。
- 了解现代腹膜透析改良技术。
- 掌握腹膜转运的功能测定和判断方法。

肾脏是人体重要脏器之一，具有排泄代谢产物，调节水盐、酸碱平衡和血浆渗透压，维持机体内环境稳态、内分泌及羟化维生素 D_3 的功能。由各种原因造成的急、慢性肾功能衰竭，在人体内蓄积和产生大量毒素，致使出现氮质血症、代谢紊乱和尿毒症症状及一系列并发症，严重地威胁到生命，影响了生活质量。肾功能支持是通过非透析支持治疗（药物、饮食治疗）、透析支持治疗（血液净化治疗）及肾移植疗法等手段，维持人体肾的功能的方法，其中尤以血液净化技术为主。

第一节　血液净化技术

血液净化技术，简单地说就是依靠半透膜和（或）吸附材料，把血液（或进入血液）中特定的、多余的物质清除去的方法，是临床肾功能支持治疗的重要措施，包括血液透析（hemo-dialysis，HD）、腹膜透析（peritoneal dialysis，PD）、血液滤过（hemo-filtration，HF）、血液灌流（hemo-perfusion，HP）、血浆分离（plasma exchange，PE）；连续性肾脏替代疗法（continuous renal replacement therapy，CRRT）等。根据病情的不同，合理地选择上述方法，或将各种方法串联使用，如 HD 与 HF 一起合用（即血液透析滤过，HDF），可以达到期望的治疗效果。

需要指出的是，肾功能支持疗法只是部分地替代自然肾的功能，远不能与人体正常肾脏功能相比，认识这一点对病人的相关依从性非常重要。目前已从尿毒症病人血液中提取出 200 多种异常物质（毒素），这些由人体自身、潴留和透析产生的毒素，会对全身各系统产生影响，尤以肾性骨病、心血管系统、周围神经系统淀粉样变为常见。因此，辅以各种净化技术、药物和自身饮食控制的整体观理念，对防治并发症，提高病人生存率和改善生活质量，尤其是提高维持性血透病人的长期存活率，是非常重要的。

一、血液净化基本概念与原理

1. 基本概念

(1)分子扩散(diffusion,简称扩散或弥散):指溶液中溶质从高浓度向低浓度处的运动,是溶质本身分子运动的结果,即布朗运动。如一滴蓝墨水滴入一杯清水中,静置一定时间,清水会变为颜色均一的带色水。

(2)半渗透膜(简称半透膜):指允许直径小于膜孔径的分子通过,而机械截留直径大于膜孔径分子的带孔薄膜。因膜孔径及数目、膜壁厚度、膜材料等不同可做成面积、功效各异的透析器。现代生物工程已使膜技术得到了飞速的发展,衍生出更多不同的血液净化技术。

(3)分子质量(分子量):血液是一种复杂的溶液,其中含有各种不同分子量的物质,<496u(500Da)的物质,称为小分子物质,496 ~ 4960u(500 ~ 5000Da)的称为中分子物质,>4960u(5000Da)的称为大分子物质;如尿素氮(BUN)为59.5u(60Da)、肌酐(Cr)为112u(113Da)、葡萄糖为178u(180Da);白蛋白为67456u(6.8×10^4 Da),球蛋白为14880u(15.0×10^4 Da),β_2-微球蛋白11705u(1.18×10^4 Da),甲状旁腺激素(PTH)9424u(9500Da)。肾小球滤过膜截留79360u(8.0×10^4 Da)的分子,血液滤过膜截留992 ~ 4960u($1.0\sim5.0\times10^4$ Da)的分子,血液透析的膜孔径很小,截留298u(300Da)以上的物质。

(4)超滤(ultrafiltration,UF):指液体在压力梯度作用下,通过半透膜的运动,称水的超滤;而溶质随水而移动,则叫溶质的对流转运;超滤量越大,超滤系数越大。

(5)透析液和腹透液、置换液:透析液指仅可用于血液透析、低钾无磷、用净化纯水配置的、接近或等渗的电解质清洁浓缩液(1:35倍),常见碳酸氢钠和醋酸透析液。

腹透液是由电解质、缓冲碱和渗透剂组成的无菌溶液;葡萄糖为最常用的渗透剂,渗透压略高于血浆,起超滤作用,能避免腹透液中的水分被大量吸收;主要缓冲碱有乳酸盐和碳酸氢盐;置换液可与腹透液通用,或按需配用。

(6)水处理装置:血液透析用水水质有严格的标准。将生活饮用水经过沉淀、滤过、软化、吸附、反渗等一系列处理,达到无菌、无热源、软化、几无离子的、透析用水标准的所有装备,称水处理装置,是血透必不可少的条件之一。

2. 净化原理

血液透析(简称血透):借助于透析器(半透膜),使血液在纤维束内、透析液在纤维束外反向流动,从而使血液中高浓度的代谢产物从高到低弥散到透析液中;透析液中有益的碱基,碳酸氢根(HCO_3^-)或醋酸根CH_3COO^-)等则弥散到血液中。如此的体外循环,达到了不断清除代谢产物和补充有益物质的目的。

(1)腹膜透析(简称腹透):利用自身腹膜作半透膜,将无菌的腹透液输入腹腔内;溶质因膜两侧浓度不同,通过弥散清除;而水分则利用渗透剂反向渗透,超滤去除;从腹透液中补充有益的碱基等,最终达到膜两侧溶质的平衡。这种反复腹透交换的过程,可以清除毒素,纠正水、电解质、酸碱紊乱。

(2)血液滤过(简称血滤):即模仿肾小球的滤过和肾小管的重吸收而设计的一种血

液净化方法。其原理是血液通过滤过器，使 49600u（5×10^4 Da）以下的溶质及大量水分被滤出；同时从体外回补置换液，即滤过与重吸收。这种通过大量置换，溶质不断随水而清除的过程，临床上称之为对流。等张性溶质清除是对流的特点，有利于稳定血浆渗透压和血液动力学稳定。

（3）CRRT：CRRT 技术是在血液滤过时间基础上延续的持续性治疗方法，指一组连续、稳定清除体内溶质和过多液体的治疗过程。持续时间每次≥8～10h，由连续性动静脉血液滤过（continuous arterio-venous hemofiltration CAVH，常称床边滤过）技术衍生出来的一系列治疗方法，包括连续（动）静脉－静脉血液透析滤过（continuous arterio/venous－venous dialysis hemofiltration，CAVHDF/CVVHDF）、连续（动）静脉-静脉血液透析（continuous arterio/venous-venous hemodialysis，CVVHD）、单纯连续超滤（isolated continuous ultrafitration，SCUF）、连续性高通量透析（continuous high flux dialysis，CHFD）等，是模拟肾脏肾小球的持续滤过模式，更接近生理性；对溶质和液体的清除持续缓慢地进行，血液动力学稳定；合成膜滤器生物相容性好，可清除某些中、大分子炎症介质。

临床上，血透指的是仅能通过小分子物质的普通透析；中大分子物质的清除主要依赖 HF 及 CRRT 技术；腹透因腹膜的生理特性，中大分子物质的清除优于血透。

（4）其他：在共同建立体外血液循环的基础上，将透析器更换成膜分离器，则为血浆置换；改为活性炭，则为血液灌流；血浆置换串联一个吸附柱，则为免疫吸附。

二、血液净化技术适应证

1. 血液透析和腹膜透析

腹透和血透是临床常用的两种不同透析方法，各有利弊，互为补充。除非有明显的绝对反指征，如腹膜广泛粘连、纤维化，肠系膜切除 50% 以上致腹膜面积过少，不宜腹透外；全身严重肝素化禁忌者，不宜血透。

（1）急性肾功能衰竭（acute renal failure，ARF）：主要分为高分解代谢型和非高分解代谢型两种。

高分解代谢型 ARF：指每日血 BUN 增高 10.7mmol/L，和（或）每日血 Cr 增高 88.4 μmol/L。血清钾每日增高 1 mmol/L 以上，立即进行透析治疗，以 HD 为主。

非高分解代谢型 ARF：少尿或无尿 2d 以上，并出现下列情况之一时，应接受透析：

- 尿毒症症状：恶心、呕吐、精神症状；水钠潴留，水中毒，高血压。
- 高血钾（>6.5mmol /L），严重的代谢性酸中毒（血浆 HCO_3^- <15mmol /L）。
- 血 BUN >28.5 mmol/L（80mg/dl），血 Cr >442 μmol/L（5mg/dl）。

（2）慢性肾功能衰竭（chronic renal failure，CRF）：一般以内生肌酐清除率（Ccr）为标准，建议在 10～15ml/min 时决定开始透析时间，提高长期存活率。如 CRF 病人有下列情况时，应在 Ccr <15ml/min 时接受透析：

- 病情进展迅速，有严重的消化道症状、营养不良。
- 糖尿病、胶原性肾病；高龄或儿童特殊病人。
- 并发周围神经性病变或严重贫血（HCT <15%）。

$$\text{内生肌酐清除率(Ccr)} = \frac{(140 - \text{年龄}) \times \text{体重(kg)}}{72 \times \text{血清肌酐(mg/dl)}}$$

对女性,上式所得值应乘以0.85。

2. CRRT(含HF)

(1)血液动力学不稳定,低血压和严重水钠潴留,对HD不能耐受者。

(2)伴多脏器功能衰竭(障碍)重症、高分解需静脉营养疗法者。

(3)慢性心衰所致的高血压、容量负荷性心力衰竭和急性肺水肿。

(4)周围神经性病变、尿毒症性心包炎、药物和毒物中毒、高脂血症。

三、血管通路的建立

按病情急缓、有无可逆因素、其他血液净化需要等,行暂时性或永久性血管通路。

1. 暂时性通路

建立暂时性通路的方法有深部静脉置管术,直接浅表动静脉穿刺静脉法、切开中心静脉经皮置管法等。

深静脉置管一般选颈内、股静脉放置临时式单针双腔导管。其优点是:一次穿刺,同时提供两条血液通路,且保证血流量充分。

2. 永久性通路

建立永久性通路时,需按以下次序进行:自体内瘘—血管移植—隧道式(永久式)中心静脉置管。

人为地将相邻动脉与静脉吻合,并埋于皮下的通路称为内瘘。建立内瘘的目的是使动脉血分流入静脉,并使之逐渐动脉化,以满足穿刺和引流所需的足够血流量。血管一般从前臂的远端选起,如桡动脉与头静脉吻合或鼻咽窝血管吻合,以便失败后再逐级移向近心端。吻合方式有端—端、端—侧、侧—侧吻合。术后需静待内瘘“成熟”(一般需21d)后,方可作血透穿刺用。

建立内瘘的优点是:因重复穿刺,流量足够,故有较长的使用寿命,并且感染率低,与其他径路相比需要的干预处理最少,使用安全,因此它是目前最常用的方法之一。

当内瘘不能建立时,可选择血管移植或永久式单针双腔导管作深静脉置管。

通畅的血管通路是进行血液透析的基础,内瘘更被病人视为“生命线”,因此必须做好内瘘护理:

(1)除非紧急情况,内瘘必须“成熟”后方可使用。

(2)穿刺部位距离吻合口至少3cm,静脉点最好另选一条血管;必须用同一条血管穿刺时,最好相距7~8cm以上,以减少血液重复循环。

(3)力求一次穿刺成功,以免血肿压迫或机化而引起内瘘阻塞,并要经常变换穿刺点部位。

(4)内瘘侧手臂不能输液抽血,避免加压,包括量血压、侧睡、紧衣等。

(5)教会病人自我监测内瘘处杂音(震颤),一旦消失,立即报告医生或护士。

(6)教会病人正确采用压迫穿刺点止血法(分别为血管和皮肤的进针处)。

(7)保持内瘘侧手臂皮肤的清洁,避免搔抓,以免破溃感染造成静脉炎。

四、常见透析反应(并发症)管理

透析功能只起到单纯、部分替代的作用,因而我们将透析反应(并发症)分为透析即时和远期两种。若能及时发现和处理各种反应,能判断、预防在先,是无症状透析的前提;而对远期并发症的重视,则是提高病人的生活质量和长期存活率的基础。以血透为例,简述之。

1. 损伤性并发症

有局部出血、血肿;空气栓塞,气胸、血胸等,见于穿刺及置管术后。

2. 透析中即时并发症

(1)低血压:是 HD 中常见的并发症之一。表现为恶心、呕吐、胸闷、胸痛、乏力、出汗、头晕、肌肉痉挛,面色苍白,甚至一过性意识丧失等非特异性反应。可能与有效血容量减少,醋酸根离子对心血管的抑制作用,心功能差,低蛋白血症,膜的生物相容性差等有关。

处理:减慢血泵转速,头低脚高位,立即注入高渗液体(50%GS,20%甘露醇,5%碳酸氢钠等)或生理盐水(可重复使用),必要时使用升压药。

预防:纠正病人的贫血和低蛋白血症,醋酸不耐受者可改苏打透析或无醋酸生物滤过,并使用生物相容性好的透析膜。

(2)失衡综合征(disequilibrium syndrome,DS):主要反应在首次透析病人中。由于血脑屏障使脑脊液中的尿素氮等比血液中下降慢,导致血脑之间的渗透压差,使水分进入脑脊液,引起轻度脑水肿的一系列症状:头痛、恶心、呕吐、高血压、嗜睡、精神异常,甚至惊厥昏迷。发生在血透中后期或结束数小时内。

处理:充分合理的诱导透析,高渗溶液、短时透析疗法可预防 DS。

(3)恶心、呕吐:也是一种非特异性症状,发生率约为 10% ~ 15%。由多种因素引起,如低血压,DS,硬水综合征,对醋酸不耐受,高血压,脑出血的前驱症状,均可表现为恶心、呕吐。经处理后持续存在,应寻找病因,采取有效措施。

(4)首次使用综合征(first use syndrome, FUS):因使用新的透析器所致,常见在血透开始数分钟至一小时内:胸背痛,搔痒,咳嗽,流泪;发冷发热,甚至呼吸困难,心跳骤停。可能与环氧乙烷过敏有关。

处理:肾上腺皮质激素,或抗组胺药物。

预防:生理盐水充分冲洗,并选择相容性好的透析膜。

(5)其他:透析时高血压、头痛、心律失常、心肌梗塞、消化道或颅内等出血、发冷发热、肌肉痉挛、溶血、透析器破膜等,随单位透析时间的推移,因溶质和水的不断被清除而被诱发、激发。来势快,反应重,需要密切观察,及时发现,判断,处理,严防各种意外发生。

3. 远期并发症

主要为不能被清除的中大分子物质在体内蓄积而造成的病理生理改变。这些蓄积是缓慢、渐进的,一旦形成,是致病、致命的。

(1)肾性和透析性骨病:由于高血磷的刺激,致甲状旁腺功能分泌 PTH 亢进;分泌和蓄积使PTH过度升高,可直接引起肾性骨病:纤维性骨炎、骨质疏松、骨硬化症、骨代谢障碍等肾性骨营养不良等;此外,透析性铝骨病,是因含铝拮磷剂和长期透析用水中的铝积累而引起的骨病。

(2)淀粉样变:β_2-MG在体内的蓄积是导致淀粉样变最主要的原因。在骨和关节的沉积表现为腕管综合征(CTS)、破坏性关节病(DSA)、软骨下骨破坏和骨囊肿形成;在内脏的沉淀表现为肾结石、皮肤沉着、舌肥大和血管破坏引起出血。它随透析时间的延长而发病率增加,一般在透析7~10年以后开始发病。

(3)其他:不能被有效降解和排泄的自身分泌激素,如促皮质激素、胰高血糖素、生长激素等多肽类物质,在体内浓度升高,有可能产生"毒性"作用。另外,长期透析者各种相互渗透、作用,可影响机体全身各系统产生相应并发症,应予以重视。

(4)预防:充分高通量透析、药物和饮食控制是可行方法之一。

五、CRRT技术

1. 血管通路

泵的参与,使通路的建立更为顺畅,只要能提供足够的动脉压力差,并允许足够体外血液循环量的任何通路,均可认为合适。保证血流量200~300ml/min,高通量血液滤过时要求达500ml/min或以上。

2. 特点

模拟肾脏肾小球的持续滤过,更接近生理;对溶质和液体的清除持续缓慢地进行,血液动力学稳定;合成膜滤器,生物相容性好,可清除某些中、大分子炎症介质。

3. 换途径

(1)前稀释法:在体外封闭的循环血路中,将置换液从血滤器前输入(即动脉端)的方法,称前稀释法。血液进入滤器之前已被置换液稀释,这使滤器内的血流阻力小,但血液稀释后物质清除率降低,为达到相同的清除率,需增加置换液量的10%~18%或更多;

(2)后稀释法:置换液从血滤器后(静脉端)输入的方法,称后稀释法。此时稀释的是全身的血液,滤器中血流阻力较前稀释大,易发生凝血;但物质的清除率与滤过液的流量相当,故无需增加置换量。

4. 换液液量(filtrer replacement fluid,FRF,ml/h)的设定

FRF=超滤量(URF)+液体排出量(OFO)-总静脉输液量(TIV)

±需要液体平衡(DFB)

除按上述公式设定FRF外,还应考虑残余肾功能(按尿素生成率计算)。

5. 注意事项

由于截留分子量大,在清除溶质时,CRRT(包含HF)比HD更易丢失多种营养物质,如HF 5h可丢失蛋白质10g、氨基酸6g、葡萄糖20~30g,此外还有某些激素、水溶性维生素等(称丢失综合征),应注意及时补充。

6. 并发症

参见"血液透析"。

六、透析病人的饮食管理和健康教育

合理规律的饮食是保证终末期肾病(end stage renal disease,ESRD)病人营养、减少和延缓并发症的有效措施之一。如低磷饮食有助于减少 PTH 的分泌;膳食热量过高过低,导致心血管的并发症和营养不良;透析病人因其特殊性,往往成为营养不良的高危人群。所以除保证热量外,蛋白质的合理摄入、保持氮平衡也是重点管理的内容。

1. 营养不良的评估指标

可通过某些客观生化,如白蛋白、前白蛋白、转铁蛋白、血清胆固醇水平,低肌酐指数、低血清肌酐浓度及主观参数:综合营养评估法(subjective global assessment,SGA)、饮食访问和日记法等进行性评估。评估时应全面考虑有无感染、水肿、铁缺乏,甲亢、甲旁亢全身情况等。营养不良程度评定,一般分轻度、中度、重度。

2. 健康教育

健康教育的目的主要是帮助病人树立配合治疗、加强营养的正确观念,了解和学会自我调配合适的食谱。

(1)纠正病人透析和非透析保守治疗阶段的饮食习惯和观念,从主观上配合改善营养。

(2)积极治疗潜在可逆的或可治疗的合并症,配合充分透析,加强营养。

(3)保证在摄入优质蛋白质、能量的同时,做到四限:限水、限钠、限钾、限磷补钙。

(4)学会自我调配最佳食谱。透析病人蛋白质和能量摄入推荐量:每日蛋白质 1.2 ~1.5g/kg(3 次/周,HD),或 1.0 ~ 1.2g/kg(2 次/周,HD),每日热量≥146. 5kJ/kg,脂肪占总能量的 30% ~40%。考虑残肾功能、身高、劳动量,可为病人初拟一份个性化的膳食单,应尽可能避免书面化语言,避免抽象(表 2-3-1)。

表 2-3-1 每 100g 食物中蛋白质等含量

名称	蛋白质含量(g)	钾(mg)	磷(mg)	名称	蛋白质含量(g)	钾(mg)	磷(mg)
蛋	14.7	60.0	210.0	鲫鱼	13.0	276.0	203.0
全鸡	21.5	340.0	190.0	枣(干)	3.3	430.0	94.0
牛乳	3.3	157.0	93.0	大米	6.9	172.0	200.0
瘦猪肉	16.7	330.0	103.0	苹果	/	110.0	9.0
牛肉	20.1	489.0	170.0	黄豆	36.3	150.3	571.0

第二节 腹膜透析

腹膜透析(简称腹透)是利用自身腹膜作半透膜,将无菌的腹透液输入腹腔内达到清除毒素和多余水分的目的,是血液净化技术中的一种。

腹透远比血透应用早,其与血透相比的优势是·血液动力学稳定;病毒性肝炎发生机会少;对中大分子的清除是血透的 5 ~8 倍;保护残肾功能优于血透;操作简单、安全,容

易掌握;家居透析省时省费用等。但由于过去腹透在连接系统及腹膜失超滤方面的原因,影响长期存活率,使之一度成为第二方案。直到现代腹透技术的发展,使连接系统、腹透液和置管术等得到充分改进和优化,腹透才又重新被人们认识。

一、腹透的生理基础

1. 腹膜面积和腹腔容量

人体腹膜总面积为 $2.2m^2$,大于两肾的总滤过面积 $1.5m^2$;正常成人能容纳 2L 液体而无明显呼吸困难。

2. 丰富的毛细血管

毛细血管是进行溶质交换清除的主要场所;丰富的淋巴管相互形成网络,也构成一个调节回流系统。

3. 腹膜组织结构

腹膜组织由间皮细胞、间皮下结缔组织(基膜、间质、血管和淋巴管)组成,它们共同构成了透析膜屏障,具有基本的生理功能,包括分泌功能、吸收功能、再生功能和防御调理功能;能够防止纤维蛋白在腹腔内沉积,防止腹膜硬化;并具有通过弥散和超滤,将溶质和水分转运、清除等功能。因此,当膜屏障发生改变,如急性腹膜炎、腹膜纤维化时,即改变了腹膜的转运功能。

4. 超滤、失超滤

当每吸收 1g 葡萄糖至少产生 5.5ml 超滤液时,可认为超滤充分;若每日腹膜净引出液量连续减少(并在 4.25%高渗葡萄糖情况下),即为失超滤。失超滤与腹膜长期受非生理性腹透液刺激有关。

二、现代改良腹透技术

1. 缓冲碱

缓冲碱直接决定腹透液生物相容性的好坏。醋酸盐可引起硬化性腹膜炎;乳酸盐的显著缺点是非生理性的低 pH 值(4.5 ~6.5),对腹膜细胞活力及功能有损害作用,需经过肝脏代谢,加重肝脏负担及抑制心血管系统等。现代改良腹透技术中采用的双腔透析袋,解决了碳酸氢盐使用时钙镁盐沉淀的问题,提高了生物相容性。

2. 腹透导管

标准的慢性导管为改良双 Cuff 曲管和软管两种。双 Cuff 的设计,方便了成纤维细胞的长入,有助于导管固定,对微生物沿管壁入侵构成屏障。导管分别置于腹内段(植于腹腔内侧段,为第一 Cuff 处)和皮下隧道段(相距第一 Cuff 3 ~6cm 处)。这种设计既减少了管子的移动、漂浮和网膜的包裹;还可通过改变出口位置,减少感染。

3. 连接系统

连接系统指连通腹腔内部(无菌)和外部(有菌)的装置,主要部件为钛接头(有预防感染和电解的作用)和腹透液交换进出管(包括直型、"O"型、和"Y"型管)。一次性"Y"型管由于摒弃了反复使用的连接管和消毒液,越来越受到重视。它将连接口的数目降至最低,使感染率明显下降。

4. 置管术的改良

(1)采用皮肤切开法而不用穿刺法。

(2)新法处理双 Cuff:腹膜内荷包结扎第一 Cuff,第二 Cuff 穿越皮下隧道,种植于距皮肤 0.5 ~ 1cm 内。

(3)出口的处理:有人甚至将出口埋在皮下隧道内 4 ~ 6 周后,再重新穿出皮肤开始透析。据称,这种方法能有效地降低腹膜炎发生率。

三、改良腹透置管护理

1. 术前护理要点

防治腹内压增高。注意术前有无腹腔感染和携带金葡菌,并及时纠正便秘。

2. 术后短期护理要点

(1)术后 1 小时进行腹腔冲洗。

(2)保持伤口干燥、清洁,如无过多出血、渗液,1 周内不要更换敷料或处理伤口。

(3)导管制动:术后 3 ~ 4 周内尽量不要移动导管,减少对导管及出口的操作。

(4)减少腹腔内压,防止渗漏。置管至少 2 周后,才能开始持续性不卧床性腹透(CAPD)。

3. 出口处长期护理要点

(1)每天清洗出口并擦干,保持清洁;定期淋浴洗澡,但要避免导管出口被浸泡。

(2)每天检查导管出口处,完全愈合后可不用纱布覆盖,但需保持出口干燥。

(3)固定腹透管,动作要轻柔,不要随意牵拉并避免损伤腹透管。

四、腹膜透析处方

(1)持续性不卧床性腹透(CAPD):这是最常用的一种腹透形式,一般 4 次/d,每次 2L 或 2.5L,夜间一次停透。

(2)持续循环性腹透(CCPD):白天留置 2L,夜间接循环机。

(3)间断腹透(IPD):用于治疗期,与腹腔排空交替,每天多次(10 ~ 20 次)、短时(保留 45min),每周 3 ~ 4 次。

(4)间歇性腹透:有白天放空、晚上接腹透机 8 ~ 12h 的夜间间歇腹透(NIPD)和与此相反的白天不卧床腹透(DAPD)。该法用于腹膜平衡试验高转运或高平均转运的病人。

(5)潮式腹透(TPD):循环机反复注入少量的透析液,然后每次只放出 50%透析液,停留 4 ~ 6min 后重复透析,这样可使透析液与腹膜一直保持接触。每 8 ~ 10h 用透析液 26 ~ 30L,透析后全部放空。

五、腹膜转运功能评估

因不同病人或同一病人在腹透的不同阶段,其腹膜特性均可不同,故需对每个腹透病人的腹膜转运功能进行跟踪评估,以了解其生物膜的功能状态,指导调整透析方案。

1. 腹膜平衡试验

通过腹膜平衡试验(peritoneal equilibration test, PET),可从以下几方面对病人的腹膜功能进行评估。

(1)高转运:腹膜通透性增加,对葡萄糖(渗透剂)吸收快;腹膜平衡快;水超滤下降,肌酐清除能力仍强;可调整为短时(<3h)DAPD 或 NIPD。

(2)高于平均值:说明腹膜对肌酐及脱水作用适中,继续标准 CAPD。

(3)低于平均值:腹膜平衡作用慢,水超滤高于平均值,肌酐清除低于平均值。根据残肾功能改大剂量(高容量)CAPD。

(4)低转运:能维持较大超滤量,但肌酐清除能力低,可增加透析剂量、灌注量或改为血透。

2. 标准腹膜透析分析(SPA)

SPA 是在 PET 基础上发展、改进而来的。应用 SPA 可以得到很多有关腹膜功能的相关信息,有助于发现引起超滤衰竭或失超滤的原因。

六、常见腹膜透析并发症的观察

1. 急性并发症

除腹痛、出血、腹透液渗漏、高血糖等代谢性并发症外,常见为导管功能障碍:皮下隧道内导管扭曲、荷包过紧、导管移位、大网膜包裹、纤维蛋白堵塞等,需及时处理。

2. 远期并发症

远期并发症,如透析性骨病和淀粉样变、透析性慢性丢失综合征、全身各系统慢性病变等,与所有长期透析者同;其他可见腹膜炎、腹膜硬化、腹膜三型失超滤,以及特有的背痛、腹疝(背负腹透液之故),等等。

Ⅰ型腹膜失超滤:指在炎症、葡萄糖、消毒剂作用下,促某些炎症介质的释放,使腹膜通透性增加——对葡萄糖吸收过快,浓度梯度消失。此种超滤率降低称为Ⅰ型,可逆。

Ⅱ型腹膜失超滤:指因腹膜硬化、粘连及钙化导致有效腹膜面积减少,腹腔容量减少,腹膜转运功能降低,超滤率下降。此型不可逆。

Ⅲ型腹膜失超滤:指超滤衰竭和溶质无改变或平均转运。此类超滤衰竭是由于置管不正、液体漏出或过度淋巴回吸收所致。此型当问题解决后为可逆,可继续腹透。

七、透析病人的饮食管理和健康教育

见血液透析。

思考题

1. 酒精中毒者应用何种血液净化方法?为什么会产生淀粉样变和肾性骨病?

2. 现代腹透改良技术有哪些基本概念?双 cuff 导管的改良有何意义?

3. 比较血液透析与肾脏功能的部分替代含义(从血透的次数、清除毒素的种类、肾脏功能等考虑)。

4. PET 是临床上监测腹膜转运功能好坏,并用来指导、调整腹透常用的指标,试解读它的含义。

参考资料

1. 陈香美. 现代慢性肾衰治疗学. 北京：人民军医出版社，2001.
2. 马鸿杰，刘梅. 临床血液透析学. 天津：天津科学技术出版社，2001.
3. 陈灏珠. 实用内科学（第10版）. 北京：人民卫生出版社，1997.

（盛清娅）

第四章 器官移植与护理

学习目标：

- 了解器官移植基本概念。
- 掌握肝、肾移植及其围手术期处理。
- 熟悉胰腺、心脏、小肠移植及其围手术期处理。

目前，器官移植作为一种公认的治疗终末期脏器疾病不可替代的医疗方法，正处在一个飞跃的发展时期。按照国际上的最新观点，在21世纪，随着相关技术的不断突破，将有1/3疾病的治疗与器官移植有关。

第一节 器官移植概论

一、器官移植定义与分类

1. 定义

器官移植是指将一个有活力的器官，运用手术完整地移植到身体的某处。被移植的器官称移植物，献出移植物的个体称供体，接受者称受体或宿主。

2. 分类

(1)按照供、受体的性质，移植可分为：自体移植、同质移植、同种异体移植、异体移植。

(2)将供体器官移植到受体体内该器官的原解剖位置，称原位移植；移植到另外部位，称异位移植或辅助移植；如果移植位置在原位附近，称原位旁移植。

(3)器官移植属于活体移植，而不是支架移植。支架移植物的作用是提供支持性的基质和解剖结构，同时刺激受体，产生同类细胞长入而实现定居，如血管、软骨、腱或筋膜等。

(4)以手术的操作分类，器官移植属于吻合移植，与游离移植及细胞输注移植不同。

(5)以移植器官数量分类，分为单、双及多脏器移植。多脏器移植指一次同时移植3个或更多脏器，其中包括器官簇移植。器官簇移植(cluster transplantation)指多个器官保持原有的解剖关系整体移植，它拥有一个总的血管蒂。

二、移植器官的保存

经手术切取的、已无血液供应的移植器官，在35～37℃常温状态下，会由于热缺血而致短期内死亡，目前遵循“低温”保存的原则延长移植器官的存活时间。移植器官经过特制的器官灌洗液(0～4℃)快速灌洗,可将血液尽可能冲洗干净。然后将其保存于2～4℃低温灌洗液的容器中,直至移植,这一时段称为冷缺血时间,因此要尽快将移植器官由热缺血状态转变为冷缺血状态。目前通用的是冷贮存法,也称单纯低温灌洗保存法。例如肝移植术中原位重力灌注,即先将切取的供者脏器以特制冷溶液(0～4℃)进行短时冲洗,使其中心温度降到10℃以下,再保存于2～4℃溶液中,直到移植。灌注液与保存液可以相同,关键是保存液。目前最常用的灌注液和保存液是Collins液与UW液。

三、排斥反应

同种异体器官移植术后必然会发生排斥反应,临床上一般将其分为三类:超急性、急性和慢性排斥。该分类并非单纯时间上的概念,而是包含着不同发生机制、临床和病理组织学上的差异与特点。病理检查是区分排斥反应的唯一金标准。

1. 超急性排斥反应

发生在移植术24h以内,甚至在手术中吻合血管完毕、血流恢复灌注移植器官后的几分钟或几小时内,是一种体液性的免疫排斥反应,由于移植物的抗原和受体血液循环中的抗体之间发生对抗所致。临床表现如移植肾迅速变为紫绀色,肿胀,功能很快衰竭,病人突然血尿、少尿或无尿。

2. 急性排斥反应

发生在移植器官功能恢复后。往往在移植术后几天或1～2周内首次发作,经免疫抑制措施予以逆转后,仍然可以在手术半年后多次重复出现。该类排斥反应系细胞免疫,是移植器官细胞的HLA抗原和受者的致敏T淋巴细胞之间发生特异性免疫对抗所致,最早发生的时间约在移植术后的4～14d内。肾移植临床表现有:尿量减少,体重增加,发热,肾区肿痛,血压升高。

3. 慢性排斥反应

一般发生在移植术几个月以后,但也有在几周内发生的个别病例。主要症状是进行性移植器官功能的缓慢减退,以至丧失。肾移植慢性排斥反应的主要症状是渐进性肾功能损害,血Cr逐渐升高,并伴有蛋白尿、高血压、贫血等3个主要症状。

四、供受者的选择

1. 免疫学选配

引起移植物受到排异反应的抗原称为组织相容性抗原,也称移植抗原。人类移植抗原主要由ABO血型抗原与HLA抗原组成。机体各类组织细胞含有不同类别的组织抗原,其中以白细胞、血小板含量最丰富。为了提高移植物存活效果,施行同种异体器官移植手术前,对移植物进行严格的免疫学选配至关重要。最理想的移植物为同卵孪生的同胞间,次之依次为异卵孪生兄弟姐妹、父母、血缘相近的亲属,再次为无血缘关系的尸体供者。常用的免疫学选择方法有以下几种:

(1)ABO血型相容试验:移植手术前,首先检测移植物与受者的红细胞血型是否相容。最佳选择是供、受者血型相同,但也可以根据输血的原则要求施行。

(2)微量淋巴细胞毒交叉配合试验:淋巴细胞毒交叉配合试验如同ABO血型相容试验一样重要,若移植物与受者淋巴细胞毒试验为阳性,应视为移植术禁忌证。

(3)HLA配型:HLA配型在器官移植中有很重要的作用。移植肾脏的长期存活与供、受者HLA抗原,特别是HLA-DR抗原相容程度密切相关。

2. 供体的选择

供者不宜超过55~60岁,无高血压、血管性疾病、血液病、肝炎或恶性肿瘤等疾病,无全身性感染或局部化脓性疾病,心、肝、肾功能良好,体重、身体、移植器官体积与病人相仿或略小等。

五、免疫抑制治疗

1. 免疫抑制剂

没有现代免疫抑制剂的应用与发展,就没有器官移植发展的今天。

(1)常用的免疫抑制剂:

硫唑嘌呤(azathioprine,Aza,1961):曾经是实质性器官移植中抗免疫排斥的主药,主要作用是骨髓抑制。其毒性作用以中毒性肝炎为常见。

皮质类固醇激素(1963):是实质性器官移植中抗免疫排斥最先使用的药物,现在依然是许多免疫疗法的基础药物。最常用的有强的松(prednisone, Pred)、强的松龙(prednisolone)、甲基强的松龙(methylprednisolone,Mp)。

环磷酰胺(cyclophosphamide,CPA,1971):常作为骨髓移植的术前准备用药。

环孢素A(Cyclosporin A, CsA,1978)及赛斯平(Cyspin,1990):Cyspin与CsA在体外和体内的对照研究结果表明,Cyspin的药物动力学、免疫抑制作用以及毒副作用均与CsA相同。

霉酚酸酯(mycophenolate mofetil,MMF;商品名Cellcept,注册名骁悉):Cellcept是一种新型的免疫抑制剂,与CsA和FK506、强的松等联合应用具有抗排斥反应的效果,而无明显的肝、肾及骨髓毒性作用。与CsA合用呈正相关,但不增加毒副作用。联合用药既可减少CsA的用量,保持足够的免疫抑制治疗效应;又可避免高剂量CsA所引起的肾毒性作用及其他并发症。动物实验可致畸,妊娠时禁忌服用。

普乐可复(FK506,Prograf,1989):普乐可复是从土壤放线菌酵解产物中提取的一种大环内酯抗生素,在体外研究所显示的多种生物活性中,最突出的是免疫抑制作用。与CsA相同,FK506作用于T细胞活化的G_1期初期,抑制T细胞受刺激后伴随而来的Ca^{2+}依赖性信号传递。1989年,Starzl首次将FK506用于临床肝移植。环孢素A和普乐可复不能同时使用。经随访观察,99.8%同时使用该药的病例至少出现一种以上肾、神经毒性及感染、过敏、高血压等副作用。与CsA相比,FK506具有有效剂量小,即可预防又可治疗免疫排斥反应,特别是对常规免疫抑制治疗无效的正在发生的排斥反应,同时具有对抢救性治疗及顽固性的排斥作用有效等优点。如今,同种肝移植领域中,FK506已成为选择应用最多、效果最佳的免疫抑制剂。

(2)淋巴细胞系列制剂:

- 抗胸腺细胞或抗淋巴细胞球蛋白(ATG或ALG,1966):是将人的胸腺细胞或淋巴细胞去致敏后在马、羊、猪或兔胸腺中提取，属于多系抗淋巴细胞抗体。ALG 的变态反应不常见，但为防止和减轻使用过程中出现的发热与寒战反应，一般还是在给药前静注异丙嗪。

• 单系抗体：抗人淋巴细胞及其亚群（表面抗原决定簇）的单克隆抗体。其中最先使用的 OKT3，为 IgG_{2a} 系列的鼠单克隆抗体。OKT3 能阻断全部 T 细胞的功能，应用于治疗顽固性排斥反应，或预防排斥反应。

2. 临床用药原则与方法

各类免疫抑制药物的联合应用，目的是获得最大抑制效能而又最大限度地减少其有害的副作用。目前各器官移植中心多采用二联或三联免疫抑制剂治疗方案。常用的二联用药是环孢素 A 和皮质类固醇激素联合应用，如果再加抗淋巴细胞球蛋白，习惯称为三联用药。目前，环孢素 A、普乐可复已成为主要的免疫抑制剂，常加小剂量激素和（或）骁悉，在难治性排斥反应时多联用 OKT3，成为新三联或四联用药。

根据用药和排斥反应发生的时间，可分为预防用药、冲击用药和维持量用药三种。目前，大多数人主张免疫抑制药物应终身服用，以防止移植术后处于稳定状态的病人再发生排斥反应。一般主张维持量应控制在最小的有效剂量。

CsA 与 FK506 都需定期检测其谷值浓度，并根据临床表现和术后时间调整剂量。此外，部分抗生素、抗真菌药物、抗痨药物等能影响两者在体内的吸收和代谢，从而影响其血浓度，加重其肾损害。所以，器官移植病人最好能在专科医生的指导下用药。

六、器官移植术前准备与护理

1. 病人准备

（1）密切观察病人言行，予以心理护理。病人长期患病，面对即将进行的器官移植产生的心理反应不尽相同。在与病人接触过程中，应细心观察，亲切交谈，并根据病人的文化水平、气质、性格及家庭、社会环境等，因势利导，使其减少恐惧感，增强手术信心。

（2）对术后的监护治疗予以说明。有条件者，可请移植后的病人现身说法；让待移植的病人参观术后监护室的环境。

（3）术前预防各种感染，采取必要的隔离措施，遵循无菌操作的原则。

（4）术前常规检查包括体格检查与辅助检查，以了解病人全身情况，同时注意有无感染病灶。

（5）加强病人营养。增加高蛋白饮食，适当限钠，纠正贫血与低蛋白血症。

（6）术前皮肤准备，配血，肠道准备，灌肠，准确、及时地给予围手术期用药（麻醉前用药、免疫抑制剂、术前抗生素）。

2. 监护病房及仪器准备

按监护室要求，布局仪器设备与具有层流装置的房间。

3. 护理人员配备

配备相对固定的护理人员，了解护理治疗全过程，制定完善的护理计划，明确职责，确保术后护理治疗工作的开展。

七、器官移植术中监护与护理

- 手术室及其移植手术器械的准备。
- 一套相对固定的手术室护理人员班子。
- 移植手术相关的独特的药品与用品的准备。
- 术中的心理护理。
- 术中生命体征的监测,对多功能电脑输液泵、电热毯、降温毯的熟练应用。
- 及时、正确地执行医嘱。

八、器官移植术后的监护与护理

1. 术后病人的交接

病人来到之前准备好监护仪器的电极、探头和换能器,接好各种管道和引流设施,做好收治病人的准备。交接病人后,迅速连接各种监测设备,立即实施多项监护,并按医嘱及时采集血、尿等标本送检。组织特别护理,对循环系统、呼吸系统和内环境稳定状态(内稳态)进行重点系统监护。

2. 呼吸系统监护与护理

(1)术后对呼吸系统的支持是机体移植术后维持心血管系统功能稳定的前提。大多数脏器移植术后离不开呼吸机的支持。

(2)术后血气分析和同步电解质测定,判断酸碱失衡、缺氧、二氧化碳潴留程度,据此选择呼吸机治疗的模式和给氧浓度,结合病情脱机,直至拔管。

(3)呼吸机支持期间,予以吸痰,保持气道通畅。拔管后鼓励病人咳嗽排痰。

3. 循环系统监护与护理

(1)严密监测血液动力学指标。

(2)移植病人(除肾移植病人),均应放置中心静脉置管,通过测定中心静脉压(central venous pressure,CVP)估计右心功能和有效循环量,对调节输液量和输液速度、指导强心剂和利尿药的应用有很大价值。甚至利用肺动脉漂浮导管(Swan-Ganz 导管),对病人的循环状态作出全面评价。

(3)掌握基本血管活性药物的使用要求与注意事项。

4. 泌尿系统监护与护理

(1)记每小时尿量,尿液每小时不少于30ml,直至病情稳定。

(2)早期每天的尿常规、尿培养及肾功能检查,必要时尿比重检测。

(3)妥善固定导尿管,尿道口每天予以两次清洁护理。

5. 营养支持

对于病程较长的病人,要考虑静脉营养支持,及时恢复肠内营养。

九、术后并发症及护理

1. 感染

感染是导致移植病人死亡的主要原因之一。术前的感染、术后免疫抑制剂的应用、大量广谱抗生素的应用，以及医源性操作，均是感染的原因。医务人员对病人防止感染的护理贯穿术后全过程。

（1）严格执行病室消毒隔离制度，遵循无菌操作原则。

（2）严密监测感染征象，病人一旦出现发热及分泌物的变化，及时予血常规检查，血、尿、大便、咽拭子、痰、切口分泌物细菌及真菌培养加药敏试验，同时排除病毒的感染。

（3）预防肺部感染，协助翻身、叩背；予以雾化吸入，鼓励咳嗽，观察痰液变化。

（4）定时口腔护理，观察口腔黏膜变化，每周 1 ~ 2 次咽拭子、痰细菌及真菌培养。

（5）重视术后的肺部 X 线检查。

2. 排斥反应

同种异体器官移植术后必然发生排斥反应。不同的排斥反应有不同的发生机制及病理组织学差异，加上脏器的不同，临床上有不同的表现。因此护理人员首先要加强自身的理论学习，了解并掌握不同脏器各个排斥反应的主要临床症状与体征，加强对术后病人的观察，及时发现，及时处理。细针穿刺活检术是及时发现排斥反应的金标准。

3. 血管并发症

血管并发症是移植术后预后最差、处理棘手的并发症。最终会导致移植物功能丧失，甚至死亡。由于其临床表现不典型，最后需靠多普勒超声波检查、磁共振、血管造影、同位素等检查帮助诊断，并根据病情制定治疗方案。

4. 消化道出血

引起胃肠道出血的原因很多。既往的消化性溃疡、胃炎等是常见原因，此外还包括术中、术后大剂量激素的应用与治疗急性排斥反应时激素的冲击，不可控制的应激反应，凝血功能的障碍以及移植术后吻合口出血等，因此术后应常规应用胃黏膜保护剂与抗酸类药物。观察胃肠减压引流液与大便性状、颜色的变化，了解血色素变化，有助于尽早确诊，及时处理。

5. 高血压

许多因素与术后高血压有关，免疫抑制剂（包括激素）的应用是主要原因。可使用钙离子通道阻滞剂，合适的免疫抑制剂剂量浓度，以及通过降低体重、锻炼、低盐饮食等方法控制血压。

6. 肾功能不全

与术前、术后肾功能的低下，术中休克，术后移植物无功能、排斥，以及免疫抑制剂的肾毒性等有关。因此，定期检测肾功能很重要。

7. 恶性肿瘤

器官移植术后发生的恶性肿瘤以淋巴瘤最多，与未作器官移植的淋巴瘤病人临床表现不同，孤立的或多发的病灶发生在淋巴结以外的部位，如脑、肺和软组织，而发生在淋巴结的情况非常少见。有提到肾、肝、心和心肺移植的病人采用减少或停用免疫抑制剂获得治疗淋巴瘤成功的个例报告，也有提到对局部肿块采用切除或放射治疗的情况。

8. 神经系统并发症

在病人术前肝脏功能障碍的影响、术中麻醉的作用、术后的焦虑及大剂量免疫抑制剂应用造成的神经毒性共同作用下，病人会出现神经精神症状。轻微的如感觉过敏、头痛、失眠及震颤等,严重的包括癫痫发作、昏迷、精神病和脑病等。应在排除器质性或代谢性脑病的基础上,予以心理的疏导及护理,加强看护,防止意外。

9. 代谢性并发症

与术后免疫抑制剂(包括激素)的应用有关。如高脂血症、糖尿病等,改变饮食与生活方式是主要方法。

十、出院指导

针对移植术后病人面临的感染、药物并发症及排斥反应这三个最棘手的问题,痊愈出院后的复诊、随访工作已成为国内外同行共同关注的课题。加强术后随访,在心理因素、工作、学习、饮食、婚姻、生育等多方面加强指导,不断改善移植术后病人的生活质量和生命质量,已成为移植治疗全过程的一个重要环节。

第二节　肾移植

一、适应证与禁忌证

1. 肾移植(renal transplantation)适应证

尿毒症原发病因及其他病因的病人。其中最常见原发病是:慢性肾小球肾炎、慢性肾盂肾炎、慢性间质性肾炎、囊性肾病、原发性肾小球疾病、高血压性肾硬化等。以上疾病占全部接受肾移植病人总数的95%。

2. 绝对禁忌证

全身情况极差,不能耐受手术者;有急性感染病灶存在的病人;活动性结核病;未治愈的溃疡病病人;肝炎或肝功能不全病人。

3. 相对禁忌证

乙型肝炎表面抗原阳性;严重贫血未纠正之前;心功能不全,常以心胸比≥0.55为界,心功能代偿在三级以下(含三级);下尿路梗阻未纠正以前;肺功能不全、严重肺部疾病未纠正以前。

二、肾移植手术技术

1. 手术步骤

供肾的摘取—灌洗—修整—植入。

2. 取肾方法

由于供肾的来源不同,需采用不同的取肾方法,通常分为活体取肾法及尸体取肾法两种。但是,由于对“死亡”观念上的不同,实际上又可分为三种取肾方法:

(1)亲属或活体献肾者的肾脏切取,这种活体取肾法只取一只肾脏。

(2)脑死亡情况下取肾。

(3)心跳停止情况下取肾,由于呼吸和循环停止,要求迅速切取两只肾脏。

后两种均称为尸体取肾法,但方法不同。

3. 植肾术方式

原位肾移植;异位肾移植(无论左右供肾,首次移植选放右侧髂窝);下腰部肾移植。最常见的异位植肾术分三个步骤:切口及髂窝血管显露,血管的吻合与输尿管的再植。其中先行肾静脉与髂外静脉端侧吻合,再行肾动脉与髂内动脉端端吻合。

三、围手术期处理

1. 肾移植术前准备

(1)肾移植病人的准备:①透析,②输血,③移植前的手术,④组织配型的其他要求分为亲属供者及尸体供肾两种。

(2)活体供者的术前准备:活体供者多为受者的亲属,应严格按照相同组织配型的要求;系统的体格检查;实验室检测;特殊检查(排泄性尿路造影,肾动脉造影);首选供者的左肾。

2. 肾移植术后的监护与护理

术后安排在消毒隔离病室内,除一般的护理外,应予以下处理:

(1)病人平卧,患肢髋、膝关节各屈曲15°~25°,术后5d内禁止下床活动,上下床动作应慢,不要长时间坐及蹲。

(2)监测体重每天1次。

(3)检查尿常规、比重;取中段尿予以细菌、真菌培养,每天1次。如无特殊情况,导尿管于术后72h内拔除。导尿管放置期间,需每天清洗尿道口分泌物,拔除导尿管后用消毒药水浸泡阴茎,女性病人清洗会阴,并常规服用氟哌酸以预防尿路感染。拔除留置导尿管之前记每小时尿量,并记录24h出入量。

(4)按医嘱予以环孢素A浓度水平测定,根据浓度的变化调整用药情况。

(5)辅以温和泻剂,确保大便通畅。早期可给予少许饮食,以清淡、高蛋白为主,并多进流质。

(6)切口引流管的处理:观察引流液的性质、量,排除病人出血倾向、创伤渗出、淋巴液积聚、尿外渗等情况。有利于及时了解术后创口的变化并及时处理。一般可于术后48~72h拔除引流管。切口分泌物及时细菌培养。

(7)尿量观察与处理:尿量是观察移植肾功能的重要指标。应特别注意肾移植术后有无少尿或无尿。移植术后倘若病人尿液少于每小时30ml,应首先考虑到全身血容量问题。此时可在短时间内增加输入液量。若尿量随之增加,则可认定为输液不足。调整输液速度,待血容量补足后再予以速尿等利尿剂。若经以上处理后,尿量仍不增加,而且血压有上升趋势,则应减慢输液速度,甚至暂停输液,并进一步寻找少尿或无尿原因。如:

肾后性梗阻:可能由于输尿管-膀胱吻合口水肿、狭窄;输尿管扭曲或受压等引起。可通过放射性核素扫描、B超或大剂量排泄性尿路造影等检查得以诊断,并采取相应措施予以尽快纠正。

尿外渗:出于输尿管-膀胱吻合口有渗漏,或因输尿管过短,输尿管一侧吻合口因张力过大而致撕裂;或因输尿管血供障碍致使输尿管坏死而发生尿渗漏。可通过局部穿刺

液的实验室检查、B超以及排泄性尿路造影等检查得以证实。宜采用积极的手术探查。

移植肾动、静脉栓塞：需经放射性核素肾图、彩色多普勒血流显象仪或经皮穿刺肾动脉造影检查。如果诊断明确，手术探查处理及时，移植肾可能得以保留。

急性肾小管坏死：常因取供肾技术失误、供肾保存不良、温缺血时间过长等因素造成，通过细针穿刺或肾穿刺活检得以确诊。一旦诊断成立，病人需经血透或腹透过渡。

急性排斥反应：临床表现以及有关实验室检测数据均有助于急性排斥反应的诊断。诊断需采用细针穿刺、肾穿刺活检组织学以及免疫荧光检查。逆转急性排斥反应可首先使用大剂量激素冲击治疗，也可根据病情演变而使用ALG、OKT3。

维持水、电解质平衡：由于病人术前有不同程度的水钠潴留，血尿素值增高引起的渗透性利尿，术中使用甘露醇和利尿药物，以及供肾因低温保存受损而影响肾小管重吸收作用等因素，术后24 h内病人大都出现多尿现象，每小时尿量可达800～1200ml以上，尿液电解质测定大多为钠、钾排出增高。在此期间如处理不当，必定会引起低血钾或低血钠综合征，以及严重脱水等并发症，甚至危及病人生命。

四、术后并发症观察与护理

除第一节概论所叙，尚有以下外科并发症：

1. 切口感染

三大诱因为伤口血肿、尿漏与淋巴囊肿。尽可能及时发现切口的红肿热痛，对症处理。

2. 淋巴囊肿

囊肿液的实验室检查有蛋白质含量高，乳糜试验阳性。

3. 移植肾自发性破裂

为术后早期严重并发症之一。Lord提出的移植肾区疼痛、低血压和少尿三联症，可作为诊断依据。急性排斥反应、早期的起床活动及腹压增加是主要诱因。

4. 伤口血肿

术后伤口渗血较多或局部肿胀，有必要B超检查。

5. 尿外渗与尿路梗阻

通过对尿量及伤口渗出的观察帮助诊断。静脉注入靛胭脂后伤口引流液或渗液呈蓝色，可帮助诊断尿外渗。

五、摘除移植肾适应证

(1)超急性排斥反应。

(2)治疗不能逆转的加速性和急性排斥反应。

(3)慢性排斥反应丧失肾功能而尚有血液供给的移植肾。

(4)并发致命的肺部感染、肝功能障碍和移植肾自发性破裂出血。

(5)肾动脉狭窄及移植肾结石梗阻治疗无效者。

第三节　肝移植

一、适应证、禁忌证及危险因素

1. 肝移植(liver transplantation)适应证

①肝硬化,②静脉引流性病变(Budd-Chiari 综合征、肝小静脉闭塞症),③代谢性疾病(Wilson 病糖原累积症型、α-抗胰蛋白酶缺乏症),④肝脏肿瘤,⑤暴发性肝功能衰竭,⑥其他(成人多囊肝病、原发性硬化性胆管炎、胆管闭锁、自身免疫性肝炎)。

2. 合并以下疾病为绝对禁忌

①HIV 阳性,②肝外恶性肿瘤,③严重的心伴肺疾病,④未控制的全身感染,⑤其他脏器功能衰竭,⑥心理学方面的不适应。⑦明显黄疸,大量腹水及远处转移的肝癌。

3. 危险因素

年龄偏大,肌营养不良,昏迷,腹水,活动性出血,既往腹部手术史。

二、目前肝移植方法与手术技术

1. 肝移植方法

①原位肝移植,②辅助性肝移植,③肝细胞移植,④异种肝移植。

2. 肝移植手术技术

原位肝移植(orthotopic liver transplantation)指切除受体病肝,将供肝植入受体原肝部分。其中标准式肝移植术包括供肝切取及修整,受体的体外静脉转流术,病肝切除及供肝的植入等步骤。除了经典原位肝移植术外,近年来新的适用性肝移植术常用术式有以下几种:

(1)减体积性肝移植术(reduced-sizer liver transplantation, RLT):受者多系儿童。当仅有成人供肝时,可以采用此术式。移植部分肝于解剖原位,常用带血管蒂的左半肝(Ⅱ~Ⅳ段)、左外叶(Ⅱ~Ⅲ段)和右半肝(Ⅴ~Ⅷ段)。

(2)活体部分肝移植(livingrelated liver transplantation):是减体积性肝移植的一种,区别为供肝来自活体亲属。从伦理学来说,供体的安全至关重要,因此切取的肝段限于肝左外叶。活体部分供肝多移植于肝原位旁。

(3)劈离式肝移植(splitting liver transplantation, SLT):将一个尸体供肝分割成两半,同时分别移植给两个不同的受者,简称"一肝二受"。

(4)背驮式原位肝移植(piggyback orthotopic liver transplantation,POLT):即保留受者下腔静脉的全部及肝左、肝中静脉共干的原位全肝移植,特别适宜于受者无肝期没有下腔静脉-腋静脉转流泵设备的医院。术中,利用供肝的上下腔静脉和受者所保留的同名共干作端-端吻合,在供肝的肝下下腔静脉远端予以缝扎。因移植完毕后,受者看起来下腔静脉背驮着新的植入肝,故取该名。此术式因为保留了受者肝后下腔静脉,因此,更适用于原发性胆汁性肝硬化、硬化性胆管炎等良性肝脏终末期病人。

(5)辅助原位部分肝移植(orthotopic auxiliary liver transplantation):此术式适宜于某

种特定的肝功能缺陷，优点是保留了病人自身肝的右三叶，有足够其他的肝功能，移植的肝左外叶只承担补偿某种特定的肝功能及某种代谢障碍。

三、围手术期护理

1. 肝移植术前准备

(1)常规的器官移植术前护理与准备。

(2)特殊的器官移植术前护理与准备：

- 支持肝脏的功能，直至有合适的供体。
- 必要时予以人工肝支持。
- 保护其他脏器的功能，尤其肾、胃肠道功能。
- 纠正低蛋白血症与凝血功能障碍，维持水、电解质平衡。
- 常规免疫抑制剂治疗。

2. 肝移植术后护理与处理

(1)术后常规监测与护理。

(2)术后特别的观察：

- 胆汁颜色、量的变化，早期予以每小时计量。
- 肝功能变化与凝血功能变化，每天至少监测一次，严重时一天两次。
- 引流管引流液的量与形状的变化。
- 尿量的变化，早期并予以每小时计量，并计24h进出量。
- 监测各项监护仪的指标，注意水、电解质、酸碱平衡及血糖变化。

四、术后并发症处理

1. 肝活力损害或无功能(PNF)

发生率约6%～8%，与供体情况差、供肝的热缺血、灌注伤、血管并发症有关。临床表现为无胆汁分泌，渗血不止、肝昏迷、肾功能衰竭。再移植是唯一出路，但效果差。

2. 腹腔内出血

多见于术后48h。凝血功能变化的监测尤为重要。如考虑血管出血，需急诊手术探查。

3. 感染

早期的肺部感染可伴有肺不张、支气管炎及肺水肿。第2～12周常发生巨细胞病毒(CMV)感染。临床表现为发热、咳痰与肺部X线异常。痰培养与血CMV抗体检测有助于诊断。

4. 血管并发症

肝动脉或门静脉栓塞往往发生在移植术后5～7d，发生率达3%～12%。临床表现为胆汁分泌少，高热，轻度的转氨酶升高。血管造影与MRI有助于诊断。需再次移植。

5. 胆道并发症

包括术后胆管内胆泥形成、胆瘘、胆道吻合口狭窄和胆道感染。临床表现为胆道感染，B超、MRCP有助于诊断。非手术的介入技术如内镜、气囊扩张等，已作为首选治疗方法。

6. 排斥反应

移植肝发生急性排斥反应程度轻、较易控制。临床表现主要为发热、移植肝区疼痛，(如有 T 管)每小时胆汁量减少。实验室检查提示肝功能异常受损，确诊需细针穿刺活检。治疗上，20 世纪 80 年代应用环孢素 A(CsA)为主，联合小剂量皮质类固醇与硫唑嘌呤的三联用药；1989 年试用的最新免疫抑制剂 FK506 已逐渐替代了 CsA。

第四节　胰腺移植

一、胰腺移植受者的选择标准

理论上说，胰岛素依赖型糖尿病病人都适宜施行胰腺移植(pancreas transplantation)，但因预防排斥反应需用全身免疫抑制剂，目前常规使用的免疫抑制剂都有一定的毒副作用，所以胰腺移植的受者仅限于已出现或即将出现糖尿病并发症，而且，这些并发症所造成的危害及痛苦大于抗排斥反应类药物治疗的副作用，年龄介于 18 ~ 50 岁、ABO 血型相容、淋巴细胞毒交叉配合试验阴性者。目前大多数胰腺移植受者都合并有糖尿病肾病、视网膜病变或者神经病变，其中约 85% 的受者合并糖尿病终末期肾病，需同期或分期施行胰腺移植和肾移植。

二、胰腺移植禁忌证

胰腺移植的禁忌证包括未能治愈的恶性肿瘤、严重的胃肠免疫病及合并结核等全身感染性疾病未得到控制者。此外，因糖尿病引起的并发症也属禁忌证：肢体有进行性坏疽、严重冠心病合并心绞痛和顽固心功能不全、严重周围神经病变导致卧床不起，严重自主神经紊乱合并胃或膀胱麻痹，以及患精神病及无法配合治疗者。

三、受者的手术术式

胰腺移植和肾移植一样，多采用异位移植。按是否合并肾移植，分为单纯胰腺移植(PTA，占移植总数的 2%)、胰肾联合移植(SPK，88%)与肾移植后的胰肾联合移植(PAK，10%)。手术术式最主要的区别是对胰外分泌即胰管处理的方式不同。目前主要采用的三种术式是胰管填塞式、胰管(或者用与供胰相连的十二指肠段)与胃肠道吻合式、胰管(或者用与供胰相连的十二指肠段)与泌尿系吻合式。其中后者采用的全胰带十二指肠段膀胱内引流式在 1996 年以前为首选术式(占 70% ~ 80%)，现主张胰腺肠道内转流术。

异体胰移植常规作异位移植。移植到受者腹内髂窝部，用供胰上的脾动静脉端分别与受者的髂动静脉吻合。如胰肾联合移植，则在移植肾的对侧移植胰。移植胰可放在腹腔外或腹腔内，后者的优点是腹膜有吸收胰周分泌物的能力。主张采用来自同一病人的胰、肾一期联合移植。

四、围手术期护理

1. 胰腺移植术前准备与护理

(1)除器官移植手术前常规检查项目外，特殊项目有葡萄糖耐量和胰岛素释放试验，尿、血清C肽、糖化血红蛋白及胰岛细胞抗体的测定，神经病学评价如神经传导速度、植物神经及感觉神经功能，眼科以及肝肾心肺功能的检查。

(2)器官移植手术前，用对移植物进行 ABO 血型相容试验、微量淋巴细胞毒交叉配合试验、HLA 配型等免疫学选择，与非免疫学选择相结合的方法，确定供体与受体。供受者只有 2 个 HLA 或无 HLA 错配的胰移植成功率较高，特别是良好的 HLA-A、B 抗原配型能产生更好的移植效果。

(3)手术前夜开始禁食。50%硫酸镁 20 ~ 30ml 术前 12h 时口服，制霉菌素 100 万 U、新霉素 1g 每 4 小时口服 1 次。清洁灌肠。手术当天予以环孢素 A 6 ~ 14mg/kg、强的松龙 2mg/kg、硫唑嘌呤 5mg/kg 口服，以及麻醉前用药。

2. 胰腺移植术后处理与护理

(1)术后观察和监测：一般监护与化验如生命体征、进液量、尿量、引流液等，以及血常规、PT 凝血功能常规；移植物功能检测如血糖每 1 小时测定 1 次。此外，还包括环孢素 A 浓度的测定，术后 2d 予以 B 超检查。

(2)胰腺膀胱引流式应补充碳酸氢钠，防止胰液丢失和造成酸中毒。

(3)术后早期给予适当的胰岛素，控制血糖，一般以 1∶4 比例中和补充的葡萄糖液，减轻移植胰腺的负担。

五、术后并发症处理

1. 胰腺移植排斥反应

(1)临床表现和诊断：移植胰排斥反应主要临床表现为移植胰功能损害、糖尿病复发，并可能出现全身炎症为体征。

体温升高：移植胰、肾同时发生急性排斥时可出现发热，有点类似败血症，与肾排斥时轻度发热不同。单纯胰腺移植发生急性排斥时，体温不一定升高。

血清淀粉酶变化：胰腺排斥期，血清淀粉酶可暂时升高，是移植胰外分泌受损害的指征。但有时血清淀粉酶升高并不一定为排斥所造成，因为血清淀粉酶除了受移植胰外分泌影响外，受者本身胰腺和腮腺也影响其数值，此外还会受肾功能和激素的影响。如果移植胰血栓形成和发生不可逆排斥，移植胰功能将突然完全丧失；血清淀粉酶骤然下降，其值可低于正常值水平，3 ~ 5d 后逐渐增至正常值水平。

胰液淀粉酶活性：胰腺早期排斥主要损害外分泌部分，因此判断胰外分泌腺功能对早期排斥的诊断有极大帮助。如果采用胰管膀胱内引流式，急性排斥期尿淀粉酶值骤然下降可作为诊断排斥的重要指标，特别是单纯胰腺移植更依赖于尿淀粉酶值的变化来检测排斥反应。如果通过胰液引流导管直接监测胰液，则能更准确地判断胰外分泌功能，有助于排斥的诊断。

胰液细胞学变化观察：通过胰管引流导管收集胰液观察其细胞学变化，用于诊断排斥比测定淀粉酶值更敏感。术后最初几天，胰液内有大量的颗粒细胞，可能是胰腺遭缺血损害所致。随后，这些细胞全部消失。胰腺排斥反应时，胰液中出现单核细胞。该现象早于胰液淀粉酶的变化。抗排斥治疗后，原始淋巴细胞消失，其他颗粒细胞也逐渐消失。

空腹和餐后血糖：受者只需要少量的胰岛β细胞就足以维持正常血糖值，即使80%的β细胞遭破坏，血糖值仍可不出现异常，只有到排斥反应晚期，空腹血糖才会升高。当空腹血糖突然升高时，排斥反应往往已不可逆了，即表现出“全或无”的现象。餐后血糖升高往往比空腹血糖升高早5d，故餐后血糖升高可作为胰岛损害的早期参考指标。但有一些因素，如服用糖皮质激素、环孢素A等，会影响血糖值的稳定。

C肽水平：受者术前因长期使用外源胰岛素，体内存在有抗胰岛素的抗体，所以术后第1个月内用放射免疫法测定游离胰岛素无意义。必须测定C肽，才能判断移植胰的功能。C肽也是胰岛P细胞的分泌产物，测定不受胰岛素抗体的干扰。根据C肽和血糖值之间的关系，可以鉴别临床血糖值升高的原因。但是，C肽测定费时，难以即时报告及指导临床治疗，一般只用于作回顾性分析。采用新的方法测定C肽只需12h，所以可用于诊断胰排斥反应，特别是慢性排斥。

血管造影：胰腺排斥时的血管造影所见与移植肾排斥时基本相似，即小动脉分布不规则、血流减速、实质血供差，对诊断和鉴别诊断排斥有一定价值。

放射性核素闪烁图：与血管造影一样不可能每天监测，可在怀疑排斥时作为一种辅助检查手段。

移植胰活检：因为移植胰一般置于腹腔内，用普通粗芯活检针取材有出血的危险，所以常作小剖腹切口，在直视下取材。胰管膀胱内引流术式，可用膀胱镜在胰管周围穿刺取材活检，这也是胰液膀胱引流式的优点之一。

(2)鉴别诊断：不同的病理变化特征有助于鉴别诊断。急性排斥时，可见血管内膜炎、血管内膜下单核细胞浸润以及合并纤维样坏死及坏死性动脉炎和栓塞。糖尿病复发主要的病理变化，是胰岛炎即单核细胞浸润合并胰岛结构紊乱、胰岛细胞遭破坏。

(3)预防及治疗：由于肾排斥反应临床上早于胰腺的排斥反应，肾排斥反应的临床表现可用来预测胰腺排斥反应，故目前胰肾联合移植(SPK)的预后好于单纯胰腺移植(PTA)。多采用小剂量的多种免疫抑制剂，如环孢素A、骁悉、强的松联合用药。

2. 其他常见术后并发症及处理

(1)移植胰胰腺炎：发生于术后数天或数周，临床表现为局部疼痛与血、尿淀粉酶升高，可通过抑制胰酶的分泌，排除排斥反应。

(2)动脉血栓形成：发生于术后数天或数周，临床表现为血糖升高，C肽下降，血、尿淀粉酶下降；静脉栓塞、局部肿胀明显，尿淀粉酶升高不明显。应与排斥反应鉴别。早期手术取栓，晚期摘除胰腺。

(3)术后出血。

(4)移植局部感染及胰瘘等。控制感染，促进引流。

第五节 肺移植

一、适应证

1. 肺移植适应证

肺移植(lung transplantation)分单肺、双肺及心肺联合移植三种方式。单肺移植的适应证是限制性肺部疾病,如晚期慢性阻塞性肺部疾病,特别是晚期肺部间质纤维化及肺动脉高压症而右心室功能正常或可恢复正常者;而已具有明确的主、客观呼吸功能不全指标,需持续吸氧但心功能尚可,估计生命不超过 6 ~ 12 个月,为单肺移植的手术时机。另一方面,患有阻塞性或(和)合并感染性肺部疾病而不宜行单肺移植,但心功能尚属正常者可行双肺同期移植(目前双侧单肺移植已代替了整体双肺移植。)

2. 心肺联合移植适应证

(1)肺血管病:原发或继发 Eisenmenger 综合征、肺动脉高压症等。原发或继发于 Eisenmenger 综合征的肺动脉高压症是心肺联合移植的主要适应证,据统计约占心肺联合移植总数的 67%。

(2)晚期肺实质性疾病合并心功能不全者。

(3)心脏疾病:心功能不全合并肺动脉高压。

二、肺移植受者的选择

在选择肺移植受者时,除考虑所患病种外,尚需符合下列标准。

1. 医学标准

(1)病人有明显呼吸功能不全,生存期预计不超过 18 个月。

(2)单肺移植病人年龄应小于 60 岁(部分移植中心为 65 岁),双肺及心肺联合移植者均应小于 50 岁。

(3)除肺(或心肺)疾病外,病人无其他器官重大疾病。由于术后需应用免疫抑制剂 CsA,应特别注意肝、肾功能。

(4)病人为非类固醇类药物依赖者,或至少于移植前 1 个月可完全停用类固醇。

(5)病人营养状况尚可。

2. 社会、心理标准

(1)病人无精神紊乱,心理素质较稳定,无各类麻醉药物及毒品成瘾性。

(2)有充分的家庭及社会支持。

(3)有足够的经费来源。

凡符合上述标准的病人才能列入等待移植的后备名单。供肺严重缺乏是影响肺移植广泛开展的主要障碍。

三、肺移植供体的标准

- 供体年龄应小于 50 岁(心肺联合移植应小于 45 岁),既往无肺部疾病史,无胸部手术史,无肿瘤、糖尿病等全身性疾病。

● 胸部系列X线片均正常,形态较相符。

● 气管内无感染性分泌物,气管镜检查正常。

● 供-受体间ABO血型相符,巨细胞病毒(CMV)血清学相符,乙肝表面抗原阴性,艾滋病血清学阴性。

四、供肺切取及保存

为了最大限度地利用供体脏器,目前欧美各移植中心已广泛应用器官分享、联合切取脏器方法,即心、肺、肝、胰、肾以及角膜、骨等各移植组在同一供体切取。这需要严密的组织及各移植组之间相互配合,例如心肺联合灌洗。

五、围手术期护理

1. 肺移植术前护理与准备

早期合并心脏功能的衰竭与胃肠道水肿的护理。

2. 肺移植术后护理与处理

(1)肺移植术后,由于肺功能不足,一般术后48 h可拔除气管插管。

(2)注意“再植入反应”及术后早期急性肺水肿。肺移植失败,早期的临床表现为术后气体交换不足、呼吸动力差、肺脏的胸片提示改变。

(3)由于术后肺部感染治疗棘手,同时用药会干扰环孢素A,增加毒副作用,故预防比治疗感染更重要。一旦出现发热、肺部胸片提示浸润病灶,应立即予以经验性用药,采样进行细菌培养及药敏试验,并根据免疫状态调节免疫抑制剂的量。

六、术后并发症观察与护理

1. 肺排斥反应

尽管环孢素A的应用,抑制及减缓了肺排斥反应,特别是急性肺排斥反应,使肺移植获得明显进步,但直至目前,对慢性肺排斥仍缺乏有效的控制及处理方法,移植肺功能逐渐减退及消失仍是主要障碍。

典型的临床表现为呼吸困难,动脉血氧饱和度明显降低;胸部X线片显示自肺门向外扩展的浸润性阴影,气管分泌物细菌学检查阴性,放射性核素肺灌注扫描显示移植肺灌注减少。移植肺功能恶化并逐渐消失是慢性肺排斥的主要特征。

1990年,国际心脏移植协会制定了一个急性与慢性肺排斥的组织学分级标准。其诊断主要依靠纤维支气管镜经支气管的肺活检。该标准指出,判断急性和慢性肺排斥,主要依据气管和血管的变化。急性肺排斥以血管外周单核细胞浸润和淋巴细胞性支气管、细支气管炎为其主要特征,慢性肺排斥以出现阻塞性细支气管炎及渐进性小动脉硬化为主要表现。目前心肺排斥仍采用综合性方式进行诊断。

2. 内出血

内出血是心肺联合移植及同期双肺移植术后早期的主要并发症。严格选择受者是防止这一并发症发生的关键。

3. 急性肺水肿

急性肺水肿是肺移植术后早期最常见的并发症之一,过去的文献报道多称之为“再植入反应”。

4. 气管吻合口并发症

气管吻合口并发症的局部表现有局部黏膜坏死、出血、瘘、狭窄、断裂等。

5. 感染

(1)巨细胞病毒感染:临床表现依程度可分为无症状性巨细胞病毒感染、巨细胞病毒感染综合征、巨细胞病毒性肺炎及弥漫性巨细胞病毒感染。

(2)卡氏肺原虫感染:除感染 CMV 外,移植肺在接受免疫抑制药物治疗的条件下对卡氏肺原虫有极高的易感性。卡氏肺原虫性感染多与细菌性感染并存。

SMZ + TMP 是非常有效的预防及治疗卡氏肺原虫性感染的药物,因而作为术后常规预防用药。治疗多采用静脉给药途径,同时减少免疫抑制药物的剂量。

6. 闭塞性细支气管炎

闭塞性细支气管炎(obliteration bronchiolitis, OB)是心肺联合移植长期存活者的主要威胁。

第六节 心脏移植

一、适应证与禁忌证

1. 适应证

各种病因如最常见的扩张型心肌病等所致不可逆转的终末期心脏病、充血性心力衰竭,其他为心瓣膜疾病及先天性心脏疾病。通常这类病人最大氧耗低于 10ml/(kg · min),心脏的射血分数低于 20%。

2. 禁忌证

有影响生命的其他疾患,会明显增加移植术后、免疫抑制剂治疗后合并症,如活动性的感染、恶性肿瘤、全身胶原性疾病及其他主要脏器功能低下者,为心脏移植禁忌证。

二、供心的标准

1. 供体

符合脑死亡的诊断标准,无感染,无恶性肿瘤,无严重的心脏疾病。

2. 年龄

男性 40 岁以下,女性 45 岁以下,年长者需行冠状动脉造影。

3. ABO 血型

供体与受体应一致,否则出现早期超急性排斥或急性排斥的危险性达 60%左右。

4. 供体与受体体重比

应大于 0.75,小于 1.25。

三、心脏移植技术

分为原位及异位移植术，后者约占所有心脏移植术的2%。异位移植的手术技术比原位移植复杂，应用端-侧吻合术的多，因动、静脉吻合口易出现扭曲或受压梗阻，容易出现手术并发症。为了解决原位移植术后常出现的二尖瓣、三尖瓣关闭不全，1991 年 Dreyfus 和 Couetil 又推出了一种全部切除受体心房的原位心脏移植替代技术，称为全原位心脏移植。

四、围手术期护理

1. 心脏移植术前护理与准备

（1）术前心脏功能相容性测试及肺血管阻力可逆性测试：受者的肺动脉高压为高危因素，可致术后急性右心衰，所以右心导管测压为术前重要的检查方法。

（2）术前活体心肌组织检查：有助于术前对受体的筛选。例如淀粉样心肌变，术后预后差。

2. 心脏移植术后护理与处理

（1）术后观察和监测：移植术后 24 ~ 48h 内需由有经验的医生、护士进行监护，以期获得手术的成功。常规监测心电图，通过桡动脉置管监测血压，也可直接通过 Swan-Ganz 导管监测。

（2）严密观察术后急性排斥反应发生。其临床表现有各种心律失常、奔马律、发热、乏力、胸闷、右心衰竭，T 淋巴细胞计数的升高，需及时发现心功能的变化，配合医嘱及时处理与治疗。

（3）血流动力学支持：由于供心经过一较长时间的缺血期，而且移植后的心脏失去神经支配，早期的心率不稳定，对药物的反应也有不同。护理人员应考虑这些情况，加强对病人的观察（包括末梢循环状态）。通常使用多巴胺及多巴酚丁胺强心药物予以支持，必要时采用心房双极起搏，以使早期心率维持在 90 ~ 110 次/min，收缩压控制在 12 ~ 14.7kPa，中心静脉压（CVP）维持在 1.07 ~ 1.87 kPa。为防止血栓形成，术后 48h 开始，华法令预防性口服 2 周。

（4）呼吸系统支持与管理：术前有关脏器存在的问题包括肝功能障碍、肺不张等肺病变，慢性充血性心力衰竭增加了对呼吸系统支持的复杂性，要慎重应用呼吸机的各种参数。呼吸系统是移植后合并感染最多见的部位，应用呼吸机时应注意吸痰，必要时每小时 1 次。多数病人可于术后 12 h 拔除气管插管，以后即可将胃管拔除，继续面罩给氧，雾化吸入。要鼓励咳嗽，定时做深呼吸动作及早期下床活动。

（5）注意维持肾功能：调整好血流动力学的最佳状态，维持好液体平衡，谨慎使用利尿药物以预防和减轻肾功能的失代偿。

（6）预防感染：隔离的房间，无菌的操作。为防止感染的发生，在病情平稳的情况下应尽早拔除用于监测及引流的置管，一般在术后 24 ~ 72h 内。若纵隔引流少于 10ml/h，引流管亦应拔除，以后可用心脏超声监测心脏功能。有任何导管存在时，应用静脉抗生素。条件许可时，应尽早停止外周静脉输液。起搏电极可保留 7 ~ 10d。

(7)免疫抑制剂应用:采用环孢素 A 为主的联合应用方式。例如 CsA + 皮质类固醇 + Aza。

五、心脏移植的重要并发症

1. 排斥反应

移植心的排斥反应可分为超急性、急性、慢性排斥反应三类,前两者多见。

(1)超急性排斥反应:超急性排斥于移植后立即至术后 3d 发生,是一种血管改变。受累的组织有明显的多形核白细胞浸润,微循环受到严重破坏,有成片的心肌坏死。

临床上一旦出现超急性排斥,应立即用强心药物维持血液动力学的平稳,同时增加免疫抑制剂治疗。但超急性排斥的治疗很难成功,免疫病理过程不能逆转,唯一有希望的治疗方法是心脏再移植。

(2)典型急性排斥反应:为细胞排斥,可能从移植后第 6 天开始。表现为功能衰竭、发热和肿胀。在早期,诊断依靠临床症状如乏力、发热、充血性心力衰竭、心包摩擦音、酶的升高(以 LDH 同工酶最为敏感)以及心电图 QRS 波电压的降低。虽然以上都可能提示有排斥发生,但任何一项都不能证实排斥确实已经发生。经皮心内膜心肌活检有助于诊断。首次心内膜活检安排在术后 7 ~ 10d,一般术后第 1 个月,每周 1 次。心脏移植后能否成功,主要取决于对急性排斥的正确、及时的诊断、治疗和预防。

2. 术后感染

术后感染是导致术后死亡的另一个主要原因。早期术后第 1 个月内为葡萄球菌与革兰阴性细菌感染。术后第 2 ~5 个月,主要为巨细胞病毒(CMV)、肺囊虫及真菌感染。病原菌针对性的治疗及无菌操作是主要治疗措施。

3. 同种移植体冠状动脉病

病理改变的特征是在整个供心的肌肉小动脉内出现弥散的向心性缩窄性病变。临床表现为心肌梗死、充血性心力衰竭及室性心律失常。由于移植心是去神经的,临床上不出现心绞痛症状,只能作冠状动脉造影确诊。该病影响病人长期生存,目前唯一有效的治疗方法为再次心脏移植。

除以上重要并发症外,还有恶性肿瘤。

第七节 小肠移植

临床上由于各种小肠疾病,切除小肠。若剩留小肠不足 70cm 时,肠道因为吸收障碍,难以维持机体的消化吸收功能,因而将导致病人发生严重腹泻或脂性下痢,并因此造成机体脱水、贫血、体重减轻、维生素缺乏、代谢障碍,影响发育,危及生命。上述临床营养吸收障碍表现统称为短肠综合征,其治疗手段为营养支持与小肠移植(small intestinal transplantation)。

一、小肠移植适应证

- 短肠综合征病人,由于并发症而不能应用肠外营养。

- 全小肠慢性病变而又缺乏其他治疗方法者。
- 家族遗传性小肠息肉病。
- 先天性小肠疾病。
- 肿瘤或外伤而需行全小肠切者。

二、小肠移植禁忌证

除了一般大手术的禁忌证外，对于受体腹腔内广泛粘连、原已不适应免疫抑制治疗、严重的营养功能不全、重要脏器功能损伤，以及50周岁以上的病人，不支持小肠移植。

三、小肠移植术

小肠移植术并非单个器官移植手术，可与其他脏器联合移植。有供体手术与受体手术之分，包括供体的切取、灌注、修整；受体植入手术中血管的重建、供肠一期或二期的吻合。现在一般采用一期吻合，近端供肠插管预留肠内营养通道，远端供肠口留置体外，作观察窗用。

四、围手术期护理

1. 小肠移植术前护理与准备

(1)供体的准备：

- 供体主要来源于脑死亡者与活体家属。脑死亡供体与活体的供肠需要不同处理。Gruesoner(1999)认为，活体供肠长度以200cm、保留回结肠血管的回肠较为适宜。一般供肠的存活时间要求是热缺血时间小于6min，冷缺血时间小于10h。
- 免疫抑制剂的使用。
- 预防感染的处理，包括肠道准备。
- 术前肝素抗凝。

(2)受体的准备：

- 受体术前1～2d口服免疫抑制剂。
- 正规的肠道准备。
- 术前尽可能保持较好的营养状态。一般，术前2个月开始全静脉营养支持。
- 术前抗生素的使用。
- 术中甲基强的松龙静滴。

(3)术中注意事项：

- 肠管修整要求无菌操作。两断端在操作容器的外侧，用含制霉菌素、新霉素、甲硝唑的4℃林格氏液按顺时针方向灌洗供肠，直至澄清。
- 移植肠管恢复血供时要及时补液，防止低血压。

2. 小肠移植术后护理与处理

(1)木糖吸收试验是检测肠吸收功能的有效方法，活检能够观察肠黏膜形态功能的变化。

(2)术后早期，待供肠蠕动恢复。此时，向近端空肠造口处补充谷氨酰胺，能促进肠黏膜的生长。全胃肠蠕动协调后,饮食可从肠道灌入逐渐过渡到口服;从结晶氨基酸为主的要素膳,向肽配方的要素膳过渡。术后4周,肠道的形态与功能开始恢复,2个月接近正常。需待内环境稳定后,再停止静脉补充水与电解质。

(3)术后一般不用抗凝剂。

五、术后并发症处理

1. 感染

感染比较多见,主要的发生原因在于肠道细菌的移位及术后的免疫抑制。大部分为细菌感染,其次为真菌感染。当伴排斥反应时,除了抗感染,需同时加大免疫排斥剂量。感染严重时导致多脏器功能衰竭,预防措施有:

(1)术后早期应用广谱抗生素。

(2)预防真菌感染。

(3)身体上的有创置管如中央静脉置管,应尽早拔除。

(4)尽早促进肠道功能恢复,予以喂饲。维护肠道黏膜屏障。

(5)注意免疫抑制过度导致的巨细胞病毒感染,术后早期预防应用更昔洛韦,可降低发生率。

2. 移植物抗宿主病

小肠移植后可能出现移植物抗宿主病(graft versus host disease,GVHD),这是临床上少有的典型表现,一般在手、足底、耳部有红斑,有无症状的胆红素升高,腹泻,严重者可出现肝功能衰竭及腹泻而致的水电解质紊乱。

3. 排斥反应

(1)急性排斥反应:表现为非特异性腹痛,肠造口排泄物骤增,发热、恶心及呕吐。严重者伴腹胀、白细胞升高。每周检查造口处很重要。最初几天造口出现水肿,当造口由粉红色变紫、变黑,应怀疑排斥反应,尽早活检。内镜下活检是诊断移植排斥反应的标准。尽早使用OKT3、FK506,术中静脉注射甲基强的松,以及输注1单位供体血,有助于减少排斥反应的发生。

(2)慢性排斥反应:病理可见血管壁的增厚,肠壁纤维化。临床表现为不可控制的腹泻、腹痛,间歇性脓毒血症,进行性的体重下降,间歇性肠道出血。肠系膜血管造影DSA可显示血管狭窄。处理是将移植肠管切除。

4. 腹泻

除排斥反应引起腹泻外,移植的肠管由于去神经化及淋巴回流障碍,加上术后早期的肠道功能紊乱,均会引起腹泻。对症处理是:

(1)木糖吸收试验检测肠吸收功能。

(2)补充谷氨酰胺。

(3)维持水、电解质、酸碱平衡。

除上述并发症外,还可发生淋巴瘤。

第八节　脾移植

将脾的细胞团、组织块或具有正常解剖结构和完整外形的整个脾脏，移植于自身或另一人体内，称为脾移植（spleen transplantation）。脾移植于解剖原位，称为原位移植；移植于另一部位，则为异位移植，后者更为常用。同种（异体）脾移植主要针对重症血友病A病人，即遗传性抗血友病球蛋白缺乏症或FⅧ：C缺乏症。术后通过B超、CT、DSA等检查，可以防止感染、出血、血管栓塞及坏死。

思考题

1. 常见的免疫抑制剂有哪些？
2. 器官移植术后的监测与护理内容有哪些？
3. 器官移植术后并发症及护理措施是什么？
4. 肾移植术后无尿的处理要点是什么？
5. 肾移植术后的护理要点有哪些？
6. 肝移植的主要手术术式有哪些？
7. 胰腺移植排斥反应的观察内容有哪些？
8. 心脏移植术后监测与护理的要点是什么？
9. 小肠移植术后，并发症及护理要点是什么？
10. 器官移植、热缺血、冷缺血、背驮式肝移植、超急性排斥反应、急性排斥反应等的概念是什么？

参考文献

1. 吴阶平，裘法祖. 黄家驷外科学（第5版）. 北京：人民卫生出版社，1994.
2. 夏穗生主编. 器官移植学. 北京：人民卫生出版社，1995.
3. 苏泽轩，于立新，黄洁夫主编. 现代移植学. 北京：人民卫生出版社，1998.
4. 何长民，张训主编. 肾脏替代治疗学. 上海：上海科学技术文献出版社，1999.
5. 曹伟星主编. 外科护理学（第3版）. 北京：人民卫生出版社，2002.

（周　凡）

第五章 人工髋关节置换术与护理

学习目标：

- 掌握人工髋关节置换术适应证、禁忌证、主要并发症及预防措施。
- 掌握人工髋关节置换术前、术后护理。
- 熟悉人工髋关节置换术后病人出院指导要点。

人工关节置换术是20世纪矫形外科最为成功的手术之一，已在世界范围内广泛应用。它能有效地解除病人关节疼痛，恢复正常的关节功能，提高病人的生活质量。

第一节 人工髋关节置换假体选择与固定方法

人工髋关节置换术为许多关节病病人解决了由于髋关节疾患所致的功能受限。随着医学和生物工程学的发展，人工关节置换技术日趋成熟，但是由于人体髋关节是受力复杂的负重关节，因此对置换假体的要求较高。

一、假体的选择

对髋关节置换的假体材料要求必须有足够的强度、塑形和抗疲劳、抗磨损、抗腐蚀性能，同时由于假体长期植入体内，假体材料应具有良好的生物相容性，无毒副作用，能耐受体液的化学腐蚀和电化学腐蚀，并且其弹性模量须接近于人的骨皮质，因此，正确选择优良、合格的假体是手术成功的关键。

1. 股骨假体

股骨假体是在切除有病变的股骨头颈之后，用来代替原股骨头颈部的部件，其结构可分为头、颈、体和柄四部分。

(1)头：由钴铬钼合金、钛合金、陶瓷等材料制成，有与假体柄连为一体的假体（如Charnley型）和可拆卸的活动头两种，头的直径以32mm、28mm、22mm为常用。

(2)颈：是股骨头与股骨假体的连接部分，呈圆柱状。为调整假体长度和保持外展肌张力，股骨头与股骨颈的比例很重要，颈与头的直径比为1∶1.5。

(3)股骨体、柄部：是假体插入股骨干骺端及髓腔内的部分，分为骨水泥固定和非骨水泥固定两种，而每一种又有带倾角的解剖型和不带前倾角的普通型两种。无水泥固定的髋关节假体主要有珍珠面、微孔面、金属表面喷涂的复合材料压配合（press-fit）型关节假体。

2. 髋臼假体

髋臼假体分为骨水泥固定型和非骨水泥固定型两种。

（1）骨水泥固定型：由超高分子聚乙烯制作，外径与自然髋臼大小相近，内径与全髋假体的股骨头一致。内面光洁度要求高，应达到镜面光、外表面有适当深度的横向环形沟槽及纵向沟槽，以利于骨水泥与假体的机械绞锁固定。

（2）非骨水泥固定髋臼假体：由金属外壳与可拆卸的高分子聚乙烯内衬所组成，内衬与金属壳易于组装，并镶嵌牢固。金属外壳表面有珍珠面、微孔面或螺旋面，初期用螺钉或紧压配合等方法固定，通过骨长入形成比较牢固的固定效果，同时也可防止聚乙烯臼的应力变形，改善应力分布。

二、固定的方法

1. 骨水泥与非骨水泥固定

自上个世纪60年代初英国医生 Charnley 倡导骨水泥作为人工关节固片的生物材料以来，人工关节置换术的临床效果大为提高。及至目前，骨水泥固定仍为人工置换假体的主要固定方法，并广为应用。但是，骨水泥固定的弊病是有较高的假体周围骨溶解和松动发生率，同时也给以后的人工关节返修术造成一定的难度。

（1）骨水泥固定：可提供假体置换术后的即时固定效果，特别适合于老年病人及骨质疏松症的病人。骨水泥固定允许术后早期负重，而不必担心假体的松动和下沉。

上世纪90年代起，常规骨水泥技术被改良。新的骨水泥技术包括采用髓腔栓、骨水泥栓、骨水泥塞子塞入骨髓腔内以防止骨水泥从远端流失。用骨水泥枪进行髓腔冲洗，压力填充柄体中心化放置，使用真空泵搅拌骨水泥，减少其中的气泡和微孔，以提高水泥强度及界面的结合强度，减少松动。

（2）非骨水泥固定：即生物学固定。应用此法固定的关节假体在设计上应达到与髓腔紧压配合，假体柄要有颈托，以防止假体植入后下沉；柄远端的直径与髓腔应配合，以减少假体在髓腔内的摆动。假体柄部与骨的交界面类型可分为巨孔型、微孔型、复合型3种，以利于骨长入。

通过骨长入以达到生物学固定的人工关节，即以非骨水泥固定进行人工关节置换，对手术技术要求较高，需配备专用器械才能获得较好的固定。由于微孔内的骨形成过程类似于骨折愈合过程，病人术后需要6～8周时间的持拐和避免下肢负重，因此该手术较适合于年轻骨质的条件较好者或返修术病人。对高龄或严重骨质疏松者，由于骨组织增生反应能力差，很难有骨组织长入多孔层而达到生物学固定效果的，因此不宜使用非骨水泥固定人工关节置换。而髋臼假体由于在返修术时取骨水泥较困难，有时会伴有大量的骨质缺损，增加返修术困难度，为此，越来越倾向于对年轻病人采用无骨水泥固定的人工髋臼。

2. 杂交式固定

髋臼假体与股骨柄假体发生松动的机制有很大的不同。骨水泥固定的髋臼假体松动多与生物学效应有关，骨水泥、聚乙烯等磨损碎屑激活巨噬细胞，释放大量的细胞因子，诱发骨溶解，进而影响髋臼假体的固定。而骨水泥固定的髋关节假体柄的松动与机械效应有关，因此，应根据髋臼、股骨柄假体各自松动的机制，寻找一种最佳的假体固定方法。

髋关节杂交式固定于20世纪80年代末提出。该方法将骨水泥固定与非骨水泥固定结合起来,即髋臼采用非骨水泥固定,股骨柄假体采用骨水泥固定,其理由是:

(1)骨水泥固定髋臼假体长远效果较差,而采用非骨水泥固定,可以减少由于骨水泥固定髋臼所致的术后高松动率。目前已有许多设计合理的非骨水泥固定型髋臼假体,取得较好的早期临床效果。

(2)骨水泥固定股骨柄的长期效果较好,同时减少了术后大腿痛、早期假体下沉和松动,也能减少由于髋关节磨损所致碎屑通过假体周围间隙进入股骨的髓腔,造成远端骨溶解。

第二节　人工髋关节置换术适应证与禁忌证

人工髋关节置换的主要目的是减少病人疼痛,改善患肢功能和提高生活质量。

一、适应证

1. 关节疼痛

关节疼痛难以控制且伴有明显关节功能影响,是人工髋关节置换术的主要适应证,原因可以有

原发性骨性关节炎:是目前欧美国家人工关节置换术的首位适应证,国内则低于继发性骨关节炎,但仍是人工髋关节置换术的常见指征。

局部伤病:以各种原因所致的继发性骨关节炎为多,常见于创伤、软骨病变所致的关节面不平整、关节失稳等。

先天性髋关节疾病:包括先天性髋关节脱位,髋关节发育不良。

2. 其他

(1)股骨头无菌性坏死。

(2)系统性疾病:类风湿性关节炎、强直性脊柱炎所致的关节病变,系统性红斑狼疮等。

(3)良、恶性骨肿瘤造成的关节破坏,是骨肿瘤保肢的一种治疗方法。

(4)髋关节强直。

(5)关节成形术失败病例。

(6)对以下情况均可行人工髋关节置换术:

- 病人的关节面有明确的X线显示破坏或CT影象改变。
- 病人有中度到重度持续疼痛。
- 长期保守治疗效果不佳。
- 病人活动及关节功能受到明显影响。

二、禁忌证

- 局部或全身性感染。
- 严重的心、肺等全身性疾病。

• 局部皮肤、软组织和血供条件差，术后可能导致切口闭合困难或切口部位软组织和皮肤坏死者。

• 严重骨质疏松症。

• 过度肥胖者为相对禁忌证。

附：全髋关节返修术

随着人口平均生存年龄的增长，全髋关节置换术的病例不断增多。一般术后数年至十余年，可出现假体松动，需进行全髋关节返修术。返修术手术过程复杂，要求有临床经验及技术丰富的专家，还要有一系列返修术专用的手术器械、保证手术顺利进行的监护系统以及医疗护理小组。

1. 全髋关节返修术常见原因

(1) 全髋关节置换术后假体松动分类。

• 磨削引起的溶骨性假体松动：是临床最常见的原因。

• 感染引起的炎症性松动：感染松动。

• 假体安装技术不当：即安装技术性松动。骨水泥安装技术不当，固定不牢固，假体安置不稳，一般在术后近期内发生。

• 外伤性机械松动：由于跌倒、撞击等原因引起股骨假体插入松动、陷落、骨折和假体变形、移位、翻转等。

(2) 全髋关节置换术后骨质缺损形成原因。

• 假体松动或感染引起的骨质吸收。

• 行初次髋关节置换术时骨质切除过多。

• 原发疾病所致的骨质缺损，在初次髋关节置换术时未予很好的处理。

• 取假体和骨水泥时不慎所致。

2. 返修术类型

返修术也有骨水泥固定型和非骨水泥固定型两种，但是由于需要返修的松动假体已使与假体接触的骨小梁粗糙面被磨平，局部骨组织硬化，因此在进行返修术时，很难象初次手术那样在假体和骨质之间形成坚强的机械性固定作用，强度仅为初次置换术的20.6%。近年来，临床上大多选用非骨水泥固定髋臼假体，以植骨处理骨质缺损。临床随访资料证实，在返修术中使用非骨水泥固定髋臼假体的效果好于骨水泥固定法。

3. 返修术适应证

由于全髋关节返修术较初次手术复杂，掌握适应证也非常重要。其适应证是：全髋关节置换术后存在影响活动功能的疼痛、僵直及损害，而通过保守治疗无效；有一侧或两侧假体松动或骨质缺失的X线证据和假体周围有进行性加重的骨质缺失；骨折、脱位、位置不佳、感染。

4. 全髋关节返修术器械准备

除了常规全髋关节置换术器械之外，还需准备特制专门器械。如C形机、透X线的手术床、股骨柄取出器械、手动骨水泥取出器械、电动骨水泥取出器械、超声骨水泥取出器械、髓腔软钻、可允许弯曲的薄凿（用于取出非骨水泥固定股骨柄），环钻磨削器、弯凿（用于取出非骨水泥固定的髋臼假体），光导纤维电源、螺丝和金属网（用于重建髋臼），捆绑钢丝或钛合金带（用于固定大粗隆及股骨），自体或异体植骨块，以及备血。

第三节 人工髋关节置换术护理及出院指导

人工髋关节置换术的成功主要基于精湛的手术技术和良好的术后护理及康复指导。

由于该手术的术后护理及康复比较特殊，因此应倍加重视。

一、术前护理和康复训练

• 术前常规准备同骨科其他手术。

• 术前体位指导：护理人员应向病人说明术后应采取的正确体位。可平卧或半卧位，但术侧髋关节屈曲不能超过45°，患肢外展30°保持中立。病床应带有床上拉手。

• 训练引体向上运动：病人平卧，健侧下肢屈膝支撑于床面，双手吊住拉环，使整个身体抬高，臀部离床，停留5～10s后放下。

• 训练深呼吸。

• 训练床上排便，以防止术后因不习惯而致尿潴留和便秘；训练放便盆方法，即放便盆时，臀部抬至足够高，避免患侧肢体外旋及内收。

• 指导患肢功能锻炼方法及股四头肌等长收缩训练：踝关节背伸，绷紧腿部肌肉10s后放松，再绷紧，再放松。

• 关节活动训练指导：健肢、患肢的足趾及踝关节活动，避免患侧髋内收、内旋。

• 指导术后如何正确使用拐杖。为病人准备合适的双拐杖，即拐杖的高度及中部把手与病人身高、臂长相适应，拐杖拄地端包扎有防滑装置。对术前能行走者，训练持拐行走的正确方法，以及保证患肢不负重的行走。

二、术后护理

1. 术后急性期护理

(1) 观察生命体征的变化及伤口引流管是否通畅，观察引流液性质、色、量，并记录。一般引流量约50～250ml/d，若引流量≥300ml/d，色鲜红，应及时处理；引流管于术后24～48h拔除。

(2) 观察伤口局部有无红、肿、热、痛等急性炎症表现。

(3) 评估术后疼痛程度，并适当给予止痛药物，或使用自控型静脉止痛泵。

(4) 早期严密观察肢体是否肿胀，皮肤温度及静脉回流情况，注意防止深静脉血栓的形成。给病人穿上防下肢深静脉栓塞的弹力袜。

2. 术后功能锻炼

(1) 早期：即术后3d内可帮助其被动活动踝关节和膝关节的被动活动有利于促进下肢血液循环，减少深静脉血栓形成的机会。做股四头肌、腘伸肌等的等长收缩训练，指导病人进行深呼吸、有效咳嗽和咳痰，上身及髋部做引体向上运动，同时臀部抬离床面，保持5～10s，1～2次/h，以后逐渐增多至3～4次/h。

术后早期功能锻炼中应注意：活动量应由小到大，活动时间由短到长，活动均在患肢外展中立位的状态下进行。为保持术侧肢体的外展，在双腿间放置三角外展垫，床头柜及物品应放在病人患侧，以避免病人向患侧翻身。

(2) 中期：术后4～5d后病情逐渐稳定，此期活动时间延长，逐渐由半卧位过渡到离床活动。

下床方法：帮助病人先移至健侧床边，健侧腿先离床着地，患肢始终保持外展，由他人协助扶起上身使患肢离床着地，再拄双拐站起。上床时，患肢先上床。

步行练习：术后步行时间取决于手术情况，一般初次髋关节置换使用骨水泥固定，术中无植骨、骨折等情况，术后3d即可练习步行。可在双拐杖或步行器帮助下行走，步行练习时术侧下肢至少负重20～30kg。步行时健肢先迈，患肢跟进，拐杖随后。步行距离逐渐延长，时间逐渐增加，行走时患肢始终保持外展30°左右，由护理人员或家属在旁守护以防意外。上下楼练习时，要求上楼时健侧先上，下楼时患侧先下。

3. 自理能力训练

鼓励病人在床上进行力所能及的自理活动，如洗脸、梳头、更衣、进食。等离床活动后，可训练站立状态下的活动，以增进食欲，改善睡眠，提高自理能力，促进机体康复。

4. 心理康复护理指导

在人工髋关节置换术后，心理康复护理指导是病人功能康复的关键。人工髋关节置换术病人由于病程长，饱受因疾病带来的痛苦和不便，有较强的恢复机体功能的要求和欲望，因此，要避免急于求成、锻炼过度、盲目超前，应指导其掌握合适的锻炼方法，循序渐进，量力而行。对那些过于谨慎者，应鼓励其增强康复信心，告之康复训练的目的、注意事项，使其消除顾虑，积极锻炼。

三、出院指导

目前国内尚没有一家医院设专职体疗师负责人工关节置换病人的术后康复，而现有的社区医疗机构亦无专业体疗人员来继续病人出院后的康复指导。因此，这一重任落就在护理人员身上。

对初次人工髋关节置换术病人，出院时应达到：

(1)能在没有他人搀扶的情况下自己下床，独立坐起，上厕所，并且能持拐走一定的距离。这是影响病人出院后生活自理能力的主要因素。

(2)没有术后早期并发症的迹象。

(3)病人及家属已经掌握和了解出院后的康复计划，人工髋关节置换术后应注意的事项。

(4)具体指导内容：

指导病人调整家庭环境：由于人工髋关节置换术后，在较长时间内对病人的姿势有特殊要求，故病人的家庭环境包括家具、卫生间设置均须做相应的调整，以保证在日常生活中，病人患侧膝关节、髋关节屈曲不超过90°。浴室安装安全扶手，坐厕须适当增高。

自行上、下床指导：在出院前，病人应能独立上、下床，指导病人利用双上肢以及健侧下肢的支撑自行上、下床。

出院后体位指导：病人出院后3个月内卧位仍应采用平卧或半卧位，避免患侧卧位，3周内屈髋应小于45°，以后逐渐增加屈髋度，但应避免屈髋超过90°。避免将患侧髋关节放置易于脱位的体位，这些体位包括：①髋关节内收、内旋、半屈位。②髋关节过度屈曲、内收、内旋。该体位多见于翘“二郎腿”或穿鞋动作，以及坐低矮椅子，身体前倾，双足分开，双膝并拢。③术侧髋关节处于伸直、内收、外旋位。

肌肉和关节活动训练及负重指导：按出院前训练方法，逐渐增加强度，拄双拐行走。

日常活动指导：指导病人正确更衣（穿裤时先患侧后健侧），穿袜（伸髋屈膝），穿鞋（穿无需系带鞋）；避免弯腰拾物，避免在双足分开、双膝并拢情况下，身体向患侧倾斜取物、接电话；避免搬太高、太大、太重的物品；合理调节饮食，避免体重过度增加。

注意预防和及时控制感染：指导病人对身体任何部位如牙齿、扁桃体等的感染都应及时治疗，防止因血运播散造成关节感染以致假体置换失败。

指导病人术后6~8周内应避免性生活：性生活时应谨慎选择体位，防止术侧下肢极度外展。

后期指导病人合理选择活动方式：以较温和的方式为宜，如散步、游泳、跳舞、骑固定自行车（自行车座位应提高）等，不会出现身体撞击、髋关节碰撞的活动。

告知：病人若患侧关节出现任何异常现象，应立即与手术医生联系。

第四节　人工髋关节置换术并发症护理

人工髋关节置换术是骨科较大的手术，可出现多种局部和全身并发症。除了常规手术的并发症如伤口感染、神经血管损伤、伤口出血外，还有髋关节置换术特有的并发症如假体松动、断裂、脱位等，它们均可造成较严重的后果。

一、神经与血管损伤

1. 神经损伤

由人工髋关节置换术引起的神经损伤较少见。其发生率在初次髋关节置换术中为0.7%~3.5%，在返修术中为2.9%~7.6%，主要是坐骨神经、股神经和腓神经受损，以坐骨神经受损最多见。

(1)损伤机制：

直接损伤：手术中由于电凝造成神经灼伤、骨水泥固化过程中发生的热烧伤，称为手术直接损伤。

压迫损伤：由于手术中使用拉钩不当，或局部血肿对神经造成挤压所致的损伤。

牵拉性损伤：因术后患肢延长或股骨外侧过度牵拉所致的损伤。

对髋关节置换术后髋关节脱位的病人，应检查坐骨神经功能，因脱出的股骨头亦可挫伤坐骨神经。尽早复位可减轻坐骨神经损伤的程度。坐骨神经和腓神经是人工髋关节置换术中最易损伤的外周神经，损伤概率在0.5%~2%。

(2)常见损伤原因及预防：全髋关节置换术坐骨神经和腓总神经损伤，多半与肢体延长和术后外展牵拉有关。另外，手术中的直接损伤多发生于暴露髋臼和用拉钩拉髋臼后方软组织时，因此在切除髋臼原关节囊时须十分小心，松解股骨近端后方的软组织时，应尽量贴近股骨操作。

臀下血肿压迫也是导致坐骨神经损伤的原因之一。血肿形成与术前预防性或治疗性抗血栓药物应用不当有关，另外也与术中止血不当有关，应及早发现和处理，尽早切开减压。

关节置换术后坐骨神经和腓总神经的损伤，可引起运动障碍及皮肤感觉营养性变化。下肢需用石膏托固定,以防止足下垂或马蹄畸形。若疑有压迫,应尽早手术探查切开减压。

2. 血管损伤

初次人工髋关节置换术所致血管损伤较少见,报道的发生率为0.2% ~0.3%,而多发生于返修术中。临床上多见髂外血管和股动静脉损伤。与神经损伤一样,主要有直接损伤如手术损伤、骨水泥侵蚀、电灼伤、压迫损伤,手术中拉钩压迫,肢体延长或髋臼脱位等。

(1)拉钩损伤:手术中暴露髋臼时,因前板拉钩尖端超过髋臼前柱,穿过髂腰肌抵达内深的髂外血管处,易造成髂外动静脉、股动静脉及其分支损伤。因此,在拉钩时,要尽可能偏向髋臼上方。

(2)脱位损伤:由于手术所需,髋关节反复脱位,也可引起髂外动脉损伤。

(3)髋臼处理不当:髋臼锉的过度研磨可造成臼底穿透,损伤髂外血管和闭孔血管。骨水泥导致的血管损伤可因骨水泥锐利边缘刺伤血管。

(4)髋臼固定螺钉使用不当:固定髋臼的螺钉拧入时刺伤髂外静脉。

(5)肢体延长:髋关节屈曲挛缩畸形矫正或延长肢体所致血管损伤。

(6)髋关节返修术:清除髋臼假体和骨水泥时可能会伤及血管。

(7)术后髋臼脱位:根据髋臼假体移位的方向不同,可出现血管受压,多为迟发性血管损伤。

二、血肿

血肿出现常在髋关节置换术后48 ~72h 内,多发生于老年病人及髋关节活动较多的病人。髋关节置换术后血肿的形成可阻碍骨质愈合,增加感染机会,因此,预防术后血肿发生尤为重要。预防方法是术中仔细止血,其次是伤口常规放置引流管。血肿一旦形成,应积极处理,较小的血肿可保守治疗;若血肿持续增大,出现血管、神经压迫症状,应立即行血肿切开和血管结扎术。

三、出血

人工髋关节置换术损伤大血管的机会较少,术中出血主要来源于肌肉断面、股骨颈截骨处和髋臼的截骨处。一般来说,全髋关节置换术出血量在400 ~800ml 左右,返修手术出血略多于初次全髋关节置换手术。

术前应查血常规,了解用药情况、有无家族出血倾向、既往出血病史。手术中的失血量可通过血纱布称重、冲洗液量等方法估算。术中仔细止血可有效地控制和估算病人出血量。

四、疼痛

疼痛不仅造成病人痛苦及不适,还可能因疼痛而延迟髋关节置换术后的功能锻炼,影响髋关节功能的正常恢复。术后早期单纯因手术创伤所致的疼痛,可用常规术后止痛剂。随着关节功能的逐渐恢复,疼痛大多能自行缓解。对一些出院后,无明显诱因情况下又重新出现的下肢疼痛,应引起重视。这种疼痛常有两类原因:一类是由置换假体本身引起,包括假体松动、感染、假体断裂和骨折等;另一类为关节外病变(有脊柱疾病、滑囊炎、股骨粗隆不连接等)引起的髋关节、腹股沟疼痛。因此,要详细询问疼痛出现的时间、部位、性质,活动或负重后疼痛有无加重。如出现活动或负重后疼痛加重、休息后缓解,提示有假体无菌性松动可能。患有肌腱炎、异位骨化病人可出现活动性疼痛,若病人出现休息和夜间痛、负重时疼痛加重,提示有感染可能。急性疼痛多出现在假体断裂、骨折后。

疼痛部位也有助于了解所致原因。股骨转子滑囊炎、粗隆不连接或固定钢丝断端刺激常表现为大粗隆上方疼痛,而股骨假体松动时疼痛多位于大腿内侧。一些来自关节远处的病变,如腰椎疼痛、肿瘤、感染等,因刺激髂腰肌近端及股神经和闭孔神经,也可造成髋部疼痛症状。

五、双下肢不等长

人工髋关节置换术后均能保持双下肢等长,但术后双下肢不等长现象也十分常见,发生率一般在60%左右。术后患肢平均延长1cm。出现术后双下肢不等长的主要原因是:

(1)患侧在行软组织松解、纠正关节屈曲内收畸形同时,使得下肢延长。

(2)假体柄外翻位植入股骨髓腔。

(3)股骨颈保留过多。

(4)股骨假体选择不当,股骨颈假体颈部过长。

(5)置换前存在髋臼内陷畸形。

(6)髋臼融合术改行人工关节置换。

(7)先天性髋关节脱位。

下肢差异有1.5~2cm以上时,可出现跛行和继发性腰骶疼痛等,可改变人工关节受力情况,影响假体使用寿命。因此,术前应仔细评估病人双下肢长度差异,分析病因及术后纠正方法,术中准确判断下肢延长或短缩程度,采取弥补措施。大多数双下肢不等长病人不需要特殊治疗,可通过鞋跟高度来调节。

六、髋关节脱位

髋关节脱位常发生在术后或10~12周内,发生率为0.5%~3%。导致术后髋关节脱位的主要原因有:

(1)同一髋关节既往有手术史,特别是人工髋关节置换术,其发生率是4.8%。

(2)手术入路:髋关节置换常见手术入路有前入路、外侧入路和后入路。后入路术后脱位发生率最高。

(3)手术操作不当:①假体位置放置不当;②股骨与髋臼缘碰撞,损害关节稳定性;③股骨颈长度缩短。

(4)关节周围软组织萎缩、松弛,可增加髋关节的不稳定性,引致术后脱位。

(5)外伤或术后下肢放置不妥:①过度屈曲,如病人坐矮凳;②伸直位过度内收和外旋。

对多数髋关节置换术后早期脱位者,可在麻醉下行闭合手法复位。但对闭合整复失败、反复脱位者,假体位置明显错误者,应考虑手术治疗。

七、下肢深静脉血栓形成及预防

因下肢深静脉血栓而继发的肺栓塞的发生率达4.6%~19.7%,如不采取积极防治措施,可导致病人死亡。形成下肢深静脉血栓的主要因素为:

- 静脉血流滞缓:由于术后病人卧床,石膏制动,使得下肢深静脉血流减慢。另外行髋关节置换术病人大多年龄偏大,活动量小,加上原有的高血压、肥胖等,使得发生静脉血流滞缓的机会增大。
- 静脉壁损伤:手术中造成的静脉局部损伤,有利于凝血激酶的形成和血小板聚集,促使血栓形成。
- 血液高凝状态:手术本身可以引起血液的高凝状态。

全髋关节置换术后深静脉血栓发生的高峰在术后1~4d内,术后3周后则很少发生。由于全髋关节置换术后深静脉血栓发生率高,且一旦发生后,处理较困难,因此应对全髋关节置换术病人行预防性抗血栓治疗。

- 机械性预防:即在术后立刻进行踝、膝关节的早期主动和被动伸屈活动,并穿上防深静脉栓塞弹力袜——有压力阶差的长腿弹力袜。
- 药物预防:主要采用作用于干扰血小板活性和凝血因子产生的药物,如低分子右旋糖酐、华法令、普通肝素、低分子量肝素等。

八、骨折

骨折可发生于手术中和手术后,前者多因手术操作不当,后者多因术后外伤、假体松动引起。术中骨折主要有:

- 发生在髋关节脱位过程中的骨折;
- 股骨骨髓腔准备过程中和股骨柄插入过程中骨折;
- 复位过程中骨折。而术后骨折大多发生在术后数月至数年内,其原因为:①术后肢体活动量增加引起的应力性骨折;②由于手术导致的骨皮质缺损;③外力;④广泛的骨异化;⑤假体松动;⑥感染;⑦病理性骨折。

九、术后感染

术后感染是人工髋关节置换术后最严重的并发症,也是导致全髋关节置换失败的重要原因之一,造成病人残疾,甚至危及生命。引起术后感染的主要原因来自手术中的伤口污染,一部分是其他部位的感染病灶通过血运播散而致。

- 术前预防:治疗其他部位的感染病灶。
- 术中预防:严格无菌操作,术者原则上应使用双层手套。减少组织创伤,缩短手术时间。伤口放置引流管,48h后拔除。
- 术后预防:保持伤口清洁,预防血肿发生。

十、假体松动和断裂

假体松动是返修术的主要原因。假体松动的主要原因有：

• 作用于界面的应力，包括病人体重、活动度、摩擦扭力和假体撞击。病人体重超重及活动量大，可加速假体松动，影响假体的使用寿命。

• 界面结合强度取决于假体固定面的范围及与其结合的周围骨组织情况，而周围骨组织完整性受到破坏是导致假体松动的主要原因。

• 手术操作技术，包括骨床的准备、使用骨水泥技术及假体插入技术。

人工髋关节置换术后，其他并发症还有泌尿系统感染、胃肠道出血和压疮等。

思考题

1. 人工关节置换常见种类有哪些？
2. 人工髋关节置换术适应于哪些疾病和病人？
3. 哪些病人和疾病不适宜行人工髋关节置换术？
4. 人工髋关节置换术前准备和术后护理如何？
5. 人工髋关节置换术病人出院指导应包括哪些内容？
6. 人工髋关节置换术常见术中、术后并发症有哪些？如何预防？

参考文献

1. 吕厚山．人工关节外科学．北京：科学出版社，1999.
2. 肖建德，王大平．临床骨科新理论和新技术．长沙：湖南科学技术出版社，2003.
3. 宁志杰．骨科临床新进展．北京：人民军医出版社，2003.
4. 徐卫东，吴岳嵩．人工关节手术与康复．上海：第二军医大学出版社，2000.
5. 葛智纯，王慧玲等．全髋关节置换术的康复护理．解放军护理杂志，2000，17(1)：52－55.

（张明耀）

第六章　辅助生育技术新进展

学习目标：

- 了解辅助生育技术现状和发展趋势。
- 熟悉 ART 主流技术和主要衍生技术适应证、基本步骤。
- 熟悉 ART 主流技术和主要衍生技术护理要点和特点。

第一节　概　述

广义的辅助生育技术(assisted reproductive technology, ART)是指所有包含着将卵子从卵巢取出,并在体外进行处理,以达到妊娠为目的的一系列技术。目前世界上实施的临床 ART 主要包括人工授精(artificial insemination,AI)、体外受精-胚胎移植(in vitro fertilization—embryo transfer, IVF-ET) 两大部分,以及与这两大部分密切相关的或由此延伸的系列辅助生殖技术。AI 迄今已有 200 多年的历史。实施时只需将处理过的精子注入女性生殖道,技术简单,操作方便,无创伤性,无需特殊设备,因此沿用至今。虽然近年来对 AI 的技术作了一些改进,如对授精部位进行不断的改进和尝试,但作为 ART 的初级阶段,AI 始终存在不可克服的缺陷,即它必须要有至少一条基本正常的输卵管。为解决输卵管性不孕,在妇产科学、生殖内分泌学、胚胎学、生物学及相关学科学者的共同努力下,体外受精-胚胎移植术(IVF-ET)应运而生。IVF-ET 又称为试管婴儿技术,该技术于 20 世纪 70 年代应用于临床,并于 1978 年 7 月在英国剑桥诞生了世界上第一例试管婴儿。

目前所指的 ART 一般是指 IVF-ET 及其衍生技术。早期 ART 主要用于输卵管性不孕的病人,随着 ART 技术的不断创新和成熟,包括 ART 基本步骤如药物促排卵、取卵、体外授精和胚胎移植等环节及低温冷冻技术的发展,其适应证范围也不断扩展,除输卵管性不孕外,现已作为原因不明性不孕、男性不育、免疫性不孕和子宫内膜异位症合并不孕等的常规治疗手段之一;也用于时控性和选择性生育;并延伸到赠卵、赠胚胎、代孕、胚胎减灭等方面技术。今后的发展目标有:

(1)解决 ART 的低着床率和高流产率问题,以使 ART 的妊娠率上一新台阶。

(2)未成熟卵的培养,以扩大卵细胞的来源,并使卵巢组织的冷冻保存具有临床意义。

(3)卵细胞冻存技术的难点问题。

(4)卵巢组织的冷冻保存及功能复苏。

(5)囊胚培养及移植已显示出其高着床率和低多胎妊娠率的优越性,前景看好,但须进一步改善囊胚培养的成功率。

(6)种植前遗传学诊断(preimplantation genetic diagnosis, PGD)技术。

(7)克隆技术的医学价值不可估量,但同时也不能低估其负面影响。

(8)起人造子宫作用的体外胚胎培养系统,在体外培养出新生儿,以产生真正意义上的试管婴儿。

第二节 体外受精-胚胎移植

体外受精-胚胎移植(IVF-ET)是ART的主流技术,广泛应用于临床,自1978年获得临床成功以来,其各环节都有了很大进展。

一、IVF-ET指征

- 输卵管性不孕:为主要指征。
- 原因不明性不孕,artifical insemination husband(AIH)治疗无效。
- 男性生育力轻度低下,例如精子过少、精子活力差或精液液化不良等。
- 子宫内膜异位症。
- 排卵障碍。
- 免疫性不孕。
- 赠卵、赠胚胎、代孕。
- 生殖储备。

二、方法与过程

1. 超促排卵(controlled ovarian hyperstimulating, COH)

初期的IVF-ET采用的是自然周期,即不进行超促排卵。其结果是每个周期只能获得1~2个卵子,因而妊娠率低。20世纪80年代初,开始用人绝经期促性腺激素(human menopausal gonadotrophin, HMG)促卵泡发育,而目前应用更广泛的是高纯度卵泡刺激素(follicle stimulating hormone, FSH)和重组FSH。超促排卵药物的应用,使每个周期的获卵数增加,妊娠率也明显提高,但并未象期望的那么高,主要与超促排卵后激素环境异常有关,如黄体生成素(luteinizing hormone, LH)峰过早出现,雄激素和雌激素增高,而孕激素则相对不足,子宫内膜发育异常,卵子发育不同步等。另外,超促排卵还可引起卵巢过度刺激综合征(ovarian hyperstimulating syndrome, OHSS),并有可能存在使卵巢肿瘤发生率增加的潜在危险性。在超促排卵这一环节上,最有意义的进步当属促性腺激素释放激素类似物(gonadotropic hormone releasing hormone analogue, GnRH-a)的应用,即在超促排卵前先用GnRH-a作脑垂体降调节。GnRH-a的应用不但避免了卵子发育不同步,也防止了LH峰过早出现,还可在一定范围内自由安排取卵时间。

一般超促排卵的原则,是根据病人年龄、月经情况、基础内分泌检测以及卵巢形态等对卵巢储备的预测及既往超促排卵史,决定超促排卵方案。

目前常用的长方案超促排卵,即嘱病人测基础体温(basal body temperature, BBT),

在 BBT 上升第 7 天(黄体中期,即于拟超促排卵的前一个周期第 21 天左右)使用 GnRH-a。长效 GnRH-a 使用方便,每周期仅需应用一次,但用药后即不能改变剂量和疗程,还可能影响早期黄体功能;短效 GnRH-a 可随时调整疗程,必要时还可调整剂量,但每天使用欠方便,而且可能漏用,故而各有利弊。用 GnRH-a 后待月经来潮第 3 天开始进行 FSH 超促排卵治疗,目前多采用下降(step-down)方案,起始剂量 225 ~375U,2 天后减为 150 ~225U。COH 第 6 天开始定期 B 超检查并结合血清 E_2 监测卵泡发育,根据卵泡发育情况调整 FSH 用量。其他尚有短方案、超短方案和超长方案超促排卵等。

2. 取卵

B 超引导下经阴道取卵早已替代进腹或腹腔镜下取卵而成为常规方法。当优势卵泡直径≥18mm,或至少 3 个卵泡直径≥15mm 时,停 FSH/GnRH-a,35h 后注射人绒毛膜促性腺激素(human chorionic gonadotrophin, HCG)10000IU,注射后 34 ~36h 内 B 超下经阴道取卵。

3. 体外授精

体外授精是 ART 领域中研究最活跃、发展最快的部分。ART 派生技术大多与体外授精技术的改良有关。常规的 IVF-ET 是在实验室条件下使经过处理的卵子和精子自然受精,并在体外进行一定时间的培养,形成胚胎,然后将胚胎移植到子宫腔。

虽然 IVF-ET 体外受精率可高达 75% ~90%,但胚胎的着床率一直徘徊在 10% ~15%左右。为了提高 IVF 的妊娠率,人们企图使配子走生理之路,故将卵子和精子直接注入输卵管壶腹部,称输卵管配子移植术(gamete intrafallopian transfer, GIFT),又称礼物婴儿技术。文献报道 GIFT 的妊娠率比 IVF-ET 高 5% ~10%,但 GIFT 至少需有一条正常的输卵管,因此临床应用受到一定限制。合子输卵管内移植(ZIFT)是对 GIFT 的改良。

由于人们担心经 GIFT 方式放入输卵管内的配子是否受精,故而衍化成将体外受精后合子移入输卵管。也有人将卵子在体外先受精并成胚胎后再移植入输卵管,此称为 TET(tubal embryo transfer)技术。此外,还有将卵子与经处理的精子混合直接注入子宫腔内使其受精的配子宫腔内移植术(gamete intrauterine transfer, GIUT)和将经处理的卵子和精子直接注入腹腔内的经腹腔配子移植术(peritoneal oocyte and sperm transfer, POST)。而在体外授精环节,突破性进步是单精子卵细胞胞浆内注射(intracytoplasmic sperm injection ,ICSI)技术。

4. 胚胎移植(ET)

即用特制的移植管将胚胎移植到子宫腔内。目前移植时间多在受精后 48 ~72h,一般认为适当推后 ET 时间可提高胚胎着床率。移植胚胎的数量一般以 2 个为宜,单次移植 4 个以上的胚胎并不提高妊娠率,但多胎妊娠的并发症却明显增加。因此,除非病人年龄较大,或胚胎质量欠佳,或既往 IVF-ET 后未孕,否则不应移植 3 个以上的胚胎。

为了提高胚胎着床率,部分学者对移植前胚胎进行辅助孵出处理。辅助孵出技术是指对胚胎的透明带进行人工处理,以使囊胚易于孵出的技术,主要有机械、化学和物理(激光)三种方法。多用于高龄病人、多次胚胎移植失败者、卵子体外培养时间较长而透明带变硬者。对提高胚胎着床率有一定效果。

第三节　IVF 的护理

一、IVF 术前病人准备

• 了解不孕不育夫妇的心理状态，向他们介绍 IVF-ET 的操作程序及相关知识，同时告知 IVF-ET 的成功率、费用、可能出现的并发症，以及显微授精技术(ICSI)、种植前遗传学诊断(preimplantation genetic diagnosis, PGD)需在常规 IVF-ET 上增加费用及两者的安全性等，并签署相应的知情同意书，使夫妇双方有充分的心理承受能力，并以积极的态度配合治疗。

• 一般在 IVF 前一周期第 3 天测基础内分泌，并在药物诱导排卵前，完成肝功能、血常规、白带常规、B 超等检查，以及对肝炎、STD 等筛选，同时行子宫腔探查术或模拟移植，了解病人子宫情况，为胚胎移植做好充分准备。

• 指导病人测基础体温，协助医师行 B 超检查、子宫颈黏液评分，以确定 HCG 注射日。

• 指导丈夫在女方月经周期第 5 天左右，自行手淫排精，避免 IVF 时精液不新鲜。

• 确定 HCG 注射日后，停注射 Gn/GnRH-a，并在当晚肌内注射 HCG 10000IU，并嘱丈夫在行取卵后 2～4h 手淫法排精，同时提供无菌、无毒的收集精液的容器。

• HCG 注射日起阴道准备，可用 5%PVP 棉球擦洗阴道，每日 2 次，取卵术前 1 天腹部及外阴皮肤准备。

• 术前 8h 禁食，4h 禁水，并予肥皂水灌肠 1 次。

• 术前 30min～1h，给予镇静剂，可用安定或东莨菪碱。

二、IVF 术前及术中护理

• 准备好取卵手术包及其他物品，保持恒定的室内温度(28℃左右)。

• 取卵穿刺针的准备：一般采用双腔穿刺针，其益处在于抽吸的同时能行培养基冲洗。连接试管时要注意负压端必须高于抽吸端，否则易引起卵泡液逆流入负压吸引器。

• 准备好 B 超、负压吸引器、热台等器械，负压吸引器必须连接保护滤器，以免卵泡液逆流时损坏负压吸引器。

• 术前阴道探头于消毒液(如 1/1000 新洁尔灭)浸泡半小时消毒灭菌后，予生理盐水冲洗，以免消毒液残留；穿刺架予高温高压消毒灭菌。嘱病人排空膀胱，取膀胱截石位。

• IVF 一般采用静脉麻醉，病人去枕，头偏向一侧，保持呼吸道通畅，低流量给氧。

• 用生理盐水冲洗外阴，铺无菌巾后，再用生理盐水擦洗阴道，并用生理盐水冲净，手术人员手套上滑石粉或使用无滑石粉手套。取卵过程中，实验室及手术室宜暗室，同时做好卵泡液的保温，维持在 37℃。

• 术中监测血压、脉搏、呼吸、血氧饱和度，并记录。常规准备急救复苏之药品及器械，以便万一发生麻醉意外及时抢救，确保病人生命安全。

三、IVF 术后护理

• 取卵术后监测病人的血压、脉搏、呼吸，同时观察有无腹痛、阴道流血。

• 取卵术后 1d 或 2d 开始按医嘱肌内注射黄体酮，以维持黄体功能。既往有慢性盆腔炎、输卵管积水的病人可预防应用抗生素。

• ET 导管的准备：ET 导管一般采用外套管及内套管，导管以细为宜，既易通过内口，又不带子宫颈黏液和血入子宫腔。不过导管也应有一定直径和硬度，以便克服内口的机械阻力。导管内外表面要平滑，摩擦力小，不易粘着血和黏液。导管末端宜圆滑，以便于滑行通过子宫颈管和子宫腔而不损伤子宫颈组织和内膜。估计较难移植的病人，可准备另一金属内芯。

• 根据病人的实际情况，决定是否充盈膀胱，并采用不同的体位，如子宫前倾或前屈病人取截石位；子宫急剧前倾或显著后屈病人，宜分别采用膝胸位或背卧位；子宫后倾病人则采用膝胸位。

• ET 术后卧床休息 2h，即可起床，无活动限制。

• ET 术后剩余胚胎予以冷冻，向夫妇双方解释有关胚胎冷冻的事宜，如冷冻费用、保存时间、冷冻对胚胎可能产生的影响等，并签署胚胎冷冻协议书。同时与夫妇双方讨论相应的法律问题。首先，夫妇双方均应对胚胎的命运负责。他们可以选择冷冻保存，以提供生殖保险，或供胚胎给其他的不孕夫妇，或捐献用于相关的实验及研究，或选择销毁。同时对胚胎储存时间也有一定的限制，必要时可以定期延长，以免万一医院与病人失去联系时可能出现的问题。

• ET 术后 14d 左右测血 HCG，如阳性为妊娠，继续肌注黄体酮至孕 3 个月，并在 ET 术后 30d 左右行 B 超检查。如为三胎以上妊娠，需早期行选择性胚胎减灭术。

• 病人因 OHSS 或其他原因，不宜进行新鲜胚胎移植。应耐心地做好解释工作，解除其顾虑，保持良好的心态。

• 对未妊娠的病人提供支持，协助病人应对压力，解答病人提问，使其能面对现实，有信心进行进一步的治疗。

• 做好随访，协助病人克服困难。

第四节 显微授精技术

为解决男性少、弱精不能穿过透明带的问题，1988 年有学者利用生化方法将透明带穿孔，使精子进入卵泡膜授精；亦有学者采用透明带部分切除（partial zona dissection，PZD）法，获得妊娠成功；随后，又有学者将 5 ~ 20 个精子直接注入到透明带下，以帮助授精，称透明带下授精（subzona insemination，SUZI）。但 PZD 和 SUZI 的受精率低，要求精子数 $>5\times10^6$ 个 ml，且无法控制多精受精的问题，现已由显微授精技术（ICSI）取代。所谓 ICSI 即是将单个精子经显微注射的方法直接注入到卵细胞浆内。最先的设计用于男性不育症病人，目前已不局限于此。

一、ICSI 适应证

• 严重少、弱精症者：由于 ICSI 仅需数条精子，因此是严重少、弱精症者最有效的治疗方法。

• 圆头精子或完全不活动精子：ICSI 是唯一可以治疗的办法。不活动精子可取附睾或睾丸精子进行 ICSI，也可通过低渗试验选择活精子行 ICSI。

• 阻塞性无精症和部分生精功能障碍病人：也可取其睾丸精子作 ICSI。

• 常规 IVF 无法受精者，再次 IVF 的受精率不会超过 25%，而改作 ICSI 后，则仍可能获得较高的受精率和妊娠率。

• 卵子冻存后或不成熟卵经体外培养成熟后，透明带变硬，精子不易穿透，可用 ICSI 辅助受精。

• 种植前遗传学诊断（PGD）：为防止多余精子污染，有必要采用 ICSI。

• 当次常规 IVF 失败后的卵子，作为补救性辅助授精，用 ICSI 后仍可达到较高的受精率，但胚胎的着床率极低。

二、ICSI 过程

基本过程同 IVF-ET，即超促排卵、取卵、体外授精和胚胎移植。关键的不同点是体外授精通过单精子卵浆内注射来完成。

三、安全性

ICSI 技术对治疗男性不育的意义无可非议，但该技术尚存安全性疑虑。

• ICSI 的临床应用前缺少足够的动物实验和临床资料验证。由于 ICSI 的发展仅 10 余年，故未能对 ICSI 的生物学特征及生殖行为进行随访和观察。

• ICSI 采用非自然选择的精子，可将遗传缺陷传给下一代。已有众多的实验发现，病人常伴有基因缺陷，约 13% ~29% 的病人在 Y 长臂上有基因碱基区域的缺失，该区域命名为“无精子基因”（azoospermia factor，AZF）家族。30% ~40% 有 AZF 的精子行 ICSI 能受精妊娠，故能把 Y 型染色体缺失传给男性后代。除了遗传不育基因外，还遗传病理表型基因如婴儿纤维素腺病等遗传性疾病，该病不能自然受精，但 ICSI 能受精，故遗传疾病至子代。

• 操作时对配子的损伤：注射过程中将杂质 PVP、纤维素、气泡或硅石蚀液混浮液（percoll）颗粒注入卵子，可导致卵子结构的破坏，如纺锤体、细胞微管等骨结构的破坏，使胚胎存在种植前缺陷。

第五节　胚胎冻融技术

1984 年，世界上第一例冰冻胚胎的婴儿在英国诞生。目前，胚胎的冰冻与复苏已成为 ART 的常规技术之一。将新鲜胚胎移植周期中多余的胚胎冻存，在适当的时候将胚胎解冻再植入子宫，不仅大大减少病人精力、费用的消耗，减轻其精神压力，同时也提高了累积妊娠率。现在主要用于：

- 保存多余胚胎。
- 减少或避免卵巢过度刺激综合征（OHSS）的发生：在发现病人有发生严重 OHSS 危险时，该周期应放弃胚胎移植。因 OHSS 是一种自限性疾病，如无妊娠，一般在 10d 左右病情自行缓解，而一旦妊娠，病情会明显加重，如发生严重的并发症甚至死亡。
- 困难性胚胎移植或取卵时穿过子宫腔，估计移植后胚胎着床的可能性很小者。
- 等待 PGD 结果。
- 排除供配子者 HIV 感染。
- 胚胎捐赠计划的周期同步化。
- 减少多胎妊娠发生：由于胚胎冻融技术的成熟，可以在每个周期少移植胚胎，既能减少多胎妊娠发生，又不至于浪费胚胎资源。
- 计划生育：即病人不愿在目前生育，而希望能保留年轻时的胚胎。

卵子和卵巢组织的冷冻虽然在临床上有很大的应用前景，如可以克服由于胚胎冻融涉及的伦理问题，解决未育须切除卵巢病人保留生育功能问题等，但成熟的卵子正处于减数分裂时期，常规冻存时常可导致细胞结构的破坏或导致染色体异常等不可逆改变。至今成功的报道不多，是今后一段时间内需解决的技术难题之一。

第六节　种植前遗传学诊断技术

种植前遗传学诊断技术（PGD）是建立在 IVF-ET 基础上的产前诊断技术的延伸。自 1990 年世界上第一例 PGD 婴儿诞生以来，目前世界上 17 个国家的 40 余个 ART 中心已建立了 PGD 技术，至今已有 400 余例健康婴儿诞生。

PGD 通常是指从获得的卵母细胞取极体或体外授精的胚胎部分细胞进行检测，常用的方法是 FISH 和 PCR 技术。PGD 技术难度较大，如遗传物质来源极其有限；单细胞诊断有一定局限性，如单个卵裂球是否能代表整个胚胎已开始受到怀疑；诊断的准确性难以达到 100%；无法重复实验；种植窗时间短，有诊断时间的要求。因此，PGD 是一项新的挑战性技术，然由于优生的要求，预计将有更广泛的应用前景。目前 PGD 主要用于：

- 染色体分析，以避免严重性连锁疾病。
- 非整倍体染色体检测，减少高风险多倍体片段缺失或平衡异位的风险。
- 单基因疾病诊断，如纤维囊性变、镰刀状红细胞贫血、GM 神经节苷脂沉积病 I 型和珠蛋白生成障碍性贫血。

第七节　其他 ART 延伸技术及护理

一、卵子和胚胎捐赠

1983 年英国的 Hodgen 首先报道了切除卵巢的猴子用激素替代 + 异猴卵子捐赠获

得成功。紧接着，1984 年 Lutjen 等首次报道采用卵子捐赠 + 性激素替代为一位卵巢早衰妇女使用转移 IVF-ET 技术，获得正常新生儿。该技术为独立研究性激素、胚胎和子宫内膜相互关系提供了唯一的人类载体模型，带动了从细胞、亚细胞和分子水平对胚胎种植窗、子宫内膜和胚胎发育同步化的机制研究，但同时也引起了伦理方面的争论。1995 年，欧盟会议建立了卵子捐赠统一规程，以保证对供卵和受卵者的操作安全性及有效性。目前卵子捐赠的指征为：

- 卵巢无功能：卵巢早衰，卵巢去势，卵巢抵抗综合征。
- 卵巢功能减退：绝经前后。
- 女性遗传性疾病携带者。
- 反复 IVF-ET 或 ICSI 失败。

胚胎捐赠由于双方染色体均非来自要求生育的父母方，故较少采用，主要适用于男女双方均有遗传性疾病者或女方需受赠卵子而又没有卵子来源者。但自从捐赠胚胎成功分娩以来，胚胎的免疫保护作用备受关注，与器官移植排斥作用之间关系的研究也日益深入。与捐赠卵子一样，同样存在伦理方面的争议。目前我国禁止胚胎捐赠。

二、代孕

代孕是借助 IVF-ET 技术，帮助无子宫、子宫切除、子宫严重病变无法完成妊娠任务，或由于健康原因不宜或不能承受妊娠和分娩过程的女性获得新生儿的技术。在医学上，该技术并无突破性进展，然而在法律和伦理问题上的争论最突出。尤其发生纠纷也较多，一些发达国家已对此立法，国内也由国务院颁布条令，于 2001 年 8 月 1 日起禁止施行代孕技术。

三、胚胎减灭术

多胎妊娠是 ART 的常见并发症。三胎妊娠可以根据孕妇健康状况、身高、家庭经济状况、夫妇意愿等决定是否行胚胎减灭术。四胎或四胎以上多胎妊娠应行胚胎减灭术。胚胎减灭术一般在人工授精或胚胎移植后 4 ~ 6 周，B 超能清晰显示胚胎心搏时进行。目前多选用 B 超引导下经阴道穹隆直接胚囊内穿刺，用机械手段使胚胎心搏停止。术后需用宫缩抑制剂、抗生素和止血剂，以防流产、继发感染和子宫内出血。

四、胚胎减灭术的护理

1. 病人准备和心理护理

(1) 一般准备：术前应全面了解心、肺、肝、肾等重要生命器官的功能，检查并记录体温、血压、脉搏、呼吸等生命体征变化；查看心电图、胸片、血、尿、白带常规等检查结果。

(2) 术前告之病人及家属此项治疗的过程及可能发生的危险，如术后感染、全部胎儿丢失及 24 周前流产概率、羊水栓塞等，同时签署知情同意书。

(3) 肠道准备：为减少对胎儿的影响，选择性减胎术一般采用硬膜外麻醉，麻醉前至少 8h 开始禁食、4h 禁水，以保证胃彻底排空。有关禁食禁水的重要意义，必须向病人及家属交待清楚，以取得合作。

(4)术前1d做好外阴皮肤及背部麻醉区的皮肤准备，术前1d及手术日晨用5%聚维酮碘溶液擦洗阴道。

(5)做好术中麻醉用药及术后抗生素的药物过敏试验；并予安定、东莨菪碱等术前镇静剂，以减轻病人术前焦虑水平。

(6)保胎治疗：可以黄体酮肌注及舒喘灵口服安胎治疗。

(7)心理护理：进行选择性减胎术的病人，往往经历过人工授精、体外受精-胚胎移植等辅助生育技术，不孕及长期的诊断、治疗使病人必须面对巨大的社会、家庭压力，既担心流产、早产的发生，更担心选择性减胎术的高风险性。医护人员必须对病人及家属解释选择性减胎术的必要性，详细介绍操作的具体步骤，关心、体贴病人，让病人说出自己的感受，热情回答病人的问题，以取得病人的信任和配合。

2. 术前及术中护理

(1)准备好B超机、穿刺架及减胎针。调节B超至图象清晰、大小合适，减胎针可用单腔或双腔。有专门的减胎针用于临床，如COOK公司K-UB-1752即为专用的减胎针，该减胎针分外套和内芯，可减少术中损伤，同时双腔又有利于抽吸。

(2)病人取膀胱截石位，术中要经常询问病人有何不适，可抚摸其不适处或轻握其手，使病人得到安慰和鼓励，以减轻其失去孩子的“情感疼痛”；同时术中监视胎心及孕囊的变化，并观察病人的生命体征。

3. 术后护理

(1)术后监测体温、脉搏、呼吸、血压等生命体征，密切观察有无腹痛及阴道流血，注意出血量、出血时间的长短、血的颜色、有无血块和组织排出，排出前有无腹痛加剧。如有组织排出需保留标本送病理检查。

(2)术后病人需绝对卧床休息，禁止不必要的妇科检查，以减少对子宫的刺激，并使用无菌垫巾，保持外阴清洁，预防感染。

(3)药物治疗：根据药物过敏试验，选择适当的抗生素，并适当给予一些止血剂。

(4)保胎治疗：继续术前保胎治疗，并可用硫酸镁静滴安胎治疗。同时在B超、血HCG、基础体温的测定下，动态监测胚胎的发育。

(5)术后6h禁食，适当补液，予高蛋白、高维生素饮食，以增强机体的抵抗力；同时保持大便通畅，如有便秘，可用开塞露等。禁止用肥皂水灌肠。

思考题

1. ART是指哪些技术？目前的主流技术有哪些？仍面临哪些问题？
2. 人工授精与IVF-ET有什么不同？
3. IVF-ET的常用适应证是什么？主要步骤有哪些？
4. IVF-ET的护理要点是什么？
5. IVF-ET与ICSI技术上的本质区别是什么？
6. ICSI的适应证有哪些？
7. 胚胎冻融技术有何临床意义？

参考文献

1. 徐键. 由 IVF – ET 衍生的技术. 见黄荷凤主编，现代辅助生育技术. 北京：人民军医出版社，2003.

2. 邢兰凤. 辅助生育技术及并发症的护理. 见黄荷凤主编，现代辅助生育技术. 北京：人民军医出版社，2003.

3. Karande V. IVF in humans: technologies for oocyte retrieval, in vitro insemination and embryo transfer. See Revelli. A. Biotechnology of human reproduction. New york, USA. The Parthenon Publishing Group. 2003:186 – 203.

4. Trounson A. Human pregnancy following cryopreservation, thawing and transfer of an eight – cell embryo. Nature 1983;305:707 – 709.

6. Eiges R. Establishment of human embryonic stem cell – transfected clones carrying a marker for undifferentiated cells. Curr Biol 2001;11:514 – 518.

（徐　键）

第七章　产前诊断

学习目标：

- 熟悉产前诊断的概念、意义及内容。
- 掌握有创性产前诊断护理要点。
- 了解产前诊断的方法及目前开展的技术。

产前诊断是实行优生的重要措施之一。其历史可以追溯到古希腊哲学家希波克拉底，他曾对预测胎儿性别发表过意见。1882 年，德国的 Scharz 第一次提出羊膜腔穿刺的建议，直到 1919 年 Henkel 才对一例羊水过多的病例进行了羊膜腔穿刺。1930 年，Menees 初步报告了羊膜腔穿刺的方法，以及进行各项羊水检查的情况。1955 年，Serr 等第一次报告直接检查羊水细胞的性染色体。此后，绒毛活检、羊膜腔穿刺、脐血穿刺及超声显象技术等不断发展，并在 20 世纪 80 年代以后逐渐被广泛应用于临床。随着分子生物学技术的日益发展，产前诊断出现了飞跃。进入 20 世纪 90 年代，随着医学伦理学及医学生物学技术的不断完善，更早期、更安全、更准确的产前诊断方法备受关注，并已展现出广阔前景。

第一节　产前诊断概述

一、产前诊断的概念

产前诊断（prenatal diagnosis）又称宫内诊断（intrauterine diagnosis）或出生前诊断（antenatal diagnosis），是指在胎儿出生前应用各种先进的科技手段，采用影象学、生物化学、细胞遗传学及分子生物学等技术，了解胎儿在子宫内的生长发育状况，诊断胎儿是否有遗传缺陷及先天畸形，以便早期发现，早期终止妊娠。它是紧密结合细胞遗传学、分子遗传学、影象学和围生医学的一门学科。

二、产前诊断的意义

产前诊断是在遗传咨询的基础上通过产前诊断技术检测胎儿子宫内的健康状况，对患有严重遗传病、严重先天畸形病儿可以及早采取措施，减少人类群体中有害基因的积累；减少患有严重遗传病、严重先天畸形病儿、严重致死性畸形病儿和发育不完全病儿的出生；减少由此给个人、家庭、社会带来的长远负担，提高人口素质。

产前诊断是实行优生的重要措施之一。随着科学的发展，传染病和营养不良的发病率及死亡率显著下降，而遗传病及先天畸形的发病率和死亡率相对上升。据我国的统计资料,先天性残疾占总人口大约1%(1989),全国90万人口的抽样调查中发现,8万多0~14岁的儿童中,智力低下者患病率为1%。1986-1987年,我国原29个省(市、自治区)945所医院住院分娩的124万例出生一周以内的围生儿调查结果表明,以肉眼可见的出生缺陷发病率为1.307%,部分地区高达2%,值得注意的是,这还不包括一周以后才能发现的遗传病及先天性疾病。因此,研究并开展在妊娠早期或中期进行产前筛查,对高危人群产前诊断具有极其重要的意义。

三、产前诊断适应证

根据《产前诊断技术管理办法》的规定,孕妇有下列情况之一者,应建议其进行产前诊断:

- 羊水过多或过少。
- 胎儿发育异常或者胎儿有可疑畸形。
- 妊娠早期接触过可能导致胎儿先天缺陷的物质。
- 有遗传病家族史或者曾经分娩过先天性严重缺陷的婴儿。
- 年龄超过35周岁。

四、造成出生缺陷的风险因素

- 胚胎、胎儿期获得性。
- 遗传性:染色体病、单基因病如DMD、多基因病如NTD。

五、当前产前诊断应用的遗传性疾病

1. 染色体病

染色体病是由于染色体数目或结构异常所致的疾病。这类疾病常表现为综合征,如多发畸形、智力低下。虽然大多数染色体异常胚胎在妊娠早期便停止发育,自然流产,但仍有少数可以存活至出生,所以开展染色体病的产前诊断是预防染色体病病儿出生的有力措施。

染色体病产前诊断的适应证是:

(1)高龄孕妇。

(2)染色体异常病人。

(3)夫妻之一是染色体平衡易位或倒位携带者。

(4)以往生过染色体异常病儿者。

(5)曾有原因不明的自然流产史、畸胎史、死产或新生儿死亡史的孕妇。

(6)孕妇有不良接触史。

(7)近亲结婚者。

(8)生过性连锁遗传病病儿或有家族史者。

2. 单基因病

单个基因突变引起的疾病称为单基因遗传病。

(1)分类:

常染色体显性遗传:如短指(趾)症。

常染色体隐性遗传:如 PKU。

性连锁遗传:① X 连锁显性遗传,如抗维生素 D 性佝偻病;② X 连锁隐性遗传,如 DMD;③ Y 连锁遗传,如外耳道多毛症。

(2)诊断适应证:凡生过单基因遗传病病儿者、家庭成员中有遗传病病人经咨询认为有再发风险者。

应注意的是高危孕妇的产前诊断必须建立在第一胎明确诊断的基础上,所以第一胎病儿的确诊非常重要。

3. 多基因病

遗传基础不是一对主基因,而是多对基因,各对基因之间呈共显性,每一对基因的作用微小,若干对基因的作用累加可形成一个明显的表型效应。其特点是:

(1)受环境因素的影响。

(2)生理特性由遗传和环境多种因素共同决定,包括一些常见病和常见的先天畸形。

(3)有家族倾向性。

(4)发病率有种族(或民族)差异,随亲属级别降低,病人亲属的发病风险降低。

(5)病人双亲、同胞和子女的亲缘系数相同,有相同的发病风险。

(6)近亲婚配时,子女的发病风险也增高,但不如常染色体隐性遗传病明显。

4. 各种环境因子所致先天性畸形

(1)生物致畸因子:主要为 TORCH 系列病原体感染。弓形虫、风疹病毒、巨细胞病毒、单纯疱疹病毒及其他病毒等,构成了一组不同来源的病原体,简称 TORCH,是引起胎儿子宫内感染及新生儿出生缺陷的重要原因之一。

(2)非生物致畸因子:在胚胎发育期,某些理化因素如高温、细胞毒药物、化学物质、噪声、射线、吸烟、酗酒等均可导致胎儿先天畸形的发生。

第二节　孕妇血清生化指标筛查

通过产前筛查,可使许多年轻孕妇中的高危者也有机会被筛选出可疑者。再进行羊水细胞检查染色体,国外有的列为产前检查常规,国内尚未普及。

1. 目前产前筛查的主要疾病

(1)21-三体综合征(Down's syndrome, DS)。

(2)18 -三体综合征(Edward syndrome)。

(3)神经管畸形(neural tube defect, NTD)。

2. 常用母血清筛查生化指标

(1)甲胎蛋白(alpha-fetoprotein, AFP)。

(2)HCG 和游离 β-HCG(free beta-HCG)。

(3)游离雌三醇(unconjugated E_3, uE_3)。

(4)妊娠相关血浆蛋白 A(pregnant associated plasma protein A, PAPP-A);

(5)抑制素 A(inhibit A)。

(6)其他:胎盘异铁素(placental isoferrintin P43),尿 β-core HCG。

3. 目前用于妊娠早、中期筛查主要血清标志物

(1)AFP。

(2)游离 β-HCG。

(3)游离雌三醇。

(4)妊娠相关血浆蛋白 A。

4. 产前筛查对象

(1) 分娩时年龄 >35 周岁。

(2)所有妊娠 7 ~20 周的孕妇(除外直接产前诊断的对象)。

5. 筛查步骤

(1)妊娠早期或中期抽取孕妇肘静脉血 2 ~3ml。

(2)测血清标志物。

(3)风险统计软件计算风险率。

(4)高风险孕妇进一步明确诊断。

第三节　有创性产前诊断技术

一、羊膜腔穿刺术(amniocentesis)

羊膜腔穿刺术是最常用的侵袭性产前诊断技术,羊水细胞培养染色体检查仍为目前基本的产前诊断检查项目。

1. 原理

羊水的来源主要为胎儿尿液、气管支气管分泌液、羊膜上皮分泌液及母血清经胎盘渗出液等。羊水细胞是羊膜和胎儿脱落细胞,主要有胎儿肾细胞和胎儿上皮细胞。羊水细胞由于来自胎儿本身,可培养制片染色体,也可酶测定和 DNA 分析,可诊断胎儿染色体异常及先天代谢病、基因遗传病。羊水细胞培养的常用方法有培养瓶法和盖玻片原位法两种,后者培养时间相对较短。

2. 穿刺时间

以妊娠第 16 ~21 周为最佳。孕龄太小,羊水量少、子宫未超出盆腔,穿刺不易成功且容易出现并发症。孕龄太大,羊水中细胞较少,不易培养成功。但也有作者报道妊娠第 17 ~20 周与第 20 ~27 周的羊水细胞培养成功率无显著性差异。近年来西方不少学者研究报道了在第 10 ~14 周时作早期羊膜腔穿刺,但对其安全性看法不一,总体来说,其并发症较高而细胞培养的成功率较低,因而,许多中心已不再提倡小于 14 周的早期羊膜腔穿刺术。

3. 穿刺方法

穿刺前孕妇排空膀胱,取仰卧位,在 B 超引导下,先确定胎儿大小、胎儿胎盘位置及羊水深度,确定进针位置(尽量避开胎盘),然后在严格无菌操作下,先用 21 号带芯长针

头经腹壁、子宫壁进入羊膜腔，拔出针芯抽取 2ml 羊水后弃之（或作 AFP 检查），以免混有母体血细胞；再继续抽取羊水 20ml 左右，无菌下送实验室做培养（见图 2-7-1）。

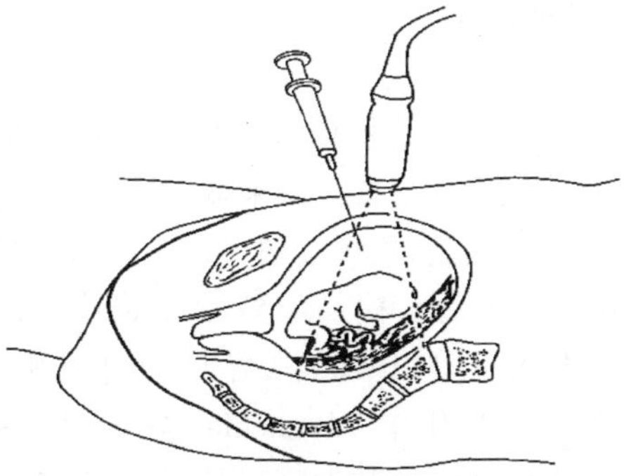

图 2-7-1　羊膜腔穿刺

4. 安全性与有关问题

羊膜腔穿刺技术已被广泛应用，总的来说比较安全。主要并发症是：

（1）穿刺失败：文献报道失败率为 0.5% ~1%，且与医生经验密切相关。一般认为穿刺失败的原因有：子宫太小；羊水过少；穿刺部位太低，误穿了膀胱内的尿液；腹壁太厚，进针不够深；因穿刺了胎盘附着部位，抽出血液后未敢再抽。

（2）羊水带血：文献报道，血性羊水发生率 6% ~24%，大部分发生在胎盘附着于子宫前壁的孕妇。如血量多，会影响胎儿细胞贴壁，造成培养失败；血量少，一般不影响培养成功。

（3）流产：因刺伤胎盘造成血肿后致流产或穿刺后羊水外流，或感染而造成流产。流产率约 0.5%左右。

羊膜腔穿刺技术对孕妇及胎儿的伤害极少，文献有报道针头刺伤胎儿留下小疤。

二、绒毛活检术（chorionic villi sampling，CVS）

1. 原理

绒毛组织是从受精卵发育而成的，位于胚囊之外且又具有和胚胎同样的遗传性，故早孕期绒毛活检被认为是产前诊断的一个突破。获取的绒毛组织可根据需要进行染色体分析或基因及酶代谢的诊断。由于取绒毛可在妊娠早期，如结果提示胎儿异常需要终止妊娠，可作电吸术，手术简便、安全。但取绒毛要求较高的技术，医生的经验至关重要。

2. 绒毛活检时间

多在妊娠第 10 ~13 周间进行。早于这个时期，胎盘绒毛太薄，超声下很难将其与包绕的蜕膜组织区分开，不易获取绒毛组织。妊娠第 11 周之后，由于胚胎迅速发育，经子宫颈途径的导管难以进入胎盘附着部位，而经腹 CVS 则不受孕期发育的限制。

3. 取材途径

一般来说胎盘的位置决定了取样的途径。

（1）经腹绒毛取样：胎盘位于子宫前壁和底部或阴道感染时采用。国外近几年逐渐以腹部抽吸代替子宫颈盲吸。一方面容易获取足够的绒毛组织，其次可减少经阴道操作可能引起的感染。

(2)经子宫颈绒毛取样:胎盘后位和低位时采用,现较少采用。

(3)经阴道绒毛取样:极少采用。

4. 绒毛活检并发症

CVS后流产发生率及活检所致胎儿肢体发育障碍是人们最为关注的问题。流产发生率,国外报道0~5%,国内报道2%左右。如果取材时进入羊膜腔(吸出羊水或血水)、术前有黄体功能不良及取材次数过多,均增加流产的危险性。CVS导致胎儿肢端异常仍存在争议,曾有研究者报道早期绒毛活检易导致胎儿肢端异常(Firth,1991,1994; Burton,1992; Hsieh,1995)。而Kuliev等(1996)总结了10年妊娠第9周以后的绒毛活检,认为CVS并不会增加肢端障碍的发生率。Bianchia等(1993)、Kalousek和 Dill(1983)报道仅在妊娠第9周以前绒毛活检会增加肢端障碍的发生,认为妊娠第9周以后经腹CVS与中期羊膜穿刺一样安全。

5. 绒毛细胞制备染色体的方法

(1)接法:是利用具有自身分裂活跃并可产生原位核分裂相的细胞滋养层细胞制备染色体。取材后不需进行细胞培养或仅经过几小时短期培养后即可进行染色体制备分析。该法具有快速诊断、避免母体细胞污染等优点,但分裂指数低、染色体形态差,并可出现滋养层细胞和胎儿真实核型不一致的现象,即胎盘局限性嵌合体现象。其发生率约2%左右,使其实际应用受到一定的限制。如果CVS诊断为嵌合体核型,应进一步行羊水穿刺或胎血采样来证实胎儿真实核型。

(2)绒毛培养法:采用酶解法将绒毛胚外中胚层间质细胞解离为单细胞悬液之后,在培养瓶内建立单层细胞培养,一般经过6~10d培养后即可收获细胞及染色体制片显带。由于培养法无需经过60%冰醋酸解离细胞,其染色体形态及G-显带质量均明显优于直接法。而且由于培养法所用的细胞为绒毛内层胚外中胚层组织,其出现绒毛与胎儿核型不一致的现象明显少于直接法,因此核型分析结果更能真实反映胎儿的核型。该法主要的缺点是可能发生母体细胞污染。文献报道,培养法母体细胞污染的发生率约为1%~2%,所以取材后挑选绒毛标本时应在解剖显微镜下仔细分离蜕膜组织、血块及黏液,从而避免培养过程中母体细胞污染的发生。

国外一般采用培养法与直接法结合诊断,以避免误诊。

三、经皮脐血穿刺术(percutaneous cordocentesis)

1983年,Daffos首先报道在超声引导下成功进行了脐血管穿刺获取胎血产前诊断胎儿先天性疾病,目前,此项技术在我国用于染色体病、某些基因病、子宫内感染和胎儿血液性疾病等产前诊断及子宫内治疗,并取得了满意的效果。

1. 取脐血时间和方法

可从妊娠第18周开始直至足月,妊娠第18~24周容易穿刺成功。操作时首先用超声定位胎盘、胎儿及脐带位置,确定穿刺点。最常用的穿刺点为脐带进入胎盘根部2cm以内的脐蒂部,此处相对固定,易于穿刺。然后在无菌条件下,用22号穿刺针在穿刺探头引导下经母腹壁及子宫腔内刺入脐血管抽取胎血,取血量可达6~8ml。

2. 脐血检查内容

(1)快速核型分析：胎血细胞培养只需48h即可进行染色体制备，简便、可靠，可对绒毛及羊水培养出现的假嵌合体或培养失败进行矫正或补救诊断。

(2)胎儿子宫内感染的诊断：通过对胎儿血清特异性IgM抗体的测定可得出TORCH病原体感染的子宫内诊断，也可应用PCR扩增病原体DNA或RNA进行各种不同的诊断。胎儿免疫系统到妊娠第21～22周时才发育成熟并发挥功能，故进行胎血免疫抗体的测定应在妊娠第22周后进行。

(3)胎儿血液系统疾病的产前诊断与风险估计：如溶血性贫血，自体免疫性血小板减少性紫癜，血友病及α、β地中海贫血等。直接用脐血查第八(或第九)因子及进行血红蛋白电泳进行诊断，可省去复杂的基因诊断方法。

(4)确定胎儿血型。

(5)胎儿子宫内生长迟缓的监测及胎儿子宫内状况的评估。

(6)利用脐血管穿刺对胎儿溶血性贫血进行子宫内输血治疗，纠正胎儿心率异常等。

3. 安全性

经皮脐血穿刺术比较安全可靠，偶有报告穿刺引起脐血管痉挛而致胎儿心动过缓，甚至死亡。子宫过度敏感收缩压迫胎盘，使胎儿供血不足而窒息死亡。如果子宫敏感者不要勉强穿刺，文献报道与之有关的流产率为1.9%～2.7%。

第四节　有创性产前诊断护理要点

一、羊水穿刺和绒毛活检术护理要点

1. 术前准备

(1)认真核对适应证、妊娠周数、子宫大小、有无妊娠并发症，有出血倾向、盆腔或子宫腔感染、先兆流产者不宜施行。

(2)注意病人体温等情况。

(3)完成、核查血常规及凝血功能检查，有明显异常结果应及时与医生联系，延迟或取消手术。

(4)检查穿刺部位皮肤有无红肿、皮炎、感染等不利于穿刺的情况。

(5)做好羊水穿刺或绒毛活检相关事宜的宣教，帮助孕妇缓和情绪紧张，避免因心理因素诱发宫缩和影响手术。

(6)指导病人排空膀胱，做好准备。

2. 术后护理

(1)及时了解手术经过及病人情况。

(2)根据医嘱及时用药，预防感染和抑制宫缩。

(3)对经腹操作者，指导孕妇按压腹部穿刺点2 h，定时观察穿刺点有无渗血。

(4)对经子宫颈绒毛取样者应注意阴道流血，做好会阴清洁与护理，防止逆行感染。

(5)嘱孕妇卧床休息,自数胎动,沐浴时注意避免弄湿覆盖针眼的无菌敷料以防感染。腹部穿刺点无渗血者可在 24 h 后去除敷料,用稀碘消毒局部皮肤。

(6)在院内测体温每天至少 2 次,并定时听胎心音及了解有无宫缩,以便及时处理、对症治疗。

二、脐血穿刺的护理

1. 术前准备

(1)环境准备:鉴于脐血管穿刺的并发症有穿刺部位出血、早产、胎儿子宫内窘迫等,因此必须选择在能够对胎儿进行紧急抢救的条件下进行。

(2)病人准备:穿刺前先行胎心监护并根据超声检查推算胎儿体重,确认羊水量、胎位、胎盘及脐带位置等,并根据胎心监护评价胎儿的安危。手术野备皮、术前 4 h 禁食。术前可静脉注射地西泮 10mg,以使孕妇镇静和减少胎动,便于穿刺。为解除病人的恐惧心理,穿刺前由责任护士带着孕妇熟悉穿刺环境,并为孕妇讲解穿刺的步骤及注意事项,以取得其配合。

2. 术中护理

(1)护理人员在术中主要负责配合。

(2)注意观察胎心的变化。

(3)监测孕妇血压、脉搏及血氧饱和度。

(4)由于胎盘附着位置不同,孕妇可能会适当变换体位。当孕妇有呼吸困难表现或血氧饱和度低于正常时,应及时给予吸氧。

3. 术后护理

(1)对脐血穿刺术后的孕妇通常需给予抑制宫缩、预防感染等治疗。

(2)术后 1h 内要注意监测其生命体征,加强对胎心、胎动及宫缩情况的监测。

(3)注意观察穿刺点有无渗血,有条件的应复查 B 超看脐带、胎盘穿刺处有无出血。

(4)脐血穿刺术后 3 天内仍需注意穿刺点发红、体温变化等情况,以及时发现感染征象。

第五节　超声影象诊断

超声由于其无创、操作方便,易为孕妇接受,是目前临床应用最为广泛的产前诊断方法之一。

一、超声影象检查时间

妊娠第 11 ~13 周做 B 超检查 NT,有助于早期发现 21-三体病儿;妊娠第 22 ~24 周也应常规做一次 B 超检查,除进一步核对孕龄外,尚能筛查胎儿有无先天畸形。一旦发现胎儿严重畸形应及时终止妊娠。

二、各种畸形

1. 中枢神经系统畸形

占畸形总数的40%～50%，以无脑儿、脑积水、脊柱裂等为多见。

（1）无脑儿：妊娠第12～14周后，由于胎儿缺乏头盖骨，继而脑组织萎缩，超声检查看不到胎头光环，胎头端呈蛙头状，于妊娠中期见蛙头状回声即可明确诊断。

（2）脑积水：于妊娠第16～22周时，双顶径每周增加大于3mm，侧脑室无回声区增大，脑室径>1.5cm，侧脑室与大脑半球之比超过0.5，可做出早期诊断。到妊娠后期，由于脑室内外有大量脑脊液潴留，可显示大片液性暗区，脑中线偏移，诊断较容易。

（3）脊柱裂：多发生于腰骶椎。妊娠第17～18周以后，在胎儿躯干纵切声象图上，可见串珠样光带中断或缺损，横切图上脊柱裂部位失去正常椎体的三足鼎立光团，典型者呈"V"字形。如伴有脊膜膨出，于脊柱裂旁可见向外突出的囊样暗区。

2. 消化系统畸形

（1）食管狭窄或闭锁：长时间反复检查胃内容回声不足者可疑食管狭窄，羊水过多而胃囊消失为食管闭锁。

（2）十二指肠闭锁：多数伴有羊水过多，在胎儿腹部见有两个充盈的液性暗区，即含有羊水而扩张的胃囊和十二指肠。

（3）胎粪性腹膜炎：胎儿腹内有圆形包块，并可有钙化形成的强回声光团。

3. 泌尿系统畸形

（1）肾发育不全：妊娠第20周后，胎儿肾脏均可清楚显示。单侧肾发育不全可在一侧显示肾脏声象，而另一侧不显示。双肾发育不全又称Potter综合征，多伴羊水过少、双肾不显示、胸廓发育不良。

（2）肾积水：一侧或双侧肾集合系统内暗区增宽，轻者为1～2cm，重者可达6～7cm。

（3）多囊肾：肾体积增大，可见多个大小不一的圆形液性暗区，看不清正常肾结构。

4. 脐疝和腹壁裂

（1）脐疝：腹壁中部有缺陷。超声示脐部腹壁回声中断，肠环由此脱向脐带。

（2）腹壁裂：腹壁真正缺损，从脐区分裂开。超声显示腹壁回声缺如，腹腔内部分或全部脏器漂浮于羊水中。

5. 膜腔积液

（1）胸腔积液：胸腔内出现液性暗区。

（2）腹腔积液：腹腔内出现液性暗区。

（3）心包积液：胎儿心脏外周见液性暗区，并随心脏收缩和舒张有增大和缩小的周期性变化。

6. 联体双胎

可见两个胎头在相同水平，母体运动或推动胎体后其相对位置不变，颈部脊椎有异常的后屈，颈下和胸上间隙非常狭窄。

第六节 产前诊断技术新进展

一、胎儿镜检查

胎儿镜是1.7mm的针镜,有纤维光导束,可以直接观察胎儿体表、五官等方面有无畸形;或取脐血进行染色体分析或酶学分析;还可以取胎儿皮肤进行活检,但要求有高超的技术和设备,并发症较多,故国外尚不普及,国内尚未开展。随着高分辨超声显象技术的完善,超声引导下脐血管穿刺术已逐渐取代了胎儿镜下取血及子宫内输血治疗。

二、荧光原位杂交技术的应用

荧光杂交技术(fluoresence *in situ* hybridization, FISH)是以荧光素标记取代同位素标记而形成的核酸探针,依据碱基配对原理,通过免疫细胞化学检测体系在组织切片、细胞间期核或染色体标体上进行DNA的定性、定位及定量分析。FISH具有快速、安全、灵敏度高、特异性强等优点,不仅能显示于染色体中期分裂相,还能显示于间期核细胞。

染色体异常的产前诊断主要依靠细胞分裂中期染色体的分析,但这一常规细胞遗传学方法需要2~3周完成。应用生物素标记的染色体特异探针对未经培养的绒毛细胞或羊水细胞进行原位杂交,可快速诊断常见的三体型及性染色体数目畸变。使用这一方法进行染色体数目异常的产前诊断只需1天时间,可省去复杂的细胞培养及染色体分析过程。另外,FISH在染色体结构异常的产前诊断中,不仅对那些易位性重排,而且对重复、缺失或插入性重排都能为确定类型、来源和断裂点提供可靠依据。在对标记染色体、环状染色体来源的研究中,FISH也具有高度的敏感性和可靠性。

三、胚胎植入前诊断(preplantation genetic diagnosis, PGD)

PGD指对配子或移入到子宫腔之前的胚胎进行遗传学分析,去除有遗传缺陷的配子或胚胎。它可以有效地避免传统的产前诊断技术对异常的胚胎进行治疗性流产的要求,因而受到广泛关注。进入20世纪90年代,植入前诊断有了飞速的发展。1994年,Monne用荧光原位技术,在植入前诊断染色体非整倍体及胚胎性别获得成功。此后,多重PCR、荧光PCR、多色FISH等技术,特别是1999年以来开展的间期核转换技术、全基因组杂交技术相继用于PGD,进一步促进了该技术的研究和应用。

四、无创伤性产前诊断技术

在过去的25年中,产前细胞学诊断的方法主要有靠绒毛采样和羊水穿刺,均为创伤性检查,临床应用受到限制。孕妇外周血中胎儿细胞的发现和分子生物学技术的进步,为无创伤性产前诊断技术的发展开辟了新途径。这一技术与传统的产前细胞学检查相比,对母亲和胎儿更安全可靠,且更易为孕妇所接受。

1. 孕妇外周血中胎儿细胞

在母血中存在胎儿细胞已无争议,目前为止已分离出四种:有核红细胞、滋养层细胞、淋巴细胞、粒细胞。

(1)滋养层细胞:合体滋养层细胞经过子宫静脉进入肺泡组织形成栓子,只有极少量滋养层细胞进入母体循环,故外周血中含量极低;合体滋养层细胞的多核性和嵌合型,妨碍了其在产前诊断中的应用。

(2)淋巴细胞:产生于妊娠中期,不利于早期产前诊断,而且胎儿淋巴细胞在孕妇外周血中生存期可达数年,干扰了妊娠胎儿细胞的诊断。

(3)有核红细胞:为目前最适合作胎儿产前诊断的胎儿细胞,可能是妊娠早期母血中主要的胎儿细胞。它在孕妇血中生存期短,寿命不超过5d,不会持续到下次妊娠,因此可排除前次妊娠胎儿细胞的干扰。

(4)粒细胞:这种细胞很少受到关注。

2. 胎儿细胞分离及富集

因母血中胎儿细胞数目极少,须建立有效的方法从母体外周血中分离胎儿细胞,使分选后胎儿细胞与母体血细胞的比率增加而便于检测。目前采用较多的是用荧光活性细胞分选、磁化活性分选、免疫磁珠分离、密度梯度离心、细胞培养等。

3. 胎儿细胞检测及基因分析

目前用于基因分析的有 PCR 及其衍生技术和 FISH,两种方法均可行核型分析。PCR 简单易行,可确定特异性基因序列的存在或缺失,但不能提供有关染色体数目和染色体正常与否的资料,易被污染而出现假阳性。定量 PCR 相当可靠,敏感且准确。FISH 的影响较为广泛,它可将异常染色体相关的细胞直接检测出来。

从母体外周血中分离胎儿细胞已用于无创伤性产前诊断,检测胎儿性别、孟德尔疾病、胎儿 Rh 血型、非整倍体妊娠等,但在临床上广泛应用还存在不少实际的困难。有待解决的问题是要弄清是否每例妊娠都发生母胎细胞互通;如何分离胎儿细胞,何时分离,分离何种细胞,分娩后这些细胞在母体滞留多长时间等。

4. 产前基因诊断

基因诊断的方法,由于近10年来飞速发展的重组 DNA 技术,提供了从 DNA 水平对遗传病进行基因诊断的手段。

第七节　与产前诊断有关的几个问题

一、围生期用药

随着现代医学理念的改变,保健意识的提高,围生期用药日益受到重视,常是咨询中最多见的问题。

1. 胎儿发育的时间特征(作用时间的特异性)

<15d:细胞尚未进一步定向分化,少量细胞受损可由细胞分裂以补偿之,如大量细胞被杀死,则可致胚胎死亡。

15~20d:中枢神经系统处于分化发育阶段。

20～30d：头与脊柱的骨骼和肌肉前体发生，肢芽出现阶段。

25～40d：眼、心、下肢分化阶段。

60d 以内：器官分化趋完善。

90d 以内：大的畸形较少见，但可能出现结构上的小畸形。

2. 作用因子的特异性

只有特定的因子才具有致畸性，因其种类不同，所产生的器官损害亦各异，不同种类的致畸原导致不同类型出生缺陷的发生。

3. 遗传因子的影响

致畸发生与胎体的基因型有直接关系，可能是不同种属与品系的动物对致畸原敏感性不同的原因。

4. 母体的生理和病理状态

高龄孕妇、病毒感染及接触有毒物质等。

5. 药物毒性的分类

1979 年美国食品和药品管理局（FDA）根据药物对人类不同致畸危险度分为 5 组：

A 级：对照研究孕妇前 3 个月怀孕时，未见药物对胎儿有危害，并在此后的 6 个月也无危害，这类药物可能对胎儿影响甚微。

B 级：在动物繁殖实验中未见对动物胎儿影响，但有副作用，而在人类未得到证实。

C 级：在动物实验中证实对动物后代有致畸或杀死胚胎作用，但人类未进行研究，孕期用此类药物必须权衡，应在对孕妇的好处大于对胎儿的危害时才使用。

D 级：对胎儿肯定有危害，在孕妇受死亡威胁或患有严重疾病时，使用其他药物无效，而此类药物对孕妇绝对有治疗作用。

X 级：在动物和人体均证实对胎儿有异常，所以肯定不能用于孕妇或准备生育妇女。

二、TORCH 感染与妊娠

已知人类的出生缺陷中大约 10％是由 TORCH 引起。

T：TOX，弓形虫；

O：OTH，其他；

R：RUV，风疹病毒；

C：CMV，巨细胞病毒；

H：HSV，单纯疱疹病毒。

由于病原体分离有困难，故推荐血清学方法检查特异性 IgM 和 IgG 抗体。TORCH 的干预为：育龄妇女在准备妊娠前进行健康检查；早孕保健工作列入 TORCH 检查。

思考题

1. 单基因病、胚胎植入前诊断（PGD）和产前诊断的概念是什么？
2. 产前诊断有哪些适应证？
3. 有创性产前诊断技术有哪些？
4. 羊膜腔穿刺术前应有作哪些准备？术后应如何护理？

5. 脐血穿刺应有作哪些准备？术后应如何护理？

参考文献

1. Matteo Adinolfi , Paul E. Polani. Prenatal diagnosis of genetic disorders in preimplantation embryos: invasive and non-invasive approaches. Human Genetics,1989, 83(1):16 – 19.

2. Rachel M. Schwartz , Janet H. Muri , Mary D. Overpeck , et al. Use of High-Technology Care Among Women with High-Risk Pregnancies in the United States. Maternal and Child Health Journal, 2000, 4 (1):7 – 14.

3. Cowan RS. Aspects of the history of prenatal diagnosis. Fetal Diagn Ther, 1993,8 (Suppl 1):10 – 17.

4. Wilson DC, Harper A, McClure G, et al. Long term predictive value of Doppler studies in high risk fetuses. Br J Obstet Gynaecol,1992 , 99(7) :575 – 578.

5. 孙念怙．遗传病的产前诊断．北京：人民卫生出版社，1983.

6. 卫生部科技教育司．妇儿健康与人口素质研究．北京：人民卫生出版社，2000.

7. 崔满华，李大鹏. 产前诊断技术研究. 国外医学妇幼保健分册，1998，9（2）：57 – 60.

8. 许琰，陈飞，戴月，等. 无创性产前诊断技术及其应用. 国外医学遗传学分册，2001，24(3)：151 – 154.

（贺　晶）

第八章　静脉输液技术

学习目标：

- 了解静脉输液技术的进展。
- 熟悉输液容器要求和静脉输液途径。
- 掌握静脉输液常见并发症及其预防。
- 掌握输液微粒及其控制方法。

静脉输液技术是将各种药物包括血液注入血液循环系统，是一种普遍的具有一定技术要求的专业化的治疗方式。通过输液，可以补充营养、输注药物。以往，输液只是危重疾病的一种额外的治疗手段，目前有约90%的住院病人使用这种治疗方式。静脉输液需严格掌握适应证，选择安全、可靠的路径和合适的输液器材，避免由于输液所致的不良反应。

第一节　静脉输液技术进展

一、输液容器的变革

20世纪80年代以前，国内静脉输液方式以全开放式为主，输液橡胶管消毒后重复使用。80年代后期，半开放式输液逐渐替代了全开放式输液，输液器改为一次性用品。90年代末，国内出现了全密闭式静脉输液器，这种输液方式的特点是安全性好、易操作。

1. 各种输液容器比较

见表2-8-1。

2. Viaflex塑料输液袋的特点

(1)安全(safety)。

(2)简便(simple)。

(3)易用(ease of use)：更容易检查液体，Viaflex塑料输液袋柔软性好，用力挤压即可检查有无渗漏；且其透明度高，光亮处可肉眼观察有无浑浊、沉淀或絮状物出现。

(4)更适合临床操作，Viaflex输液袋可塑性好，便于加入更大容量的药液；且能够加压输液(人工加压或使用加压袋加压)，绝无空气进入。

(5)输液过程中运送病人方便。

表 2-8-1　各种输液容器的比较

	玻璃瓶	塑料瓶	Viaflex
结构完整,牢固	√	√	√
透明	√	×	√
无毒	√	√	√
能耐受高温高压蒸汽灭菌	√	√	√
能维持无菌状态	√	√	√
与溶液有化学相容性	√	√	√
输液过程中不被污染	√/×	√/×	√
封闭系统-无外界空气进入	×	√/×	√
无菌的输注口	×	×	√
单一的组织结构	×	×	√
化学惰性(橡胶塞)	×	×	√
微粒溶离性低	×	×	√
重量轻,无噪音,一次性使用	×	√	√
利于环保	√	√	√

(6)容器上没有金属盖和橡皮塞,不用费时去除,亦不会割伤手指;取下输液注口的蓝色保护套后,无须消毒,可直接连接输液器;没有通气管,避免了输液瓶倒转时溶液从通气管滴落的问题。

二、输液容器的性能要求

输液容器须具有良好的透明性,较少的水蒸气透过性,较少的透气性;同时,吸附药物少,与药物有良好的相容性,溶出物少,耐热性高。

三、输液途径

输液途径从最初的皮下输液、周围静脉输液开始,已发展到目前的多种输液途径。

1. 颈外静脉穿刺置管术

因此处静脉显露好,穿刺的盲目性小,初学者易掌握。静脉内有瓣膜,加之与锁骨上静脉汇合处角度小,有时会导致插管失败或硅胶管插入不深,而不能测中心静脉压。

2. 颈内静脉置管

此静脉与锁骨下静脉汇入上腔静脉,注入高渗液体及化疗药物,可很快被稀释,对血管壁刺激性小,可用于中心静脉压测定、术中或术后大量输液、输血。并发症比锁骨下静脉置管少,是目前常采取的深静脉置管技术。

3. 锁骨下静脉置管

该静脉管径粗，位置固定，不易塌陷，穿刺成功率高，因血流量大，注入高渗液体及化疗药物后可很快被稀释，对血管壁刺激性小，可用于中心静脉压测定。但由于胸膜顶高于锁骨，进针角度和方向不准易穿刺胸膜致气胸，又因吸气时是负压，锁骨下静脉穿刺还易造成空气栓塞，故不适应初学者穿刺，也不能用于胸部畸形、严重肺部疾患、腹水、呼吸困难病人。

4. 股静脉置管

此静脉易定位，穿刺方法也易掌握，较安全，可用于颈部大手术、严重肺部疾患、气管切开的病人，但股静脉靠近会阴部，穿刺部位易污染，下肢活动度大，硅胶管易滑出。

5. 骨髓腔输液

由于导管类型和质量的改进，20 世纪 40 年代后期骨髓腔输液技术不再应用。但最近在国外，又被用于门诊或住院儿童的急诊抢救。一般宜选儿童胫骨的近端作穿刺部位，也有选股骨、胸骨和髂骨，针穿过骨皮质有落空感，证实已进入骨髓腔，液体也容易注入，并进入血循环。通常在 1 ~2h 内建立常规血管通路，就停止骨髓腔输注，以免增加感染的机会。骨髓腔内输液并发症少见，常见的是液体渗漏皮下或骨膜下。

四、封管

封管法是留置针技术有效应用的重要环节。如方法得当，可延长置管时间，防止并发症的发生。反之，则可由于局部血栓形成而造成堵管、诱发浅表静脉炎或渗漏，破坏局部血管。封管法现常采用生理盐水封管、肝素封管、原液压力封管。

1. 生理盐水封管法

一般取 10ml 一次性注射器 1 只，抽吸生理盐水 10ml，待输液完毕后从原输液头皮针处缓慢推注，待推至 5ml，边推边往外拔针，直至针头退回肝素帽，套管内充满液体，并保持正压，但绝不能待注射器内液体全部推完再拔针，以防拔针时产生的回吸力使血液回流形成小血栓阻塞管腔。

用上述方法封管的同时，应在正压下迅速将留置套管针延长管从护翼根部 1cm 处向上反折，并用一次性胶布缠绕固定。每天只在液体输完后封管 1 次，不再进行第 2 次。反折延长管可使其位于静脉端的长度明显缩短，即使有一定的回收力，力量也较小，血液回流少，不会引起大的血栓，而微小的血栓可通过血液纤维蛋白酶系统的作用被溶解而完全消失，不会对人体造成危害。

2. 肝素钠封管法

习惯上的方法是用 5ml 注射器抽取 0.04mg/ml 肝素钠稀释液通过输液头皮针注入 2ml，边推边退针至拔出针头，再夹紧延长管。但该法一旦拔出头皮针，正压便不存在，夹管前因延长管柔软富有弹性，只要病人活动或操作不当，均有可能产生负压导致回血置换封管液而发生堵管或部分堵管，以致再次输液时不甚通畅而提前拔针。

另一种方法是同样用 5ml 注射器抽取 0.04mg/ml 肝素钠稀释液通过头皮针封管，不同的是夹管在推注过程中进行，推注到头皮针的 1/2 ~2/3 时夹紧延长管，夹管后停止推注，拔出针头。

改良方法即封管时不关闭输液，将管夹移到近端延长管，阻止血液回流。封管过程中始终保持正压，封管后当病人活动时，即使血管内压改变也不易回血，因为夹管消除了远端延长管的弹力效应。因此，夹管宜尽量靠近留置管近端，并确认夹管严密，液体不能通过，再关闭输液阀拔出针头。但肝素钠有引起哮喘、荨麻疹、结膜炎、发热等不良反应，长期应用可致可逆性秃头症、骨质疏松、自发性骨折、短暂血小板减少症，并有出血倾向。因此，患有血小板减少症、血友病、消化道溃疡者或进行外科手术等均禁用肝素钠。

3. 原液压力封管法

封管使用的原液为病人当日液体中的等渗葡萄糖注射液或氯化钠注射液。封管时操作者必须在保证将针头拔离肝素帽的整个过程中给予持续的、有一定压力的液体灌注，直至针头脱离出肝素帽时仍可看见有压力的液体排出，才能保证封管成功。

直接应用留置针延长管输入的液体进行头皮式静脉留置封管，不仅扩大了留置针的使用范围，而且可减少在肝素稀释液和生理盐水封管过程中的繁琐操作及感染机会，既降低了护理工作量，又减轻了病人的经济负担。但当输入液为高渗性、酸(或碱)性较强以及刺激性液体时，为防止发生化学性静脉炎，必须另用等渗液冲管后封管。

五、拔针方法

拔针时压迫穿刺处的手法不正确或压迫时间过短是造成皮下淤血的主要原因之一，皮下淤血后静脉显露不良，出血量大时血肿机化压迫血管，致使血管易与周围组织粘连，使该血管无法继续使用。因此，正确拔针是保护远端周围静脉的重要措施之一。

近年来许多研究者提出：拔针时应先将手指腹顺静脉走行平压在覆盖穿刺部位的小敷料上，压迫范围以皮肤和血管壁两个穿刺点为中心，而且要大于两个穿刺点，针尖拔出后立即按压穿刺部位 2 ~ 5min，一般不致皮下瘀血。在按压穿刺部位的同时拔出针尖，则会引起局部疼痛或造成血管壁损伤。拔针时由于持针柄的方法不同，可引起不同的血管损伤、疼痛反应及血管周围淤血等。目前认为，以拇指与示指持针柄的上下面拔针法(简称上下法)明显优于拇指与示指持针柄的前后缘拔针法，两者差异有显著性。上下法在拔针时针柄固定，并施以相同的压力，可保持针尖在管腔内与之平行，明显减轻针刃对血管造成的机械性切割损伤。

输液完毕通常是用棉签按压皮肤穿刺点，防止局部皮下淤血，现在提出正确的压迫点是在皮肤进针点和皮肤上方垂直方向，这样才能避免血液漏出血管。最好用棉球按压或输液胶贴直接按压，或在按压同时输液侧上肢举高，以减少皮下淤血。同时不主张在用力按压血管时拔针，因按压力与快速拔针时针尖压力锐减会产生切力，导致切割血管的机械性损伤，而应轻压皮肤，迅速拔针，拔针后再稍加力量按压。

第二节　安全输液

一、概述

1. WHO 对安全输液的定义

对接受输液者无害，且不使医务人员的意外事故增加，不使废弃物对他人构成危害。

2. 安全输液的条件

从客观上要求，优质的输液器具；密闭的输液方式，一次性多用途的输液管道，多种类、多规格的优质输液制剂，带终端过滤器的输注工具。

从主观上，要求有现代的输液观念，程序化的输注过程，有效的防护措施。

构成非安全输液的主要因素有：

(1) 医务人员和公众对非安全输液的危险性认识不够；

(2) 轻口服、重注射，导致注射的过度使用；

(3) 为节约费用，重复使用一次性注射器；

(4) 缺乏安全的注射器具处理设施。

二、静脉输液常见并发症

与其他注射疗法相比，静脉途径的优点是药物能被最快、最完全地吸收，但有并发症，如穿刺失败、静脉炎、渗出/组织坏死、堵塞等。

相关因素有医务人员因素，如知识、评估技巧、穿刺技术、产品应用；还有病人因素，如皮肤及静脉状况、免疫与疾病情况、既往输液史等。

1. 静脉炎

(1) 静脉炎分级（见表 2-8-2）。

表 2-8 -2　静脉炎分级（美国 INS 标准）

级别	症状与体征
1 +	局部红肿、压痛；无可见线条；无可触及静脉索条；发生范围在导管长度以内
2 +	局部疼痛、热、红肿或水肿；有可见线条；无可触及静脉索条；发生范围在导管长度以外
3 +	局部疼痛、热、红肿甚至脓肿；有可见线条；有可触及静脉索条；发生范围在导管长度以外

(2) 化学性静脉炎：

成因：输注药物或液体对静脉的刺激。

症状：穿刺静脉顺走行方向发红，局部压痛。

处理：停止在此静脉输液，局部热敷，以增进血液循环，缓解病人不适。

预防：建议医生在任何情况下尽量选用中性药液。尽量选用较粗大的静脉输注以便有足够的血液稀释。输注刺激性较强的药物可将滴注速度减慢。

(3) 机械性静脉炎：

成因：选用的导管材料过硬，导管固定不牢，型号不当。

症状：穿刺静脉出现红、痛。

处理：停止在此静脉输液，局部热敷。

2. 渗漏

(1) 成因：①导管脱出静脉，②静脉壁薄弱导致液体渗入周围组织，③操作不当使针尖刺破外套管未能及时发现,④穿刺过度,损伤静脉后壁。

(2)处理:拔除导管,选择其他静脉穿刺。

(3)预防:

• 选择粗直、血流量丰富、无静脉瓣的血管。

• 避免在关节部位穿刺,避免在不完整的皮肤上进行穿刺。

• 根据病人的疗程,选择合适的输液工具。

• 在血管的正上方直刺血管,穿刺速度稍慢,穿刺角度为15°~30°,针尖退回导管内再送管。

• 用无菌透明敷料固定。

• 避免或减轻药物刺激。如选择较大的血管及血流量丰富的血管穿刺;能静脉推注的药物尽量减少输注;需要输注毒性、损伤血管药物的病人应选用中心静脉进行输注。

3. 堵管

(1)成因:①封管操作不当导致血液反流形成阻塞;②封管后病人过度活动,或局部肢体受压引起静脉压力过高,导致血液反流;③高血压病人静脉压力过高可引起血液反流;④不同药物混合产生微粒。

(2)症状:①无法冲管、有阻力;②输液不滴或滴速过慢;③不能抽回血。

(3)预防:①封管:采用正压封管的手法。②封管液:正确使用封管液的浓度及掌握封管液的维持时间。③充分冲管:多种药物滴注/推注时,一定要用生理盐水充分冲管。

(4)处理:发生堵管,谨记不能用注射器推注,正确的方法是回抽,以免将凝固的血栓推进血管内而导致其他并发症的发生。

三、输液微粒与污染

输液微粒是指在输液过程中进入人体内的非代谢性的颗粒杂质,其直径一般只有1~25μm,也可为50~300μm或更大。肉眼只能见到50μm以上的微粒。近30多年来,对微粒进行了广泛而大量的研究,目前对微粒造成的危害已引起普遍的关注。我国药典(1990年版)规定:每毫升静脉用注射液中,直径≥10μm的不溶性微粒<20个,直径≥25μm的不溶性微粒<2个。

1. 输液微粒的来源

(1)输液溶液不纯:

• 葡萄糖中可夹杂蛋白质类、水解蛋白质类、脂肪及未水解完全的糊精,它们都可以通过2μm以下的滤器,因为目前所用滤材孔径多为5~30μm。此类胶体物质高压灭菌后,将由于胶粒逐渐合并变大而聚沉,致使溶液中产生微粒。

• 氯化钠中可夹杂钙、镁等离子及有机杂质。

(2)输液材料质量不合格及操作过程的原因:

• 大剂量的输液多采用中性硬质玻璃瓶,如果玻璃瓶质量不高,容易导致输液微粒增加。

• 输液瓶塞为翻口橡胶塞,其组成除橡胶外,还含有碳酸钙、氧化锌、硫酸钡等。这些成分与橡胶是一种物理化学组合,经高温灭菌后,表面附着物可脱落进入药液,产生小白点,增加微粒数,影响质量。

• 衬垫涤纶膜作为输液隔离膜,主要为了防止胶塞与药液接触,避免小白点生成。涤纶膜具有静电引力,易吸附空气中的尘埃。

文献报道,输液的液体流经胶管后,其液体污染严重,多为大小不等、数量众多的橡胶脱屑、纤维,特别是老化的橡胶管道,其脱屑更为严重。

此外,配液操作添加的药物也可引起微粒污染。有文献报道,用16号针头2次穿刺胶塞时,橡胶脱屑率达40%以上,6次几乎达100%。切割安瓿如果消毒不正确或没做消毒处理,锯开即掰,由于安瓿内负压,会将大量玻璃微粒吸入药液。有实验表明,输液加药操作使微粒增加数倍,加入粉剂的针剂比加入注射针剂的微粒更多,而且50μm以上的微粒也大大增加。实验发现,配制好的抗生素药液,虽肉眼可见已溶解,但从电镜下观察仍可见大量未溶解的药物,而且不同剂量的抗生素加入等量溶液后,微粒不同,浓度越高微粒也越多。

2. 微粒的控制

(1)操作环境的净化:操作者除按常规要求穿衣、戴帽、流动水洗手、避免和减少人员流动外,有条件的医院还应设立配置中心,集中管理。无条件的单位,药液配制应设有专间配置室,并在净化工作台上进行。行静脉穿刺后,应洗手后方可为第二者穿刺,以减少细菌微粒的污染。

(2)玻璃安瓿的正确切割:切忌用镊子等物品敲开安瓿。采用“易折型”或控制锯痕长≤1/4周,以及坚持开启前以75%的酒精擦拭安瓿颈段,是减少药物污染物的重要措施。严格执行弹、洁、锯、消、掰程序,减少开启时微粒的污染量。

(3)正确抽吸药液:抽药操作时不能横握注射器,即“一把抓”,而应采用正确的抽吸方法。抽药的空针也不能反复多次使用,因使用次数越多微粒的数量也越多。

(4)输液配制针头的选择:临床配液最好使用一次性针头及软包装输液袋。若用瓶装输液配药针头,型号不应超过7~9号,避免采用16号或更大型号的针头配药,减少对瓶塞的穿刺次数。

(5)橡皮胶塞的使用:液体的包装最好使用新的橡胶塞,因针头反复穿刺橡胶塞,会使衬膜破损变大,产生的微粒会多一些。而如果旧橡胶塞表面抛光层一旦存在破损,会造成严重的微粒污染。

(6)安装输液终端滤器:终端滤器可截留任何途径污染的输液微粒,是解决微粒危害的理想措施。输液器中的微粒大部分存在于最初流出的30 ml药液中,而到100 ml时,实际已全部流出,因此,也有人主张抛弃最初流出的50 ml药液。

3. 临床输液方法

应选用软袋装全封闭式输液方法,采用加有净化器(孔径0.3~0.5μm)的优质输液器、带终端过滤器的输液针(孔径2~5μm),并减少添加药物的次数。如此才能有效地杜绝空气中的细菌,避免输液污染,减少输液中微粒的数目。

思考题

1. 常用封管法及其特点有哪些?

2. 静脉炎如何分级？

3. 静脉输液常见哪些并发症？如何预防？

4. 何谓输液微粒？如何预防？

参考文献

1. 刘延锦,李福琴,王艳红. 静脉留置套管针封管方法的探讨. 中国民政医学杂志,2001,13(1):36 - 38.

2. 范巩金. 头皮式留置针封管方法与封管液探讨. 实用临床医学,2004,5(1):76 - 77.

3. 张静华,刘均娥. 原液压力封管与肝素液封管的效果观察. 护理学杂志,2002,17(1):49 - 50.

4. 贾慧芸. 静脉输液微粒的来源及其防范. 中华护理杂志 1996,6(3):181 - 182.

5. 石敏,吕安安,米继民等. 静脉输液技术的新进展. 中华护理杂志,1999,34(11):698 - 699.

6. 黎英. 提高浅静脉穿刺成功率的方法探讨. 现代医药卫生,2001,17(2):142 - 143.

（马小琴）

第九章　营养支持与护理

学习目标：

- 初步掌握常用的营养评估方法。
- 掌握手术、创伤等应激状态下机体的代谢特点及代谢支持概念。
- 掌握营养支持的主要途径、方法、常见并发症和护理措施。
- 熟悉代谢支持的应用原则。

营养是机体生长发育、组织修复、维持正常生理功能的物质基础，是病人康复不可缺少的条件。近年来，营养学有了很大发展，有关病人营养的研究取得了显著成果，尤其是肠内和肠外营养的广泛应用，要素饮食配方的不断完善，也为一些复杂病人的后期治疗创造了有利条件。因此，应重视病人的营养支持，并把它作为围手术期准备的重要内容。

第一节　概　述

住院病人的营养不良问题一直普遍存在，特别是外科病人。营养不良不仅损害机体组织、器官的生理功能，而且还会增加手术危险性、术后并发症和死亡率，延长住院时间，加重社会、医院及家庭的负担。因此，在处理危重病人的过程中，应根据应激状态下病人的代谢特点，结合病人目前的营养状况进行合理的营养支持。

一、病人营养缺乏的原因

1. 营养不足

大部分病人由于疾病本身的影响，存在着不同程度的营养障碍。产生营养障碍的原因有以下几点。

(1)摄入和吸收不够：急、慢性消化道梗阻时，营养的摄入受到限制；胰腺和小肠的慢性炎症，严重影响到营养素的消化和吸收。

(2)消耗和丧失过多：恶性肿瘤和甲状腺功能亢进时，营养消耗增加；消化道外瘘、慢性失血、大面积烧伤和严重感染时，机体大量营养物质丢失。

2. 外科手术过程中和术后的丢失

手术本身就是一种创伤，术中造成的组织损伤和失血，必然会引起蛋白质的丢失。手术后，机体处于高分解代谢期，蛋白质分解加速，同时尿氮的排泄量明显增加，造成营养供应不足。

二、手术、创伤及感染后病人的代谢特点和代谢支持

1. 应激状态下机体的代谢改变

手术、创伤、感染等病人在严重应激状态下，机体会产生一系列神经内分泌反应。首先是交感神经高度兴奋，肾上腺髓质儿茶酚胺大量释放。儿茶酚胺除了引起心血管系统的反应外，还引起一系列内分泌的改变，特别是胰高血糖素的释放增多。其次是下丘脑-脑垂体轴的兴奋，血液循环中糖皮质激素、醛固酮、生长激素、甲状腺素分泌明显增高。

在应激下的危重病人中，促分解代谢激素的分泌及其在血液循环中的水平都增高，从而引起糖原迅速消耗、葡萄糖利用障碍、脂肪动员和蛋白质合成减慢、分解加速、血糖增高。但机体葡萄糖的分解氧化却发生障碍，称为“胰岛素阻抗”现象。

应激状态下机体代谢的主要表现以分解代谢为主，静息能量消耗(REE)增高；糖元异生作用增强，出现胰岛素阻抗和高血糖；蛋白质分解增强，尿氮增加，机体处于负氮平衡；脂肪动用加快，脂肪储存减少，游离脂肪酸的周转和氧化增加。其中蛋白质丧失增加是创伤、感染后机体显著的代谢特征。严重病人可丧失约20%的机体蛋白质，其中大部分是骨骼肌蛋白，从而引起骨骼肌萎缩和机体处于负氮平衡状态。

2. 代谢支持(metabolic support)

代谢支持是给予病人适量的营养底物，防止因底物不足而影响器官的功能与代谢甚至器官衰竭。

应激状态下病人代谢支持的意义在于：危重病人除营养不足外，机体本身将释放大量的分解激素，以至于分解代谢高于合成代谢，而外源性的营养又不能解决这些分解代谢所造成的营养不足。此时，过多地输入营养物质常导致更多的代谢紊乱，不但不利于疾病痊愈，还同时给疾病的治疗和手术带来很大困难。在这种情况下，营养代谢支持显得尤为重要，它通过调理体内物质代谢的过程，减少组织蛋白质的分解，在营养支持的基础上使机体物质代谢朝有利于康复的方向发展，提高病人的营养状况及抗病能力，为临床治疗创造条件。因此，危重病人代谢支持的主要目的是：

(1)保护和支持器官的结构和功能。

(2)清除底物限制性代谢。

(3)推进各种代谢通路。

(4)减少葡萄糖负荷。

(5)增加脂肪和氨基酸负荷。

3. 营养代谢支持的应用原则

(1)支持的营养底物由糖、脂肪和氨基酸混合组成。

(2)减少葡萄糖负荷，葡萄糖需要量少于3～5g/(kg·d)，输入速度小于5～6mg/(kg·min)，40%的非蛋白热量由脂肪乳剂供给。

(3)每日蛋白供给至少1.5～2.0g/kg，可达2～3g/kg。

(4)每日提供的热量少于146～167kJ/kg，热氮比不超过100～150:1。

三、营养评估

营养评估是对病人营养状况的客观评判，在营养治疗中处于基础性地位。只有首先评估病人的营养状态，才能根据病人所处的状态决定营养需求，最终实施营养治疗。

1. 人体测量指标

(1)身高：身高是评定生长发育和营养状况的基本指标之一，尤其对病儿有重要意义。它在一日之内会有波动，因此测量时间应固定，一般每天上午10点左右身高约为全日的中间值。身高的测量方法包括直接测量法和间接测量法。常用的间接测量法包括臂距法和膝高法。

臂距法：

臂长 = 上臂距(或半臂距 ×2)

臂长的测量：测量时，上臂向两侧外展，与身体呈90°，测量一侧中指指尖至另一侧中指指尖的距离。

膝高法：屈膝90°，测量从足跟底至膝部表面的距离，然后用下列公式计算出身高。

男性身高(cm) = 64.19 − 0.40 × 年龄 + 2.02 × 膝高(cm)

女性身高(cm) = 84.88 − 0.24 × 年龄 + 1.83 × 膝高(cm)

(2)体重及其有关参数：体重的测量比较简便，因此在临床上最为常用。要获得准确的数据，必须注意器材的精确度、测量时间、病人姿势及衣着等。对大量输液、使用石膏绷带或夹板以及体液潴留病人的体重，需作具体分析。测量体重最好在清晨，空腹，排空大小便，着病人衣裤。被测病人应稳立在体重计中间，婴儿则平躺在专用的体重计上。

标准体重(理想体重)的计算：

平田公式：标准体重(kg) = 身高(cm) − 105

Broca法：标准体重(kg) = 身高(cm) − 100

Broca法改良式：标准体重(kg) = [身高(cm) − 100] × 0.9

理想体重百分率：表示病人实际体重偏离总体标准的程度。

理想体重百分率(%) = 实际体重/理想体重 × 100%

<标准体重60%	严重营养不良
60%~80%	中度营养不良
80%~90%	轻度营养不良
90%~110%	正常范围
110%~120%	超重
>120%	肥胖

通常体重百分率：表示平常体重的改变。

通常体重百分率(%) = 实际体重/通常体重 × 100%

85%~95%	轻度营养不良
75%~84%	中度营养不良
<75%	严重营养不良

近期体重改变率：表示短期内体重损失的程度。具体关系见表2-9-1。当体重改变

率 >20%时，可视为蛋白质-热能营养不良的证据之一。

近期体重改变率(%)=(平时体重－实际体重)/平时体重×100%

表 2-9-1　近期体重改变率和体重损失的关系

时间	显著体重损失
1 周	>2%
1 个月	>5%
3 个月	>7.5%
6 个月	>10%

体重指数(body mass index，BMI)：是反映蛋白质-热量营养不良以及肥胖症的指标。

$BMI=体重(kg)/身高^2(m^2)$

18.5～25(男 20～25，女 19～24)	正常范围
< 18.5	营养不良
> 25	营养过剩，肥胖

(3)皮肤折褶厚度：皮下脂肪含量约占全身脂肪含量的50%，皮肤折褶的厚度可以直接反映皮下脂肪的厚度，从而推算出体脂储备；同时能间接地反映热能营养状况。

上臂三头肌皮肤折褶厚度(shin fold thickness，TSF)：

测量位置：左上臂背侧，左肩峰至尺骨鹰嘴中点。

测量方法：测试者用左手拇指和示指将皮肤连同皮下组织捏起，用皮脂计(压力 $10g/mm^2$)测量皮褶根部的厚度。一般连续测三次，取平均值。

评定方法：通常以实测值占理想值的百分比表示，男性理想值一般为11.3～13.7 mm，女性为14.9～18.1mm。实际值占正常值的90%以上为正常；80%～90%为轻度营养不良；60%～80%为中度营养不良；小于60%为重度营养不良。

肩胛下部：左肩胛下角下方约2cm。正常参考值男性为10～40mm，女性为20～50mm；大于上限为肥胖，小于下限为消瘦。

(4)上臂围和上臂肌围：上臂围(arm circumference，AC)和上臂肌围(arm muscle circumference，AMC)可以反映肌蛋白的贮存和消耗程度，是快速而简便的评价指标之一。

上臂围的测量方法：被检查者上臂自然下垂，用软尺测量上臂中点处的周长：

AMC(cm)=AC(cm)－3.14×TSF(cm)

AMC 理想值一般男性为22.8～27.8cm，女性为20.9～25.5cm。实际值占正常值的90%以上为正常；80%～90%为轻度营养不良；60%～80%为中度营养不良；<60%为重度营养不良。

2. 蛋白质测量指标

(1)肌酐身高指数：肌酐排出量与肌肉总量、体表面积和体重密切相关，不受输液与体液潴留的影响。用肌酐身高指数(CHI)可以衡量骨骼肌亏损的程度。

测量方法：连续3d收集24h尿液，测定尿液肌酐浓度和计算含量，取平均值，与相同性别和身高的标准值比较所得的百分比。

评定标准：90%～110%为正常，80%～90%为轻度营养不良，60%～80%为中度营养不良，<60%为重度营养不良。

(2)血清蛋白水平：

白蛋白(21d)：与创伤愈合、感染率、并发症等关系密切。

转铁蛋白(8d)：对血红蛋白的生成和铁的代谢有重要作用。

前清蛋白(2d)：应激、手术创伤、肝硬化、肝炎可使其迅速下降。

视黄醇结合蛋白(12h)：是反映膳食中蛋白质营养的最灵敏指标。

3. 免疫功能测定

(1)外周血中总淋巴细胞计数：外周血中总淋巴细胞计数(total lymphocyte count, TLC)是反映细胞免疫的一项简易参数，但在严重感染时，该指标的参考价值受到影响，所以不是营养状况的绝对指标。

(2)迟发型超敏皮肤试验：通过迟发型超敏皮肤试验(delayed hypersensitive skin test, DH)，能基本了解机体的细胞免疫能力。通常选用3种抗原于前臂不同部位作皮内注射，24～48 h观察反应，皮丘直径<5mm提示免疫能力减弱或无免疫反应能力，存在营养不良。常用的抗原有流行性腮腺炎、白色念珠菌、结核菌素纯化蛋白质衍生物、双链素等。

(3)外周血T细胞亚群：用CD_3、CD_4、CD_8及CD_4/CD_8等，可以判断细胞免疫功能。

4. 能量消耗指标

(1)基础能量消耗：基础能量消耗(basic energy expenditure, BEE)指人体在清醒而又极其安静时的能量代谢率。Benedic-Harris公式：

(男)$66.5+(13.7\times W)+(5.0\times H)—(6.8\times A)$

(女)$65.5+(9.5\times W)+(1.8\times H)—(4.7\times A)$

式中，W为体重(kg)，H为身高(cm)，A为年龄(岁)。

(2)静息能量消耗：静息能量消耗(resting energy expenditure, REE)指人体餐后2h以上，在合适的环境温度下，安静平卧或静坐30min以上所测得的能量消耗。Weir公式：

$REE=(3.9\times VO_2+1.1\times CO_2)\times 1.44-2.8\times UUN$

(3)总能量消耗：总能量消耗(total energy expenditure, TEE)指全天的全部能量消耗，等于静息能量消耗加上食物的特殊动力作用和活动时的能量消耗。

全天热能消耗=BEE×活动系数×应激系数×体温升高系数

活动系数：如卧床1.1，轻度活动1.2

应激系数：外科大手术，1.1～1.2；感染，1.0～1.8；烧伤，1.2～2.0。

体温升高1℃，BEE增加约12%。

5. 氮平衡

氮平衡(nitrogen balance, NB)用于初步评判体内蛋白质合成与分解代谢状况。当摄入的氮量大于排出的氮量时为正氮平衡，反之为负氮平衡。计算公式：

NB(g/d)=氮入量－氮出量$(U+F+O)$(g/d)

NB(g/d) = 蛋白质摄入量(g/d)/6.25 - 尿中尿素氮(g/d) - 3.5(或4)

式中 U 为尿中排出量;F 为粪中排出量;O 为其他途径排出量。

6. 营养不良的分类

根据上述指标和实验室检查结果进行综合评价,可以确定病人是否存在营养不良。营养不良的病人并非所有指标均异常,根据其结果特点,常见的营养不良主要有以下三类。

(1)成人消瘦型营养不良:以人体测量指标下降为主,蛋白测量指标基本正常。

(2)低蛋白血症型营养不良:蛋白测量指标和免疫测量指标均下降,但人体测量指标基本正常。

(3)混合型营养不良:兼有上述两种营养不良的特征,表现为多种测量指标的异常,属于较严重的营养不良,预后较差。

第二节 胃肠内营养支持

胃肠内营养支持(enternal nutrition,EN),简称肠内营养,是指经口或喂养管提供维持人体正常代谢所需的营养素的一种方法。肠内营养对营养素的吸收及利用符合生理要求、价格低廉,同时有助于维持肠黏膜结构和屏障功能的完整性,减少肠源性感染的发生。因此,肠内营养近年来越来越受到重视。

一、肠内营养适应证和禁忌证

1. 适应证

凡有营养支持指征、胃肠道功能存在并发挥作用的病人都可接受肠内营养支持,包括:

(1)吞咽和咀嚼困难者。

(2)消化道疾病稳定期病人,如消化道瘘、短肠综合征后期、炎性肠道疾病和急性胰腺炎等。

(3)意识障碍或昏迷、无进食能力者。

(4)高分解代谢者,如严重感染、手术、创伤及大面积烧伤病人。

(5)慢性消耗性疾病,如结核、肿瘤等。

2. 禁忌证

包括完全性肠梗阻,严重肠道感染,活动性消化道出血,严重腹泻及休克等。

二、肠内营养制剂

肠内营养制剂的特点是易消化吸收或不需消化就能吸收。肠内营养制剂按营养素是否齐全分为完全肠内营养制剂和不完全肠内营养制剂。完全肠内营养制剂又可以按照营养素预消化的程度分为大分子聚合物制剂和要素膳两大类。按临床应用特点,还可分为用于营养支持的平衡制剂、针对某种疾病的特殊制剂以及调节性肠内营养制剂。

1. 大分子聚合物制剂

大分子聚合物制剂是指以蛋白质、脂肪和糖等大分子为主要成分的营养制剂，通常包括自制匀浆膳和商品化大分子聚合物制剂两类，适用于消化道有较完整消化和吸收能力的病人。

（1）匀浆膳：匀浆膳是用鱼、肉、虾、肝类、豆制品、水果、蔬菜、粥、面条等天然食物去刺、去骨，加工成熟食后经捣碎消毒制备成的糊状流体膳食。由于其所含营养成分与正常膳食相似，容易消化吸收，又具有良好口感，因此一般可以长期食用。其不足之处在于，制备时受食品种类限制而不能保证营养成分的完整，且营养素含量较难精确计算。

（2）商品化大分子聚合物制剂：商品化大分子聚合物制剂是化学成分明确的肠内营养制剂，不但营养素种类齐全、数量充足，而且各种营养素的比例也非常合理，再加上使用方便，是临床上应用最多的肠内营养制剂。肠内营养剂型有粉剂和溶液之分。当调配成液体时，标准能量密度一般为 1kcal（4.18kJ）/ml，非蛋白质能量与氮的比例约为 150kcal（627kJ）∶1g，渗透压为 300～450mmol/（L·H_2O），适用于大多数病人。

2. 要素膳

要素膳是以含单分子的水解蛋白产物或氨基酸为氮源，以不需消化或很易消化的糖类为能源，混以多种维生素和矿物元素以及适量脂肪而组成的完全膳食。其主要特点是营养素比较全面，不需消化或很少消化即可直接被胃肠道消化吸收，因此特别适合消化功能减弱的病人，如吸收不良综合征、肠瘘、短肠综合征等。由于要素膳配方的组成分子小，渗透压常较高，该类配方的渗透压一般为 400～700mmol/（L·H_2O），应用时需加强护理，减少腹泻的发生。

3. 特殊肠内营养制剂

特殊肠内营养制剂是指在肠内营养配方中增加或限制某种营养素的摄入，以满足特殊疾病状态下代谢的需要。常用的有肝、肾衰竭制剂，糖尿病制剂，先天性氨基酸代谢缺陷病制剂等。

（1）肝功能衰竭肠内营养制剂：特点为支链氨基酸（亮氨酸、异亮氨酸和缬氨酸）的浓度较高，约占总氨基酸量的35%～40%以上；而芳香族氨基酸（色氨酸、酪氨酸和苯丙氨酸）的浓度较低。其原因主要由于支链氨基酸在肝外代谢，增加其浓度不会增加肝脏负担，还可以与芳香族氨基酸竞争性通过血脑屏障，减少芳香族氨基酸的浓度，从而防治肝性脑病的发生。

（2）肾功能衰竭肠内营养制剂：特点是含有足够的能量，必需氨基酸、组氨酸，少量脂肪和电解质。其主要原因是肾功能衰竭病人处理蛋白质的能力降低，血清中必需的氨基酸水平下降。通过提供适合肾功能衰竭病人代谢特点的营养物质，可使体内氮质性代谢产物再利用，将受损肾脏处理代谢产物的负荷降至最低。

（3）糖尿病肠内营养制剂：特点是适当降低糖类的含量。增加单不饱和脂肪酸含量，糖类以低聚糖或多糖如淀粉为主，再加上足够的膳食纤维。这样有利于减缓血糖的上升速度和幅度，而且含相对高比例的单不饱和脂肪酸，可延缓营养液在胃内的排空速度。

（4）先天性氨基酸代谢缺陷肠内营养制剂：特点是去除机体存在代谢障碍的氨基酸。如苯丙酮尿症病人可采用缺乏苯丙氨酸的制剂，高胱氨酸尿症及组氨酸血症分别给予缺乏蛋氨酸和组氨酸的制剂。

(5)调节性肠内营养制剂:调节性肠内营养制剂又称营养素组件,指各类营养素,如蛋白质、糖和脂肪等以独立形式组成的肠内营养制剂。单体肠内营养制剂可以是大分子聚合物,也可以是水解后形成的小分子化合物。临床应用时可以采用单体组件形式或多种组件的混合形式,也可以将某一营养素组件加入其他肠内营养配方中,以增强这种营养素的含量。

三、肠内营养的输注途径与管饲方式

1. 输注途径

肠内营养的输注途径有口服和管饲两种。多数病人因经口摄入受限或不足而采用管饲。管饲可按喂养管的入口处和导管尖端所处的位置分为鼻胃管、鼻肠管、胃造瘘、空肠造瘘等。鼻胃管或鼻肠管行肠内营养简单易行,是临床上最常使用的方法。由于长期使用,病人可能会出现鼻咽部不适,通常用于肠内营养时间少于6周的病人。

2. 肠内营养液的管饲方式

根据鼻饲管的位置、管径、营养配方和病人胃肠道的承受能力,通常可以通过分次或连续管饲的方式给予肠内营养液。

(1)分次给予:指将肠内营养液分次进行管饲,适用于营养管尖端位于胃内及胃功能良好者。分次给予又包括分次推注和分次输注。分次推注是指用注射器将营养液注入胃内,每次入量常在10~20min完成,容易引起胃部不适及腹胀腹泻等,目前用得较少;间歇输注可以通过重力或营养泵,每次入量在2h内完成,可视病人的耐受程度加以调整。

(2)连续给予:指在24h内,利用重力或营养泵将肠内营养制剂持续输注到胃肠道内的方式。适用于胃肠道耐受性较差及管端位于十二指肠或空肠内的病人。

四、肠内营养支持并发症

肠内营养虽然比肠外营养支持更安全易行,但也可因营养剂选择或配制不合理、营养液污染及护理不当等因素而产生一系列与之相关的并发症,包括机械并发症、吸入性肺炎、胃肠道并发症和代谢性并发症。

1. 机械并发症

主要包括鼻咽部和食管黏膜损伤、鼻翼脓肿、喂养管堵塞等,常与喂养管的放置时间、管径、材料和护理方法有关。其中喂养管堵塞的常见原因:①药丸未经研碎即注入喂养管;②管径太细;③营养液未调匀或较黏稠;④添加的药物与营养液不相容,形成凝结块;⑤未按时冲洗喂养管。

2. 吸入性肺炎

误吸所致的吸入性肺炎是一种较严重的并发症,多见于经鼻胃管喂养者,它可能和喂养管移位、胃排空迟缓、体位、咳嗽或呕吐反射受损、精神障碍等有关。

3. 胃肠道并发症

在肠内营养治疗时最多见,常与营养配方、喂养速度、营养液的配制及管饲器具的卫生情况等有关。胃肠道并发症主要包括恶心、呕吐、腹胀、腹泻、肠痉挛和便秘等,其中腹泻最常见。导致腹泻的原因主要包括脂肪吸收不良、营养液的高渗透压、营养液被污染、营养液输注速度过快、营养液温度过低、乳糖不耐受症、同时所用药物的副作用(如抗生素、H_2受体阻滞剂等)以及低蛋白血症等。

4. 代谢性并发症

肠内营养治疗时因胃肠道具有缓冲作用而较少发生代谢性并发症。代谢方面的并发症主要包括输入水分过多、脱水、非酮性高渗性高血糖、电解质和微量元素异常等。

五、肠内营养支持的护理

1. 减少机械并发症的护理措施

(1)选用管径合适、质地柔软的导管。

(2)妥善固定喂养管,每天润滑和清洁鼻腔黏膜,避免喂养管扭曲、折叠和受压。

(3)需用药丸制剂时,应彻底研碎后,溶在合适的溶剂中直接注入导管内。

(4)在每次检查胃残留量后、给药前后、管饲结束后及连续管饲过程中,每间隔4h应用温开水或生理盐水冲洗管腔。

2. 预防误吸的护理措施

(1)选择合适的体位:滴注肠内营养液时病人应该采取坐位、半卧位或床头抬高30°~45°,输注完毕后可继续保持该体位半小时。

(2)连续输注肠内营养液者每间隔4h,间断输注者在每次输注前抽吸并估计胃内残留量。若连续2次抽吸胃内残留量大于100~150ml时,应暂停输注,必要时加用促胃动力药物。

(3)原有呼吸道病变或误吸高危病人,可选用放置在幽门以下的喂养管或经空肠内输注。

(4)及时做好病情观察,每4h检查一次喂养管位置,以便及时了解喂养管有无移位。如果出现呛咳或呼吸急促等现象,应该怀疑有误吸的可能。

3. 减少胃肠道并发症的措施

(1)控制营养液的输注量和速度,一般术后病人可先从20ml/h的速度开始,如果病人耐受良好,可以逐渐递增。

(2)选择合适的营养液,注意营养液的渗透压和脂肪含量。应从低浓度、小剂量开始,根据胃肠道的适应情况逐步递增。

(3)对同时应用抗生素治疗者,可给予乳酸杆菌以帮助肠道正常菌群的恢复。

(4)避免营养液在配置和操作过程中受到污染,营养液最好现配现用,配好后如暂时不用应放入4℃左右的冰箱内保存,放置时间一般不超过24h。

(5)低蛋白血症者,先使用要素膳或静脉输注白蛋白,等小肠吸收能力恢复后再开始管饲。

(6)根据季节和个体耐受性调节营养液的温度,一般在37~40℃。

4. 及时发现及处理代谢并发症

通过密切监测检查,及时调整肠内营养方案、输注方式和喂养速度,可以及时发现及处理代谢并发症预防。

第三节 胃肠外营养支持

胃肠外营养(parenteral nutrition,PN)又称肠外营养,是指通过静脉途径提供营养素,以达到维持机体代谢的要求。它可以分为完全胃肠外营养和部分胃肠外营养,其中完全胃肠外营养(total parenteral nutrition,TPN)是指从静脉途径供给病人每天所需的所有营养物质。

一、肠外营养适应证

当外科病人出现下列病症而不能充分利用胃肠道摄入营养时,可以考虑胃肠外营养支持:

- 无法从胃肠道正常进食者,如短肠综合征、消化道先天性畸形、严重腹泻、肠瘘等。
- 消化道需要休息或功能障碍者,如溃疡性结肠炎、消化道大出血、长期腹泻等。
- 高代谢状态者,如严重烧伤、多发性创伤、大手术、脓毒症等。
- 特殊病例,如中度(重度)急性胰腺炎、急性肾功能衰竭。
- 蛋白质能量营养不良者,如化疗或放疗等原因引起的严重呕吐、慢性胆道梗阻伴呕吐、幽门梗阻等。

二、常用肠外营养制剂

1. 葡萄糖制剂

葡萄糖是肠外营养时主要的非蛋白质供能物质之一。但对于严重应激状态下的危重病人,使用大量高渗葡萄糖作为单一的热源会加重器官的负担。因此,成人每天葡萄糖需要量约为4~5g/kg,一般约占总能量的50%~60%。

2. 脂肪乳剂

目前脂肪乳剂大多制成等渗液,因而也适用于外周静脉营养。脂肪乳剂的能量供给量约占总能量的20%~30%,成人每天1~2g/kg,高代谢状态时可增加至40%~50%。临床常用的脂肪乳剂分为两类。一类是由100%长链三酰甘油(long chain triglyceride,LCT)构成,另一类则由50%中链三酰甘油(medium chain triglyceride,MCT)与50%LCT经物理混合而成(MCT/LCT)。LCT能提供必需的脂肪酸,但需依赖肉毒碱进入线粒体,应激状态下,由于肉毒碱水平下降可能导致LCT代谢障碍。MCT不需依赖肉毒碱即可进入线粒体氧化,且不易在肝脏蓄积,但纯MCT不能提供必需的脂肪酸,而且可能引起代谢性酸中毒和神经系统副作用。所以,将MCT和LCT按一定比例物理混合,可以达到扬长避短的效果。

3. 氨基酸溶液

氨基酸是用于合成机体蛋白质及其他生物活性物质的氮源。现有的复方结晶氨基酸溶液可归纳为两类:平衡型与非平衡型氨基酸溶液。平衡型氨基酸溶液中所含必需与非必需氨基酸的比例符合人体基本代谢所需,适用于多数营养不良病人;非平衡型氨基酸溶液的配方是针对某一疾病的代谢特点而设计的，兼有营养支持和治疗的作用，如用于治疗肝昏迷的高支链低芳香族氨基酸溶液、治疗肾衰竭的必需氨基酸溶液等。临床每天提供的氨基酸量一般约1～1.5g/kg体重，约占总能量的15%～20%。

近年来，随着代谢理念的改变，不少营养学家开始重视和强调谷氨酰胺、精氨酸等个别氨基酸的应用。谷氨酰胺是人体含量最高的非必需氨基酸，是许多重要代谢反应中的底物和调节物质，也是氮和氨的转运者。但在严重感染、手术、创伤等应激状态下，体内谷氨酰胺的量大大下降，从而影响多脏器的一些代谢功能。因此，在高代谢危重病人中，谷氨酰胺又称为"条件必需氨基酸"。现已研制成功稳定的谷氨酰胺二肽制剂，并用于临床。精氨酸能促进尿素形成，降低血氨浓度，同时对免疫反应有多种作用，如促进生长素分泌和伤口愈合，改善T细胞增殖反应，促胸腺作用等。

4. 维生素和矿物质

(1)维生素制剂：维生素每日需要量虽然很少，但至关重要，是参与调节物质代谢和维持人体内环境稳定所必需的营养物质。水溶性维生素在体内无储备，长期TPN时可通过常规提供多种维生素来预防其缺乏。脂溶性维生素在体内有一定的储备，但在应激状态或长期TPN者需常规补充以防其缺乏。目前应用于TPN液中的维生素共有13种，包括9种水溶性维生素和4种脂溶性维生素。

(2)电解质：对大多数TPN病人，应根据病情和代谢状态变化来决定电解质的补充量。在无额外丢失的情况下，电解质按正常需要量补充，如在有大量引流、呕吐、腹泻等情况下需相应增加。肝、肾、心脏功能障碍时应适当减少电解质的用量。

(3)微量元素：对临床较具实际意义的微量元素包括锌、铜、铁、硒、铬、锰等。长期TPN时，应重视可能出现的微量元素缺乏问题。现已有商品化的复方微量元素制剂，如安达美、派达益儿，每天一支基本可达到预防微量元素缺乏的目的。

三、肠外营养的输注途径和输注方法

1. 输注途径

输注途径包括周围静脉和中心静脉，其选择需视病情、营养液组成、输液量及护理条件等而定。当短期(<2周)、部分营养支持或中心静脉置管和护理有困难时，可经周围静脉输注。但当长期、营养液渗透压>900mmol/L时以选择中心静脉途径为宜。

2. 输注方法

(1)全营养混合液(total nutrient admixture，TNA)输注法：将每天所需的营养物质，在无菌条件下按次序混合输入由聚合材料制成的输液袋或玻璃容器内后再输注，以保证所提供营养物质的完全性和有效性。

(2)单瓶输注：在无条件以TNA方式输注时，可以用单瓶方式输注，但可因各营养素的非同步输入而造成某些营养素的浪费或负担过重。

四、完全胃肠外营养并发症

1. 与导管相关的并发症

在静脉穿刺和营养液输注过程中，可能发生一些与导管有关的并发症，包括：①气胸,②空气栓塞,③血管神经损伤,④心脏、胸导管损伤,⑤导管内栓子形成,⑥导管扭结或折断,⑦导管错位或移位,⑧静脉炎、血栓形成,⑨血胸、血气胸、水胸,⑩纵隔损伤等。

2. 感染性并发症

感染是 TPN 的常见并发症之一,主要包括导管性和肠源性感染。

(1)导管性感染:感染源可来自导管的皮肤入口处、导管或输入的营养液,常见的病源菌为白色葡萄球菌、金黄色葡萄球菌和霉菌,大肠杆菌较少见。

穿刺部位感染:一般于置管后数天或数周后出现,表现为穿刺部位红肿、压痛。若处理不当,可成为全身性感染的原发灶,关键在于加强局部护理。

导管性感染或败血症:常见原因为病人插管和局部护理时无菌操作技术不严,免疫力低下,营养液配制过程中受到污染等。

(2)肠源性感染:TPN 病人可因长期禁食、胃肠道黏膜缺乏食物刺激、肠黏膜结构和屏障功能受损,通透性增加等导致肠内细菌易位,并发全身性感染。所以,在病情允许的情况下,应该首选肠内营养和经口饮食,或在应用肠外营养一段时间后,根据病人情况逐步过渡到肠内营养。另外,及时补充谷氨酰胺制剂,也可以减少肠源性感染的发生。

3. 代谢方面的并发症

长期应用 TPN 时,如营养液配制或使用不当,可发生代谢性障碍。这组并发症中包括糖代谢紊乱、电解质紊乱和脂肪代谢紊乱等。常见的几种如下。

(1)非酮性高糖高渗性昏迷:常见原因为单位时间内输入过量葡萄糖和胰岛素的相对不足。临床主要表现为血糖升高、渗透性利尿、电解质紊乱、脱水、中枢神经系统功能受损,严重的可以出现昏迷。一旦出现非酮性高糖高渗性昏迷,应立即停输葡萄糖溶液或含有高糖的营养液;输入低渗或等渗氯化钠溶液,内加胰岛素,使血糖逐渐下降,但应注意避免血浆渗透压下降过快,以免引起急性脑水肿。

(2)低血糖性休克:常由于突然停输高渗葡萄糖溶液或营养液中胰岛素含量过多所致。临床表现为心率加快,四肢湿冷、面色苍白、乏力,严重者可以出现休克症状。一经证实,应立即推注高渗葡萄糖或输注含糖溶液。应用全营养混合液方式输注,可以预防低血糖性休克。

(3)高脂血症或脂肪超载综合征:脂肪乳剂输入速度过快或总量过多,可发生高脂血症。临床上可以出现发热、肝脾肿大、急性消化道溃疡、溶血等症状。如果确定为脂肪超载综合征,应立即停止或延期使用脂肪乳剂。对长期应用脂肪乳剂的病人,最好定期监测脂肪廓清率,了解病人对脂肪的代谢、利用能力,及早发现病情。

(4)肝胆系统并发症:常见的肝胆系统并发症有胆石症和胆汁淤积性肝炎,严重的可能出现肝功能衰竭。临床表现为胆汁淤积、肝脏酶谱异常、肝脂肪变性等,可能与长期禁食、配方不合适等有关。与 PN 相关的肝胆并发症,一般经过减少总能量摄入、调整配方、降低热氮比或者停用 TPN1 ~2 周后再用等措施,可以得到改善。

五、肠外营养的护理

1. TPN 的一般护理

(1)TPN 开始前应完善各项检查,做好心理护理。

(2)认真做好置管护理:严格遵守操作程序,置管后24h内密切观察病人有无胸闷、呼吸困难、肢体活动障碍等症状,以确定有无并发症的发生,及时发现及时处理。

(3)观察病人全身情况,定期做好肝、肾功能测定和营养状况的评估。

(4)做好导管护理:加强导管局部护理,每天消毒导管的皮肤入口部位并更换敷料,注意观察穿刺点局部有无出血、渗血,以及红、肿、热、痛、脓性分泌物等炎症反应。同时应该每天更换输液外接系统,输液时保持通畅,避免导管受压、扭曲或滑脱。

(5)维持水电解质平衡:计算并补充病人所需要的各种营养素,同时应在治疗过程中进行较系统和全面的监测,为早期发现和早期处理提供线索。已经有电解质紊乱的病人,应该先予纠正,再予TNA溶液。

(6)当临床出现难以解释的发热、寒战时,应怀疑有导管性感染或败血症,并立即按无菌操作要求拔管,剪下导管尖端并采取周围血送细菌培养,同时作抗生素敏感试验。当导管与周围血培养结果(菌种)一致时,即为导管性败血症。拔管后立即建立周围通道,更换输液系统和营养液;根据病情,选用抗生素。观察12~24h后,可按需要更换穿刺部位重新穿刺置管。

2. TPN的合理配置和保存

(1)配液前准备:配液前做好配液室、洁净台、操作人员的清洁、消毒工作;将所用药品、器械准备齐全,避免多次走动增加污染机会;按每一病人的需要量准备好各种液体,并分组放置;配液前再次洗手或戴无菌手套。

(2)TNA液的混合顺序:

- 将微量元素和胰岛素加入到氨基酸中;
- 将磷酸盐加入到另一瓶氨基酸中;
- 将电解质和水溶性维生素加入到葡萄糖中;
- 将脂溶性维生素加入到脂肪乳剂中;
- 将含有各种添加物的氨基酸液或葡萄糖液通过三条通路同时加入静脉营养输液袋;
- 将脂肪乳剂、脂溶性维生素混合液最后加入静脉输液袋;
- 排气,轻轻摇匀注明床号、姓名及配制时间备用。

(3)TNA配制时注意事项:

- 混合液中一般不能加入其他药物;
- 钙剂和磷酸盐应分别加入不同的溶液中稀释,以免发生磷酸钙沉淀;
- 电解质不应直接加入到脂肪乳剂中,以免引起脂肪颗粒的聚集和融合;
- 加入的液体总量应该大于1500ml;
- 配好的营养液最好现用现配,如果暂时不输注,应保存在4℃冰箱内,并在24h内输完。

思考题

1. 解释肌酐身高指数(CHI)、静息能量消耗(REE)、总能量消耗(TEE)、迟发型超敏皮肤试验(DH)、要素饮食、代谢支持、胃肠内营养支持(EN)、完全胃肠外营养(TPN)等名词。

2. 简述近期体重百分率的计算以及意义。

3. 某病人每日摄入蛋白质80g，试验第3～6d中24h平均尿量为1800ml，尿素氮平均排出量为5g/L。其蛋白质摄入量能否维持该病人的氮平衡？

4. 简述肠内营养支持的常见并发症及护理。

5. 简述TPN的并发症及护理。

6. 简述应激状态下机体的代谢特点。

7. 简述代谢支持的应用原则。

参考文献

1. 陈大伟. 现代肠内和肠外营养的临床实践. 上海:第二军医大学出版社,1998.
2. 张爱珍. 医学营养学. 北京:人民卫生出版社,1998.
3. 张爱珍. 临床营养学. 北京:人民卫生出版社,2000.
4. 陆以佳等. 外科护理学(第2版). 北京:人民卫生出版社,2001.
5. 李胜利. 营养学基础. 北京:科学技术出版社,2003.
6. 曹伟新. 外科护理学(第3版). 北京:人民卫生出版社,2004.
7. 曹伟新. 临床营养新概念与新技术. 上海:人民军医出版社,2002.
8. 张爱珍. 营养学. 杭州:浙江科学技术出版社,2004.
9. 张金梅. 营养与膳食. 北京:高等教育出版社,2004.

（黄　回）

第三篇

现代护理与健康保健

第一章　儿童体格发育及心理行为保健

学习目标：

- 了解儿童正常生长发育的规律及影响因素。
- 掌握体格生长发育常用指标的测量及评价方法。
- 了解儿童神经、心理发育的概念及内容。
- 熟悉儿童心理测试的方法。
- 熟悉婴幼儿教养的内容和方法。
- 了解儿童神经、心理偏离的内容。
- 掌握小儿常见心理行为的异常表现及干预措施。
- 掌握儿童多动障碍与注意缺陷(ADHD)、儿童孤独症的临床表现及防治要点。

儿童处于生长发育阶段,缺乏自卫能力,是人群中弱小而易受伤害的对象。儿童虽是成人的基础,但不是成人的缩影,具有其特定的生长发育特点,因此保证儿童的身心健康、防治各种疾病、进行早期教育,已成为儿童保健工作者的重要任务。随着现代医学模式向生物—心理—社会方向的转变,健康的概念已从原来躯体不生病的狭义的躯体健康,拓宽为躯体—心理—社会的三维健康观念。因此,对儿童的保健已不仅仅局限于躯体方面,而是更加重视儿童的心理保健。

第一节　儿童体格发育

一、儿童的体格发育与评价

儿童体格生长良好与否是判断儿童健康状况的主要依据,为促进儿童生长发育潜力的最大发挥,儿童工作者必须掌握儿童生长发育的有关知识,保障儿童的健康成长。

1. 体重增长规律

新生儿出生后可在一段时间内出现体重下降。生后 3～4d 降至最低点,7～10d 恢复。一般体重下降不超过出生时的 3%～9%,早产儿恢复较迟。在头一年里,每天体重的增长应在 25～35g,若小于 25g,应寻找原因。

出生后头 6 个月体重(g) = 出生体重(g) + 月龄 ×700(g)

7～12 个月体重 =6000(g) + 月龄 ×250(g)

1～12 岁体重(kg) = 年龄 ×2 +7(8)

2. 身长(高)增长规律

身高受种族、遗传和环境的影响较明显，而且与儿童长期的营养状况有关。第一年平均增加25cm，第二年增加10cm，以后每年增加4.5～7.5cm。

3. 牙齿发育规律

乳牙共20颗，萌出时间有个体差异。一些疾病（佝偻病、甲低、营养不良等）可能影响小儿牙齿的发育。

二、评价体格发育的常用方法

常用的体格评价方法有：均数离差法、中位数百分位数法、相关法、指数法、曲线图法等。

1. 离差法

以平均值加减标准差的方法表示（表3-1-1），以 $x \pm 2S_d$ 为正常范围，

$x-2S_d$ 以下为营养不足，$x+2S_d$ 以上为营养过剩。

2. 中位数百分位法

数值从小到大按顺序排列而计算出某百分位的相应数值，当变量值呈非正态分布时，百分位数能更准确地反映出所测数值的分布情况，一般采用第3、10、25、50、75、90、97百分位数制成表格（表3-1-1）或曲线图供用。

表3-1-1　等级划分方法

等级	离差法	中位数百分位法
上	$x+2S_d$ 以上	≥P97
中上	$x+(1\sim2)S_d$	P80～97
中	$x \pm 1S_d$	P20～80
中下	$x-(1\sim2)S_d$	P3～20
下	$x-2S_d$ 以下	≤P3

3. 指数法

指数法常用于两项指标间相互关系的比较（表3-1-2），如

kaup指数＝体重(kg)/身高^2(cm^2)

4. 相关法

相关法用于多项指标间的比较。

5. 曲线法

采用均数离差或中位数百分位的数值就可以描画正常曲线，用此类曲线评价体格生长的水平、速度或匀称程度称为曲线图法。如儿童的生长发育曲线图。

三、影响体格发育的因素

1. 遗传因素

表 3-1-2　三项指标综合评价

体重/身高	身高/年龄	体重/年龄	意　义
高	低	高	肥胖 + +
高	中	中	目前营养好
高	低	中	目前营养好,既往营养不良
中	高	高	高个子体型,匀称,营养正常
中	中	中	营养正常
中	低	中	目前营养正常,既往营养不良
低	高	中	瘦高体型,目前轻度营养不良
低	中	低	目前营养不良 +
低	高	低	目前营养不良 + +

遗传决定机体发育的可能范围,如父母亲的体型、皮肤、脸型特征、性成熟的迟早,均制约着儿童的生长。一些异常情况,如代谢缺陷病、内分泌障碍及一些先天性畸形,更与遗传有直接关系,但通过外界环境的改善,也可使这些儿童的体格发育向良好的方向发展。

目前由于生活环境的污染,由遗传基因突变导致的各种遗传病时有所闻,应引起足够的重视。

2. 环境因素

环境因素是决定儿童发育速度及最终达到程度的重要因素,包括孕妇及出生后小儿的营养供给、疾病影响和生活环境等。

第二节　儿童心理发育及心理测试

一、脑的发育

小儿出生时脑的重量约 370g,占体重的 10% ~ 20%;成人 1500g,占体重的 2% ~ 3%。大脑发育是一个缓慢的过程,其敏感时期为:0 ~ 妊娠 18 周;妊娠末 7 周 ~ 出生后 2 岁。脑的发育与众多因素有关。

1. 遗传因素

父母近亲结婚,其子代发生智力低下的可能性比一般人群为高。儿童的气质受遗传因素的影响不容忽视。

2. 后天因素

所谓后天因素,包括营养、疾病、教育、家庭环境等。

二、感知觉的发育

1. 视力

新生儿出生时眼球近乎球形，由于物体成象在视网膜后，故新生儿的视力为远视力，称为生理性远视。随着小儿年龄的增长，眼球前后轴加长，物体成象在视网膜上，小儿的视力逐渐发育为正常视力（见表 3-1-3）。0～6 岁是儿童视力发育的敏感期，任何不利因素均能影响儿童视力的发育。

表 3-1-3　儿童的正常视力发育

年龄	视力
刚出生	仅有光觉
1 周	头眼向亮转动
2 周	手电光时有少量辐辏
1 个月	保护性瞬目反射
2 个月	能注视大物体　0.012～0.025
3 个月	会看移动的铅笔　0.025～0.033
4 个月	会看自己的手，用手接触物体　0.05
5 个月	0.1
6 个月	0.2
7～8 个月	能稳、准地拿奶瓶和玩具　0.3
10 个月	0.4
1 岁	0.5
2 岁	0.6
3 岁	0.7
4～5 岁	0.8～1.0
6 岁	大部分可达到　1.0 视力发育接近完成

2. 听力

儿童听力的最关键期为 0～3 岁。胎儿后期听觉已较为敏感，这是早期教育中能够对胎儿进行胎教的理论基础。但是新生儿听力较差，需要较强的声刺激才能引起反应。3～4 个月时头可以转向声源；6 个月时能够辨别父母的声音；8 个月时能够辨别声音的来源。由于儿童听力的发展与智能以及社交能力有密切关系，故早期发现儿童听力障碍并及时干预非常重要。有研究显示，若能在新生儿出生 3～6 个月内对病儿的听力进行干预，对其今后的语言及社交能力的发展影响不大，但若超过 6 个月，就会影响今后的语言发展。

3. 味觉与嗅觉

新生儿在出生后，嗅觉中枢与末梢就已发育成熟。哺乳时，新生儿闻到乳香味就会寻找乳头，对不同的味道也会产生不同的反应。在 4～5 个月时，新生儿已能明显感知食物气味的极小改变;7～8个月,开始能够判别芳香气味。婴儿灵敏的嗅觉可以保护他们免受有害物质的伤害。

4. 皮肤感觉

皮肤感觉包括痛觉、触觉、温度觉及深感觉。新生儿大脑皮质发育尚未完善,分析能力差,对痛、温度、触觉刺激定位差。出生时痛觉已存在,但不敏感,尤其是部位不敏感,痛刺激后出现泛化的现象。新生儿触觉以眼、前额、口周、手掌、足底等部位高度敏感,而大腿、前臂、躯干部均较迟钝。新生儿的温度觉较敏感,遇到冷刺激后,会出现全身性运动,但不会出现局部的逃避反射。2～3岁时,小儿已能够辨别物体的属性,如软、硬、冷、热等;5～6岁时可区别体积、重量不同的物体。

5. 知觉

知觉是人体对各种物质属性的综合反映。知觉的发展与视、听、皮肤等感觉的发展有着密切的关系。小儿对客观事物的认知是在完善的视觉、听觉及皮肤感觉的基础上发展起来的。婴儿喜欢看图象清晰、色泽鲜艳、配以大型图案的画面,能够对物体的大小及深度有所感知。3岁时能够辨别上、下,对物体的认知只局限于局部;4～5岁后开始辨别前、后、左、右;5～6岁开始注意到事物和整体,但仍然不完善;7～8岁后能够把事物的局部与整体相联系。

观察是一种有目的、有计划、比较持久的知觉过程,是知觉的高级形态。其发展首先是从无目的的观察逐渐转为有目的的观察。随观察时间的逐渐延长,小儿逐渐从观察整体发展到注意事物内部的联系,因此培养良好而完善的观察力是儿童认识客观事物的重要前提。

三、运动的发育

1. 婴儿期的身体活动

婴儿出生后的几个月内仅有以下两种身体活动:

(1)系列反射动作:吸吮、觅食、抓握等。

(2)一般性的身体反应活动:蹬脚、挥臂、扭动躯干等。

儿童动作的发展与大脑的发展密切相关,因此,在某种程度上标志着心理的发展水平,同时动作的发展也促进了心理的发展。

2. 动作发展的规律

(1)从上到下(头尾规律):抬头—翻身—坐—爬—站—走。

(2)从近到远:先大群肌,后小群肌。

(3)从正面到反面:握物—放下,向前走—后退。

(4)先泛化—集中,不协调—协调。

3. 运动分类

(1)大运动和平衡:指抬头、坐、爬、站、走等。

(2)细动作:指手指精细运动的控制(抓、捏、握、松)。

四、语言的发育

•12 个月:可有意识地说 ma,ma,da,da,听懂自己的名字。

•18 个月:可重复别人的词,理解并指出自己身体的部位,会说 1 ~ 2 个字的简单词语,出现乱语。

•2 ~ 3 岁:会说代名词,70% ~ 80% 的话可被听懂。出现游戏语言,易出现口吃问题。

•4 ~ 5 岁:常出现自言自语现象,尤其在游戏时。

•6 岁:说话流利,语法正确。

其中,9 ~ 24 个月为语言的理解阶段,2 ~ 4 岁为语言的表达阶段。

五、儿童心理活动的发育

1. 认知发育

认知指人获得和使用知识的过程,属行为系统,小儿认知发育(cognitive development)与个人智能水平密切相关。

2. 注意的发展

人对环境的一部分或一方面的选择性警觉和对一种刺激的选择性反应就是注意。注意可分为有意与无意注意。注意的发展(attention development)的进程是:婴儿以无意注意为主,随年龄的增长、语言的丰富和思维的发展,小儿逐渐出现有意注意。

3. 记忆的发展

记忆(memory)是对信息贮存和读出的神经活动过程,即指人们在过去生活中所经历的事物在脑中遗留的痕迹,有感觉记忆、短暂记忆、长久记忆。小儿的记忆进程是:从感觉记忆到长久记忆,从机械记忆到有意记忆、逻辑记忆。

4. 思维的发展

思维是人利用理解、记忆、综合分析的能力,认识事物的本质,掌握事物的规律,借助于语言实现的一种思想或观念的精神活动,属于心理活动的高级形式,是人类智能活动的核心。儿童思维的发展(thinking)是从直觉行动思维到深度知觉,从具体形象性思维到抽象概括性思维。

5. 想象的发展

想象(image)是一种心理现象,是人对已感知的客观事物,在思维充分扩展的基础上在脑中创造出的新的思维活动。

6. 意志的发展

意志(will)是自觉地、有目的地支配和调节自己的行为,并通过一定方式和方法达到预期目的和任务的心理过程。新生儿期间没有意志,3 岁左右小儿"我自己来"的表现就是意志行为发展的标志。

(1)积极的意志:自觉性、坚持性、果断性、自制性。

(2)消极的意志:依赖性、顽固性、冲动性。

7. 情绪情感的发展

情绪(emotion)是人们对事物情景或观念所引起的主观体现和客观表达,是神经系统活动的一种结果表现(喜怒哀乐等),分积极情绪和消极情绪,如哭、恐惧、愤怒等。婴幼儿情绪表现的特点是:短暂性、强烈性、易变性、真实性(外显性),极容易冲动,反应不一致。情感是人特有的一种较高级的复杂情绪,是在情绪的基础上产生的对人、事物之间关系的体验。

8. 个性的发展

个性(personality)是每个人处理环境关系的心理活动的综合表现,包括思想方法、情绪反应、行为风格等。每个人都有自己的心理特点,因此不同的人有不同的个性,并通过兴趣、能力、性格、气质等方面表现出来。其中,能力和性格尤为突出。

六、儿童心理测试的类别

对儿童的心理测试,全世界约有5000种,我国经标准化的有200余种。这里简要介绍主要的几种。

1. 智力测试

这是通过科学的测试方式(包括诊断性和筛查性测试量表)衡量和评价儿童智力水平高低、筛查智力缺陷儿童的一种方法。就诊断性而言,有贝莉婴儿发育量表(BSID)、0~3岁婴儿发育量表、韦氏儿童智力量表(WPPSI、WISC-R、WISC-Ⅲ)、麦卡锡儿童智力量表;就筛查性而言,有丹佛发育筛查测试(DDST)、入学合格试验(50项)、绘人试验、视觉运动综合试验(VMI)等。

2. 社会适应能力量表

社会适应能力量表主要是衡量个体能否有效地应付和顺应自然与社会的环境,包括个体独立生活和维护自己生活的能力;以及能否满足个人与社会所提出的文化要求,包括智力、情感、动机、运动等多方面的因素。按年龄段,这些能力包括6种行为能力:独立生活能力、运动能力、操作能力、交往能力、参加集体活动的能力、自我管理的能力。

我国标准化的适应行为量表有:婴儿—初中学生社会生活能力量表,适用于对6个月至14~15岁初中学生社会生活能力的评定。

3. 人格测试(个性测验)

人格测试指用心理测验方法测量人在一定环境下,经常表现出来的典型情绪及行为反应,包括需要、动机、兴趣、情感、性格、气质、人际关系及价值观等与社会行为有关的各种心理特征。测试方法有结构明确的问卷法测验,如艾森克儿童人格;以及结构不明确的投射法测验如,主题统觉测验、画人测验、气质量表等。

4. 成绩测试

成绩测试是对经过学习和训练后所获得的知识、技能进行测试,以认定学习和训练的成效。

5. 评定量表

这是对个人行为进行评定的一种方法,如症状自评量表、焦虑自评量表、自评抑郁量表等。

第三节 儿童发育中的全程护理

早期教养是指对从新生儿到学龄前的儿童(主要是指0~3岁儿童),根据小儿神经心理发育的特点进行有目的、有计划的培训教育,早期开发智力,促进小儿神经心理发育。虽然在儿童的每个年龄阶段,早期教养的内容和侧重面有所不同,但均应以日常生活、运动、语言、认知能力及人际交往关系的培养为重点。值得指出的是,小儿的教养内容和方法应结合儿童的气质特点进行,因材施教。

一、日常教养的护理

1. 睡眠

睡眠是大脑皮层的抑制过程,在睡眠过程中氧和能量的消耗最少,有利于疲劳的恢复,对神经系统有保护性作用。充足的睡眠是保证小儿健康成长的先决条件之一,因此应通过有规律的作息时间引导,养成小儿按时睡眠的好习惯。同时,要为小儿睡眠创造良好、舒适的环境:空气要新鲜,室温一般以18~22℃为宜,光线柔和,环境安静,被褥整洁轻软。夏季可开窗,以保证室内的空气新鲜。一方面要培养小儿自动入睡;另一方面要随时纠正小儿睡眠中的不良习惯,如吸吮橡皮乳头、咬手指、咬被角等,避免形成不良的条件反射。小婴儿睡眠时,尤其要注意避免因棉被、衣物等蒙住头部而导致窒息。

婴幼儿每日需要的睡眠时间与年龄成反比,但个体差异很大,不宜作硬性规定。难养型气质的儿童睡眠时间可能比易养型儿童要少。1岁以后,睡眠的次数减少。一般白天上、下午各睡1次。

小儿入睡前,应避免做剧烈的活动,不讲能引起小儿兴奋或紧张的故事。

2. 喂养

正确喂养是小儿健康成长的基础,因此在保证小儿食物摄入量的要求和满足各种营养素、热量需求的前提下,要培养小儿良好的饮食习惯。首先要改变传统的喂养习惯,按需喂养,喂奶前半小时内不给吃其他食物;其次不要给小儿吃过热、过多的食物,进食不宜太快。在小儿4~5个月时,开始训练用匙进食;7~8个月,可练习用杯子喝水;10个月左右训练独立坐着喂食物。在对婴儿做好断奶准备的同时,逐步培养其独立进食的能力,培养和鼓励小儿不偏食、不挑食。

注意培养良好的饮食卫生习惯,饭前洗手;吃饭时精神集中,不贪玩,不掉饭菜,不浪费粮食。指导小儿在固定的座位上独立吃饭,避免养成边吃边玩或家长追着喂饭的不良习惯。

3. 排便

要从小培养小儿定时大小便的习惯。2~3个月可以开始练习把尿,一般应在饭前、醒后进行,但不能过于频繁。有专家认为儿童遗尿症与小儿时期频繁把尿,导致膀胱经常处于空虚状态造成"小膀胱"有关。8个月小儿可以在成人照顾下独立坐盆大小便,每次时间不要太长,一般以5min为宜;会走以后,小儿不应再使用尿布。1岁左右的小儿对大小便已有了控制能力,此时要培养小儿主动要求坐盆的习惯。随着儿童年龄的增长,要教会小儿用言语表示大小便的要求,并养成主动坐盆、不随地大小便的好习惯。

4. 穿衣盥洗

通过穿衣、盥洗的过程,培养小儿独立生活和对语言理解的能力。小儿服装质地要轻软,式样要简洁、穿脱方便。9~10 个月,开始训练穿脱衣服时知道伸手,穿鞋和袜子时主动伸足,洗手洗脸时伸出手。在洗澡时放一个玩具,给小儿一点时间在水里玩玩,用手拍拍水,以保持良好情绪。1 岁后,培养小儿自己使用手帕擤鼻涕的能力,逐步养成饭前、便后洗手的好习惯。不随地拣脏东西,不吮咬手指,不咬衣巾。2~3 岁后,逐渐学会自己穿脱衣服、鞋袜,解纽扣和鞋带。

二、动作发展的培养

动作的发展不仅可以促进小儿体格的发育,还可以扩大其活动范围,发展对事物的观察力,增加与成人交往的机会。对 0~3 岁儿童,重点培养大的动作以及手和手指的精细动作。对于 1 岁以内的小儿,要训练其俯卧、抬头、撑胸的能力。俯卧抬头可使小儿扩大视野,时间越早越好,每次几分钟,空腹时进行训练。3~4 个月后,俯卧抬头可训练用双前肘支撑,4 个月时撑胸抬头。

儿童的精细动作,在某种程度上代表着神经系统的发育。通过培养抓握玩具,可以锻炼精细动作的能力。3 个月时,逗引其伸出小手;4~5 个月,训练抓握挂在胸前的玩具;5~6 个月以后,可抓握较多的东西。4 个月时开始训练翻身,可从仰卧位转向俯卧位开始训练。当小儿学会翻身后,就能主动改变身体的姿势,为爬行打下基础。5 个月时,开始训练爬行动作。6 个月时,开始每天短时间扶小儿学坐。小儿会坐后就不喜欢爬行了,因此,坐的训练要在会爬后进行。小儿通过爬行能够增加本体感觉,对于感觉统合协调有促进作用。有研究认为,在婴儿期不会爬行的儿童感觉统合失调的发生率较高。4~5个月时,应训练双腿的支持力;5 个半月时,扶腋下可站得很稳;6 个月之内,小儿可在监护人的帮助下做被动体操;8~9 个月,可让小儿在小床里扶围栏学站和学扶走;7~12 个月,小儿可做主、被动操,每天反复 2 次,既锻炼身体,又有利于智力的发展。

1 岁左右的小儿开始学习走路,此时要做好小儿独走的准备。如提供宽阔平坦的场地,有条件时可以给小儿推车让其扶着向前走、转弯走,鼓励小儿勇敢地迈步。1 岁半后在走稳的基础上,培养跑、跳、攀、蹬等能力,再训练上下台阶、楼梯,走斜坡,过障碍物,培养小儿勇敢、不怕困难的精神,锻炼大肌肉的动作。让小儿抓、握较小的物品,如小积木块、花生米、小糖球,锻炼手眼的协调工作,训练小儿小肌肉的精细动作。经常进行户外活动,多晒太阳,促进小儿的活动能力,预防佝偻病。由于小儿活动范围扩大,因此要注意安全,防止意外发生。

对于 2 岁以后的孩子,可通过各种游戏,利用各种运动器械、玩具等发展基本动作。学会跑、双脚离地跳、双脚向前跳、平衡走、钻爬、攀登、上下楼梯等。经常让小儿摆弄一些小物品,如塑料珠、小豆豆,折纸片等,进一步发展小儿的精细动作。

三、语言发展的培养

语言是人类特有的心理现象,对发展小儿智力有重要意义。从出生到 3 岁前,主要是训练小儿发音和提高语言理解的能力。小儿语言的发展是一个连续的、有顺序的、有规律的过程;发展的趋势是先学会发音,然后是对语言的理解,再发展到用自己的言语进行表达。

小儿2~3个月时,成人每日要利用接触小儿的机会,亲切地和小儿说话,逗引其发出"伊呀"的学语声音,通过小儿日常所接触到的人和物,引导其把语言与人物、事物、动作等联系起来。4~8个月是连续音节重复阶段(如da-da、ma-ma等)。9个月小儿开始有模仿发音的能力。教其发音,让其模仿动物的叫声,使小儿慢慢学会叫"爸爸"、"妈妈"等简单称呼,学会听懂自己的名字。11个月小儿教其理解简单的语言。1~2岁以后主要培养和加深小儿对词语的理解,学会简单语言。3岁左右开始训练说复合句。要多和小儿说话,教小儿认识周围的人和事物。培养小儿模仿成人的语言发音,鼓励小儿敢说话,学会用言语表达自己的要求。随着对语言理解能力的发展,再要求小儿做相应的动作,讲一些简单的童话故事,教小儿学会3~4个词的短句和儿歌。在训练小儿学语言的过程中,强调"信息刺激法"——即随时随地利用周围环境的信息给予小儿语言的训练,如在给孩子糖吃时可以说:"这是糖、糖是甜的、宝宝要糖、糖给宝宝……",反反复复强调"糖"这个单词。

由于小儿言语功能发育还不完善,易出现口吃现象,应注意预防。要多和2~3岁以后的小儿谈话,从简单到复杂,从单词到多音词,口齿要清楚,发音要正确,语句要连贯完整。以丰富小儿的语言词汇量。此外,要培养和锻炼小儿主动与他人打招呼的习惯。

小儿语言的发展,要靠成人的认真耐心教育。要利用一切机会,想办法多向小儿提问题,鼓励他的好奇心,启发他多提问题,以发展其思维能力。

四、认识能力的培养

培养小儿对周围环境的认识,包括对日常生活用具、玩具、交通工具、颜色、物体的形状等的认识。讲故事是向小儿进行教养的一种很好的形式,选故事一定要适合小儿的年龄特点。儿歌是发展小儿语言能力的最好形式,看图讲述是发展小儿语言表达能力的重要形式,可以发展观察力、注意力、记忆力及思维能力。因此,要利用一切机会,通过游戏、玩玩具等,加深小儿对客观事物的兴趣和认识。

五、培养良好的人际关系

小儿在对周围人的相互交往中所表现的态度、情绪及其行为的状况统称为人际交往关系。它是日后社会情感、社会适应能力发展的基础。小儿到2岁左右,开始有"我"意识,知道自己的存在,喜欢用自己的名字讲自己的要求。儿童的交往能力在发展过程中的特点有:自我中心,富于模仿,行为受情绪支配,缺乏道德认识与自控能力。因此,成人在培养小儿人机交往能力的时候,应注意以下几点:

(1)首先成人应做好处理人际关系的言行示范,作好榜样。

(2)培养小儿相互之间、成人与小儿间的良好关系,学习与他人愉快相处的技巧,建立良好的人际关系。

(3)培养小儿的意志和毅力,有规律地生活,高兴地去托儿所、幼儿园,在集体活动中懂得先后次序。

(4)家庭中的成人要多和孩子接触，父母不管有多忙，也要想方设法多与孩子一起活动，如散步、讲故事、捉迷藏、踢球等。这样做既丰富了孩子的活动内容，又锻炼了小儿的语言及运动能力，同时也增进了亲子关系。

(5)要尊重小儿的自尊心。如果有错误，要教育其认识错误并勇于纠正错误，但要注意避免当面评论小儿的缺点和错误。

第四节　儿童健康偏离的护理

一、体格健康偏离的护理

WHO 建议：评价儿童营养状况的标准应根据不同的年龄、身高、体重三个指标来综合评价进行，即“体重/年龄”、“身高/年龄”、“体重/身高”。

1. 低体重

低体重指儿童的“体重/年龄”低于同年龄、同性别参照人群值的正常变异范围。低于平均值减 2 个标准差；但高于或等于平均值减 3 个标准差为“中度”；低于平均值减 3 个标准差为“重度”。此指标主要反映儿童过去和(或)现在有慢性和(或)急性营养不良，但单凭此项指标还不能区别急性还是慢性营养不良。

凡在生长监测过程中发现小儿“体重/年龄”(W/Y)曲线上升幅度缓慢，即体重增长速度减慢，呈低平或下降趋势时，就应注意寻找原因，积极处理。低体重常见原因为喂养不当、摄食过少、挑食偏食、神经心理压抑等所致的热量和蛋白质摄入不足；急慢性疾病引起的消化吸收障碍和代谢消耗增加。干预原则为补充营养物质，积极治疗原发病，去除有关心理因素，培养良好的饮食习惯。

2. 消瘦

指儿童的“体重/身高”低于同年龄、同性别参照人群值的正常变异范围，主要反映儿童近期急性营养不良。低于平均值减 2 个标准差，但高于或等于平均值减 3 个标准差为“中度”；低于平均值减 3 个标准差为“重度”。

3. 矮身材

矮身材指小儿“身高(长)/年龄”低于同年龄正常儿童身高平均数减 2 个标准差(或低于中位数第 3 百分位以上)。矮身材的原因较复杂，可受父母身材矮小的影响，或子宫内营养不良；某些内分泌疾病，如生长激素缺乏、甲状腺功能减低等；某些遗传性疾病，如 21-三体综合征、粘多糖病、糖原累积病、Turner 综合征等。但常见的原因仍为长期喂养不当、慢性疾病及严重畸形所致的营养不良。

在生长发育监测的过程中，必须随访身高，及早发现矮身材，分析原因以早期干预。

4. 体重过重

体重过重指小儿体重超出同年龄、同性别正常儿童平均数加 2 个标准差(或第 97 百分位)。常见原因为营养摄入过多，活动量过少。应减少热能性食物的摄入和增加机体对热能的消耗(如增加运动)，定期进行生长发育监测，准确地测量儿童的体重，评价小儿体重曲线变化的形式,分析变化原因,指导家长采取相应的保健措施。

二、心理行为偏离的护理

儿童心理行为偏离的发生率为10%~20%,明显的心理障碍性疾病为3%~5%,有年龄的特点。如遗尿症,1~2岁的婴幼儿昼夜尿在裤子上视为正常,但如果到了5岁仍有这种现象则被认为是遗尿症。再如吮拇指,在婴儿期间是一个正常的动作,是小儿的随意动作,但到了4岁以后则被视为异常。因此,要判断一个儿童的行为是否正常,应结合儿童的年龄而定。

1. 吸吮手指

吸吮手指是指儿童自主或不自主地反复吸吮拇指或示指的行为,多见于2岁以内的婴幼儿。约90%的婴儿会把自己的手指放到自己的口中,但这种行为一般会随年龄的增长自行消失,4岁以后的发生率约为5%。

西方一些儿童心理研究者认为:婴儿吸吮手指是一种满足于“口欲期”的需要,在一定程度上起到自我安慰的作用,可以帮助儿童入睡,有利于儿童性心理的发育。目前一些婴儿用的“安慰橡皮奶嘴”就是用来满足儿童的这种需求的,如果学龄前儿童仍存在这种持续性的吸吮动作,就应视为不正常。形成儿童吸吮手指的原因是多方面的,多与儿童的教育及环境不良有关,如婴儿喂哺时间短、间隔时间长;缺乏母爱,受到忽视,遭遇挫折;感到寂寞或恐惧。

吸吮手指的危害在于长期吸吮手指导致手指局部软组织增生,牙齿咬合畸形,下颌发育不全等。

纠正措施:吸吮手指是一种不良习惯,可以采用综合措施矫治。首先要纠正不良的喂养习惯,及时了解儿童的需求有无满足;给儿童一个轻松的环境,鼓励儿童多参加户外活动,把注意力从吸吮手指上转移开,逐渐减少吸吮次数,从而达到彻底矫治的目的。对于婴幼儿,可以用按音乐拍手的“不相容”方法予以纠正,还可以采用“阳性强化法”对儿童逐渐减少吸吮手指次数给予表扬和奖励。从长期的临床实践来看,对儿童进行捆绑手指或涂药等方法进行矫治,疗效均不佳。

2. 咬指甲癖

咬指甲是儿童期常见的不良习惯性行为,约10%~30%的学龄前儿童可发生。一般开始于3~6岁,持续到青春期,高峰年龄为8~12岁。主要表现为反复出现咬指甲和指甲周围的皮肤,严重者甚至咬足趾。由于经常反复咬指甲,导致指甲周围皮肤感染、甲沟炎、牙齿咬合不良,并易患消化道传染病、肠道寄生虫病。

导致咬指甲癖的原因,多与儿童心理紧张或情绪不稳定有关。当儿童情感不能充分表达、家庭气氛紧张,即有明显的焦虑情绪时,易出现咬指甲现象。部分儿童是在模仿他人后形成习惯的。有家族遗传史。

主要采用行为治疗法矫治。如为消除儿童的紧张情绪,鼓励儿童多参加户外活动;让孩子意识到咬指甲的危害,养成良好的卫生习惯,增强自我控制能力。同时,要求有同样病史的家长带头改正不良习惯。需要提醒家长的是,对儿童进行责骂或在手指上涂药等,并无明显矫治效果。大部分儿童随年龄增长可逐渐改变不良行为习惯,但也有部分儿童到成人期仍存在咬指甲的不良行为习惯。

3. 退缩行为

退缩行为在正常儿童中现患率约为0.6%～1.6%，在各年龄段中均可发生，尤其是女孩多见，在一些残疾儿童中发生率更高。

其临床表现是：与陌生人或不太熟悉的人接触时常表现出不自然、窘迫、过度胆怯、紧张等焦虑情绪，但与周围非常熟悉的人的接触则表现自如，甚至过分依赖。不能主动与同伴相处，在社会活动中总是处于退缩的状况。这些儿童中部分可能有较好的能力，但由于退缩行为而被认为“无能”，久而久之，儿童本身也会产生强烈的自卑心理，不能面对社会。究其原因，主要有以下两点：

(1)父母的个性特征及教养方式。如内向、胆怯的父母，其孩子易发生退缩行为。

(2)来自社会或家庭的不良刺激。如对残疾儿童的歧视、嘲笑或“过分同情”，易使脑瘫儿童发生退缩行为。

对儿童退缩行为的矫治，包括对家长和患儿的心理治疗，以使家长对小儿退缩行为的“后遗症”有所认识和重视，除去担心孩子吃亏的心理负担。家长宜从小入手，利用各种机会使小儿多与周围人接触，适应新环境；鼓励其与同伴交往，进而到适应社会的目的。

4. 屏气发作

这是一种多发生在婴幼儿时期，与呼吸有关的神经官能症，2～3岁幼儿多见。发病原因与情绪变化、家长教育不当等有关。临床表现常以发怒或要求得不到满足而哭叫、过度换气、屏气，发生呼吸暂停、口周发紫、四肢强直，严重者有短暂的意识丧失及四肢抽搐，一般在1min后逐渐恢复。屏气发作与癫痫的区别见表3-1-4，EEG正常。

表3-1-4　屏气发作与癫痫的区别

	屏气发作	癫痫
诱因	常存在	在年幼儿童中常无
哭泣	常在抽搐前	常常不存在
青紫	如果为青紫型，在失去意识之前存在	如有，则于发作开始时，有时于发作后，青紫逐渐加重
角弓反张	常常有	很少有
脑电图	常常正常	常常不正常

防治措施：处理好家庭关系和生活环境，对小儿进行正确的教养，避免粗暴式教育方法，尽量耐心教育，减少冲突，同时应避免过分溺爱。积极治疗缺铁性贫血；发作时应让小儿侧卧，解开衣领，防止因呕吐而窒息。

5. 擦腿综合征

擦腿综合征与局部刺激（如女孩外阴搔痒、男孩包皮发炎等）、神经递质紊乱有关。临床表现为：大多发生在睡觉前、睡醒后或单独玩耍时。两腿内收（交叉、伸直），有时有擦腿动作，两眼凝视，脸潮红，出汗等。每次持续时间2～3min或更长。当体位改变后，动作停止。神志清醒，脑电图正常。

治疗措施：

(1)积极寻找原因,及时治疗(如治疗蛲虫症、控制局部炎症等)。

(2)不穿紧身衣服

(3)家长要消除焦虑情绪,绝对不能对孩子采取责骂、惩罚、讥笑等消极态度,可通过分散注意力的方式减少发作次数。

第五节 儿童注意缺陷多动障碍

儿童注意缺陷多动障碍(attention deficit hyperactivity disorder, ADHD)简称多动症,指学龄期儿童具有与年龄不相称的注意力不集中,与环境不相宜的活动过度和行为冲动,多伴有不同程度的学习困难、动作不协调、行为或性格上的异常等。智力正常或接近正常。属于破坏性行为障碍,颇为常见。我国于1995年将其定义为"注意缺陷障碍伴多动"。许多国家对此进行过调查,报道的发病率不一。临床上男、女发病率之比为(4~9):1。多发生在学龄儿童,现有增多趋势。

一、病因与发病机制

关于ADHD的病因尚不十分清楚,综合资料认为可能与以下因素有关。

1. 心理社会因素

家庭和社会诸因素对本病的作用机制不明,但肯定对该症有影响。有研究者发现:严重的家庭不和、经济条件差、大家庭、父母犯罪、母亲有精神障碍、寄养等因素与ADHD病儿的心理认知及社会心理障碍有关。早期母爱被剥夺和育婴院养育的小儿到后来出现坐立不安、注意易分散和不受小朋友欢迎者较多见。

2. 脑损伤

脑部的器质性病变不是ADHD的主要原因。在一部分ADHD儿童中,可以发现有脑部的轻微改变,可以有窒息、难产、低体重等病史。也有人认为,ADHD的发病与脑皮质局部血流灌注不足及代谢异常有关。

3. 神经系统解剖及病理生理异常

有报道发现,ADHD儿童的脑部异常解剖部位在胼胝体。另有报道发现,病儿的额叶发育有异常。

4. 神经生化因素

有研究者认为:正常情况下脑内的兴奋及抑制两个系统是平衡的,但当神经突触间歇处去甲肾上腺素不足时,兴奋系统占优势,表现为活动过多。多巴胺、5-羟色胺、乙酰胆碱具有抑制作用,当这些物质缺乏时也可出现活动过多现象。

5. 家庭遗传因素

在双胎的孩子中,单卵双胎中两个孩子同时患ADHD的占100%,而双卵双胎中两个孩子同时患病的占10%~20%,而生后环境因素相同,因此只能用"与遗传有关"来解释。可能系多基因遗传。最近有更多的研究者认为,在ADHD发病原因中,遗传因素可能更主要。

6. 铅的影响

近年来发现儿童铅中毒与儿童 ADHD 的发病有关。铅中毒可能会导致儿童注意力下降,学习记忆能力减退。

二、临床表现

表现有多种多样,并因年龄、环境和周围人的态度表现不一。对病儿的危害是由于多动、注意力不集中而影响学习,以及由此而带来的一系列问题。

1. 过度活动

与年龄不相称的活动水平过高是 ADHD 的特征表现之一。其"多动"带有唐突、冒失、不顾危险、过分、恶作剧。富有破坏性,事先缺乏考虑,事后不顾后果。与正常儿童相比,活动不仅有量的增加,而且还有质的改变。

2. 注意集中困难

病儿根据外界需要对注意进行调节和滤过外界无关刺激,使有意注意集中于目标的能力从小就很弱。有意注意的能力下降,无意注意亢进。在玩积木或做其他游戏时显得不专心;与人交谈时不望对方的眼睛,显得失神;上课时注意集中困难更显得明显,易受到与上课内容无关刺激的影响,因专心听课时间短,学习效果必定受到影响。但对于自己特别有兴趣的事情,由于有强大动机的驱使,注意力可能会延长。如在看动画片或玩特别喜欢的玩具时,可能会有所专注。应注意不能因此而排除 ADHD 的可能。

3. 好冲动

做事之前不考虑后果,全凭冲动行事。与儿童年龄不符,打架,克制能力差。

4. 学习困难

发生率很高,儿童智力(IQ)正常。本病儿童存在知觉活动障碍,如在临摹时往往分不清主体与背景的关系,不能发现图形的组合,也不能将图形中各部分综合成一个整体。常常把 b 看成 d;把 6 看成 9。成绩经常有波动,若老师或家长加强辅导,成绩就会提高;一旦放松,成绩就会明显下降。ADHD 病儿的学习成绩不良与学习无能不同。

其他还有动作慢、做事虎头蛇尾、丢三落四,经常丢失学习用品或忘记老师布置的作业等行为。

三、不同发育阶段的表现

- 婴儿期:不安宁,易激惹,行为不规则变化。
- 学龄前期:注意集中时间短暂,不能静坐,好发脾气。
- 学龄期:注意集中时间短暂,学习困难,不能完成作业;行为具有攻击性,好冲动;与同伴相处困难,自我形象不好。
- 中学时期:接受教育能力迟钝,注意集中时间短暂,缺乏动力。
- 成年时期:注意容易转移,好冲动,情感易爆发。

四、诊断

- 询问病史:由与病儿关系密切的家长或老师或监护人提供病史,包括出生史、家族史、现病史等。

• 一般体检与神经、精神检查：一般体检包括生长发育、营养状况、听力、视力情况，有无皮肤病、慢性肝炎、结核、贫血等疾病的有关体征。软神经体征包括肌张力、生理性反射、协调和共济运动、病理反射等。

• 心理测评：包括智力、学习成绩、注意测定、量表测评（如 Conner's 父母问卷、Conner's 教师问卷、Conner's 症状简明问卷、Achenbach 儿童行为量表等）。

目前，多根据国际疾病分类-10（ICD-10）或美国精神障碍诊断和统计手册第四版（DSM. Ⅳ）进行分类诊断，两者标准基本一致。

附：美国精神障碍诊断统计手册第四版（DSM-Ⅳ）的诊断标准：

A.

（1）注意分散：以下症状≥6 条，持续 6 个月以上且达到发展水平不相适应和不一致的程度：

• 常常在作业、工作或其他活动中不注意细节问题或经常犯一些粗心大意的错误；
• 在工作或游戏中难以保持注意集中；
• 别人和他说话时常似听非听；
• 常不能按别人的指示完成作业、家务或工作（不是由于违抗行为或未理解所致）；
• 常难以组织工作和学习；
• 常逃避、讨厌或不愿做要求保持注意集中的工作（如学校作业或家庭作业）；
• 常常丢失学习和活动要用的物品（如玩具、学校指定的作业、铅笔、书本或工具）；
• 常常易受外界刺激而分散注意力；
• 日常生活中容易忘事。

（2）多动/冲动：以下症状≥6 条，持续 6 个月以上且达到与发展水平不相适应和不一致的程度：

• 常常手或脚动个不停或在座位上不停扭动；
• 在教育或其他要求保持坐位的环境中常离开座位；
• 常在不恰当的情况下乱跑或乱爬（成人或青年仅限于主观感觉坐立不安）；
• 常难以安静地玩耍或从事闲暇活动；
• 经常忙个不停或常像“装上了发动机”似地不停地扭动；
• 经常说话过多；
• 常常别人问话未完就抢着回答；
• 经常难以安静等待或按顺序排队；
• 常打断或干扰别人的活动（如插话或干扰别人的游戏）。

B.

7 岁前就有一些造成损害的多动/冲动或注意力分散症状。

C.

一些症状造成的损害出现在两种或两种以上的环境中（如在学校、工作单位和家里）。

D.

必须有明确的社会功能、学习功能或职业功能损害的临床证据。

E.

排除广泛性发育障碍、精神分裂症或其他精神障碍的可能，排除诸如心境障碍、焦虑障碍、分裂性障碍或人格障碍等其他精神障碍。

五、治疗与护理

ADHD 由生物、心理、社会诸因素引起，因此应针对这三方面进行综合治疗。

1. 做好各方面的工作，加强沟通，统一认识

(1) 做好家长及老师的工作，使之树立治病信心。

(2) 发挥病儿主观能动性，加强自制力引导。

(3) 注意饮食营养，合理安排病儿作息时间，使之养成良好的生活习惯。

(4) 家长和老师要多体谅、关心病儿，对其微小的进步及时给予表扬、鼓励，切忌简单、粗暴、歧视，以免伤害儿童自尊心，造成精神创伤或产生敌对情绪。但也不能过分迁就，纵容其任性，不能夸大其成就，以免孩子过分骄傲。

(5) 在治疗中，密切观察儿童的各种反应，及时调整用药剂量或决定停、换药。坚持治疗，不能擅自终止治疗或随意增减用药剂量。

2. 非药物治疗

非药物治疗主要是行为疗法（阳性强化、负性强化、塑造新的行为），可包括以下内容：

(1) 帮助家长或老师确定 1 ~2 个行为目标（如完成作业）。

(2) 选择反馈系统（如在墙上贴出现冲动行为的次数）。

(3) 及时了解病儿在家庭或学校的表现。

(4) 避免使用损害病儿尊严的语言。

(5) 及时给予奖励或惩罚。

(6) 尽量避免当众羞辱病儿。

(7) 对于病儿的不良行为，应在其情绪较好时分析原因。

3. 药物治疗

药物治疗是本症最有效的治疗方法之一。临床上最常用的是中枢兴奋剂利他林或匹莫林，也可用中药治疗。

(1) 适应证：主要应用于 ADHD，有较好的症状性治疗作用。

(2) 疗程：一般为一学期，下学期开始时可暂时不服药，观察后再作决定。

(3) 服用方法：剂量从小到大，开始剂量为 0.1mg/(kg·d)，最大剂量 1.01mg/(kg·d)。血浓度在 1 ~1.5h 内达高峰，半衰期 5 ~6h。70% 药物在 24h 内由尿排出体外，无蓄积作用。一般晨间服药一次即可。15% 的孩子因排泄快，需午间加服一次。节假日停服。

(4) 不良反应：服用利他林后，病人可能会出现食欲减低，失眠（与服药时间有关），行为改变（烦躁、哭泣、嗜睡、疲倦、易怒），还有头疼、腹痛、恶心等症状，一般不会影响儿童的生长发育。但若剂量过大，影响食欲，则会影响儿童的体重，但不会影响身高。

(5) 注意事项：青光眼、癫痫、严重焦虑、烦躁不安的儿童应慎用，6 岁以下的儿童也应根据病情慎用。精神病儿童禁用。

六、多动症儿童预后

多动症儿童大多预后良好，主要与症状的严重程度、家庭成员的文化水平及心理素质、教师的素质和治疗是否及时、持久等因素有关。

附：病例讨论

病例:8 岁男孩，小学 3 年级学生。主诉：上课注意力不集中、顽皮多动。

个人史:出生正常，母乳喂养。出生后 12 个月前后开始讲话并会走路，自幼活动多，不是碰到这个就是打翻那个，在学会走路的过程中经常摔跤，父母带他感到特别费神。在幼儿园阶段就是班里的“活跃分子”，活动明显较多。对人和环境没有陌生感，一会玩这个游戏一会玩那个游戏，但每一种游戏都不能善始善终。

现病史:6 岁入小学后上课不能专注听讲，一刻不停，常招惹周围的小朋友，影响课堂秩序。学拼音时常把“b”写成“d”，把“p”写成“q”，写汉字时常把“部”写成“陪”等。做事丢三落四，做作业拖拖拉拉，不停地在这写写，在那划划，不断喝水、上厕所，每天功课做到很晚，一、二年级成绩在中上水平，这种行为未引起家长的注意。进入三年级后，在老师和家长的压力下，上课似乎小动作少了些，看似在听课，实际上早已开小差、走神了。仍旧是不断惹是非，与同学打架，成绩也明显地下降。

体格检查:生长发育良好，对指试验、双手交替试验、走直线动作不协调。

行为观察:入诊室后，很快把桌上的东西碰到边上去，在座位上扭来扭去，不断起身看医生在写什么，并大声地读着。拿着医生的听诊器在自己身上听来听去。

智力评估:语言智商 105，操作智商 110，总智商 104。注意力检查为中度缺陷。

临床诊断:注意缺陷多动障碍(ADHD)。

讨论:

注意缺陷多动障碍是儿童期常见的行为问题，主要特征为在认知参与的活动中，注意力不集中，注意缺乏持久性，容易分心，经常粗心大意。活动量大且频繁变换内容，行为冲动、唐突、不顾及后果。通常起病在 6 岁以前，学龄期症状明显，随年龄增大逐步好转，部分病例可持续到成人期。

智力往往正常或接近正常。伴有学习困难、人际关系不佳和自我评价低下。父母常无有效的管教方法，只是一味地唠叨、批评、指责。长期不适当的管教常可导致继发性的情绪问题，加重其对立违抗。

治疗原则:

1. 药物治疗

目前临床上常用的是中枢神经兴奋剂哌醋甲酯(利他林)，利他林主要是通过促进大脑神经细胞间隙对多巴胺(DA)的释放，并且阻止其再回收，减少 DA 的再摄取及抑制单氨氧化酶活性而起作用。服用药物后主要的变化是注意力尤其是主动注意改善，其次为活动量和小动作减少，使原有课堂上进行的无关活动有所控制。

常见的副作用有食欲减退、口干、上腹部不适、心悸、头痛等，多为一过性或可逆性，停药或减量后可消失。如果严格按照医嘱服用，坚持假日不用药原则，一般不会造成严重后果。

2. 心理治疗

心理治疗对有较明显社会心理因素的病儿较为重要。

行为治疗和认知治疗效果较好，但在进行治疗前，要确定行为治疗的靶症状，如活动多、学习困难、冲动或破坏行为、与同学关系不好、低自尊等，治疗目标应以核心症状或严重的问题为方向，由小到大，从容易、简单开始，循序渐进，不可操之过急。当新的行为建立以后，要及时给予奖赏，反之则给予惩罚。奖赏与惩罚的信号要明确，要让病儿心领神会。

3. 家庭治疗

家庭治疗的目的在于发动家庭成员，从根本上打破原有的不能适合家庭的交往方式、游戏规则，重新建构起解决问题、应付挑战、改善关系的新的家庭互动模式，通过改变家庭关系来改变儿童的不良行为。

第六节 儿童孤独症

孤独症是一种心理、社会方面广泛发育延迟或偏离的发育性障碍。早在 1943 年，Kanner 就在《孤独性情感交往障碍》一文中提出了“早期婴儿孤独症”的概念，指出该症出生后不久即出现下列表现：①极度孤独，②语言发育迟缓，③语言不起交流作用，④游戏活动重复而简单，⑤孤立性才能。1956 年，Eisenberg 和 Kanner 将以上特征减少至两个，即极度孤独和专注于保持同一格式，并将起病年龄延至两岁。Kanner 认为，在前述特征中，只有孤独性独自活动和强迫地坚持同一格式才具有诊断意义。

1968 年，Rutter 将孤独症的主要特征归结为：①缺乏社会兴趣和反应，②语言障碍，③异乎寻常的动作行为，④起病于出生后 30 个月内。有证据表明，几乎所有有孤独症的儿童均可以出现这些特征。

Kanner 和 Rutter 提出的特征为以后 ICD-10 和 DSM-Ⅳ两大国际分类系统诊断标准的制定奠定了基础。

一、病因

1. 神经生物学因素

(1) 遗传学研究：同卵双胎同病高发率达 95%，双卵双胎同病率也达 20%，兄弟姐妹发生率达 2% ~ 3%，而一般人群发生率为 2‰ ~ 3‰。

(2) 染色体异常：部分孤独症儿童同时有脆性 X 染色体异常，PKU 病人也常伴有孤独症，故有人推测孤独症可能与染色体异常有关。

(3) 形态学研究：个别孤独症儿童伴有脑干、小脑、丘脑等不同程度的损害。

(4) 神经生化：脑内存在相互拮抗的两大类神经递质，一是 NE 系统，二是 5-HT 系统。对人的研究发现，NE 适度兴奋则出现兴奋、欢快，过度兴奋则出现躁狂、攻击行为。

(5) 脑中 DA 系统能影响行为及多种感染中毒因素。

2. 社会心理因素

现已证明，本症不是单独的社会心理因素所致，但良好的家庭氛围及关心爱护可及早发现和治疗，并可改善预后。目前，明确的致病原因尚不清楚。

二、临床表现

儿童孤独症病儿，早期可发现照料困难，发育进度和次序的异常。其他主要临床表现为 Kanner 三联症，即社交、语言、行为问题。

(1) 社会交往障碍：对人缺乏兴趣，分不清生人与亲人，不愿与人进行“目光交流”，常避免与人对视。

(2)语言交流障碍:表现较为显著,有非语言交流障碍、语言发育延迟或不发育及语言内容、形式的异常。

(3)坚持同一格式和仪式性强迫行为:兴趣狭窄,不寻常的依恋行为,日常生活习惯不愿被改变。

(4)感觉和动作障碍:撞头、撕咬东西、摇晃身体,对疼痛麻木。

(5)智能和认知障碍:50%有中-重度智力异常,25%有轻度异常,25%智力正常。后两者常被认为是脾气古怪而未就诊。

(6)其他:常有自伤行为,儿童期常有癫痫发作。

三、诊断

1. 一般检查及量表

一般检查包括病史、观察、交谈、体格检查、实验室检查(脑电图、头颅 CT、颅脑 MRI、智力检查等)。量表包括行为评定量表(ABC)、儿童孤独症评定量表(CARS)、克氏孤独症行为量表(CBRS)。

2. 诊断标准

根据 DMS-Ⅳ的标准,通常在 3 岁以前发病。

(1)人际交流障碍需具备以下项目中的两条:

- 不能用注视、表情、姿势或手势进行交往。
- 不能同其他孩子建立伙伴关系。
- 自身遇到挫折时不会寻求支持或安慰;别人遇到挫折,也不会主动给予支持和安慰。
- 对集体的欢乐不能产生共鸣。

(2)语言障碍需具备以下项目中的两条:

- 言语发育迟缓或不发育,如不会牙牙学语,可有以手势或其他形式代替言语交流的倾向。
- 即使有某些言语功能,也缺乏主动的或持续的言语交流。
- 刻板重复地使用某些词语,或别出心裁地使用一些词语。
- 语言的声调、速度、节律、音量等方面有异常。

(3)兴趣和活动异常需具备以下项目中的一条:

- 兴趣刻板、狭窄。
- 对某种东西特别依恋。
- 强迫性地进行某种特殊的仪式性行为。
- 刻板重复的动作和姿势。
- 对某些东西,如玩具的非主要特性特别感兴趣,如它的气味、表面感觉,它们产生的噪声等。
- 对个人生活环境不愿或拒绝作出任何变动。

四、预后

孤独症呈现慢性病程,多数病儿(占61%~74%)的结局不良,需长期照管。其严重程度可分为低功能与高功能。后者大多在最初的1~2年表现正常或基本正常,仍保持着较简单的认知和语言交流功能,以后出现的孤独症行为特征也较轻。

五、治疗与护理

对孤独症儿童,应采取综合性措施进行治疗与护理,包括药物、行为矫治、训练教育。要注意对家长的咨询服务,并鼓励家长积极参与。

1. 孤独症儿童的护理

孤独症儿童在人际关系、语言沟通、日常行为等方面都有明显的缺陷,这导致一些过分行为的发生,如听、嗅、触等感觉的刺激行为,莫名其妙地大笑,哭泣或害怕、自伤和暴怒等。由于这些行为常会干扰学习和身心的正常发展,因此在护理病儿时,一方面要关心理解他们,同时应对这些行为予以矫治。

当家长得知自己的孩子是孤独症儿童时,常表现出焦虑、恐慌、绝望和内疚的情绪,这将严重妨碍病儿的治疗和康复。所以,在日常护理中要做好家长的思想工作,让他们了解孤独症的症状,并告知孤独症的病因至今不明确,并非由于家庭环境和教养方式导致,从而消除家长的内疚感,同时使家长明确,如果能早期给予重视并积极配合治疗,把消极被动转为积极主动,将对病儿的治疗康复十分有利。

2. 常用药物

氟哌啶醇:可改善活动过度、激动、攻击和刻板行为及情绪不稳,但对退缩行为、认知、语言交流和社会交往障碍的疗效较差。剂量为0.25~4.0mg/d。

利他林:可改善坐立不安、冲动行为和注意力涣散等症状,但对人际交流障碍的改善无效。用于改善学习和测验结果的剂量为0.3mg/(kg·d),而用于长期改善行为的剂量为0.7~1mg/(kg·d)。

维生素B_6:据近来研究报道,维生素B_6对增加声音、词或言语的应用,改善睡眠,减少活动过多和激惹性,增加注意广度和对学习的兴趣,减少攻击和自伤行为具有积极的意义。用量为15~30mg/(kg·d)或700~1000mg/d。

3. 行为矫治

可采用一对一或集体训练(包括人际交往、语言训练、基本生活技能的获得等)和特殊的教育训练的方式进行矫治。后者主要针对社会化问题及语言问题,可采用协会制式、特殊学校、个别训练、住院式、全程式的方法进行。

附:克氏简易量表

(根据行为表现,填“从不”“偶尔”“经常”)

1. 不易与别人混在一起玩
2. 听而不闻,好象聋子
3. 教其学什么,强烈反对(如拒绝模仿、说话或做动作)

4. 无视危险
5. 不能接受日常习惯的变化
6. 以手势表达需要
7. 莫名其妙地笑
8. 不喜欢被人拥抱
9. 不停地动、坐不住、活动量过大
10. 不望对方的脸
11. 过度偏爱某些物品
12. 喜欢旋转的东西
13. 反复做些怪异的动作
14. 对周围漠不关心

思考题

1. 常用小儿体格发育的评价方法有哪些？体格生长偏离有哪些分类？
2. 三项指标的综合评价有哪些临床意义？
3. 用于儿童心理行为发育评价的方法有哪些？
4. 何为早期教育？有哪些内容？
5. 何为小儿多动症？有哪些典型的临床表现及处理原则？
6. 什么是儿童孤独症？有哪些临床表现及护理原则？

参考文献

1. 郑惠连主编. 儿童保健学. 北京：人民卫生出版社，1993.
2. 陶国泰主编. 儿童少年精神医学. 南京：江苏科学技术出版社，1999.

（杨茹莱）

第二章　围生期保健与护理

学习目标：

- 明确围生期保健的内容。
- 熟悉生育年龄的选择。
- 熟悉产前营养准备及疾病防治。
- 掌握妊娠各期保健的重点。
- 熟悉高危妊娠的识别。
- 掌握妊娠期用药原则。
- 掌握分娩期保健目的。
- 掌握影响分娩疼痛的因素及减轻分娩疼痛的方法。
- 熟悉产后抑郁症的常见症状及原因。
- 掌握产后避孕措施。

围生期是指产前、产时和产后的一段时间。目前国际上对围生期的计算方法有4种。我国现阶段采用世界卫生组织和国际妇产科协会规定的围生期Ⅰ的定义，即从妊娠满28周胎儿体重≥1000g或身高≥35cm至新生儿出生7足天之内，按围生期Ⅰ计算保健质量指标。围生期保健是指一次妊娠从妊娠前、妊娠期、产时、产褥期、哺乳期及新生儿期，对孕母和胎、婴儿的健康所进行的一系列保健措施。其核心是使妊娠安全(making pregnancy safe)和提高出生人口素质。所以，围生期保健除了做好孕期保健、产时保健、产褥期保健和新生儿保健外，还应扩大到婚姻保健、妊娠前保健。围生期保健的质量是通过孕产妇死亡率、围产儿死亡率、新生儿后遗症发病率等指标衡量。

第一节　妊娠前保健

妊娠前保健的目的是帮助妇女发现对妊娠可能有影响的问题，以便从妊娠前就开始做好预防、治疗，或在妊娠期特别加以注意，在生理、心理和社会生活等方面为妊娠创造最佳条件，为顺利妊娠和分娩出健康婴儿做好准备。

一、生育年龄的选择

研究证明，女性最佳生育年龄为25～29岁。青少年妊娠社会问题多，先兆子痫、低体重儿的发病率高。35岁以后卵巢功能逐渐衰退，卵子成熟障碍和染色体畸变的机会增加，易发生流产、死胎或分娩畸形儿，尤其21-三体病儿。孕妇本身也更多合并内科疾病和并发妊娠期高血压疾病。所以分娩时，孕妇年龄大于35岁定为高龄孕妇，从早孕期起就要作遗传咨询和遗传病筛查。男性最佳年龄为25～35岁，40岁以后生育为高龄妊娠范畴，也要作遗传病筛查。

二、营养准备

1. 保持良好的营养状态

体重指数(BMI)常用于评估营养状态。计算方法：BMI = 体重(kg) ÷ 身高^2(m^2)

妊娠前过度消瘦常由饥饿和慢性进食障碍引起，妊娠后很容易分娩出低体重儿，而且孕妇本人常发生贫血。因此应在准备妊娠前改善饮食和治愈进食障碍。如已妊娠，要加强胎儿子宫内生长监护，鼓励孕妇多吃和采取必要的治疗。妊娠前过度肥胖，妊娠后容易发生妊娠期高血压疾病、尿路感染、产后出血和血栓性静脉炎。对肥胖孕妇，一般应用测量宫高的方法很难估计胎儿大小，出生巨大儿及手术产的机会也较高，所以妊娠前应鼓励控制饮食及运动，使体重减轻。妊娠早期应作糖尿病筛查，必要时妊娠中、晚期重复筛查，并注意筛查无症状性菌尿症。

2. 健康饮食

保持平衡饮食，即素菜和荤菜、各种营养成分比例适当。注意食品卫生以免感染、肝炎等消化道传染病。避免饮酒、吸烟和被动吸烟。准备妊娠时注意补充下列营养成分。

(1)叶酸：由于叶酸在细胞分裂和生长中起重要作用，而人类本身不能合成叶酸，如果孕妇叶酸摄入不足或仅够母体需要，则有可能影响胎儿细胞生长，使发生早产、低体重儿、畸形儿的机会增加。所以，准备妊娠时应注意从饮食中补充叶酸，多吃肝脏、蛋黄、麦芽、蔬菜和豆类食品；确定妊娠后更要注意补充。目前国外推荐孕妇每天叶酸的摄入量为800μg。

(2)维生素A：有维持视力，促进生长发育，提高免疫功能等作用。动物肝脏、鱼类、禽类、牛乳以及含胡萝卜素的黄、绿色蔬菜含有丰富的维生素A。但是如果每天摄入量过多，胎儿子宫内生长受限和畸形的发生率也增加。

(3)锌：进食牛奶或奶酪制品者一般都不缺锌，如果再常规补充则对胎儿有害。

(4)钙：妊娠期需钙量增加，如果妊娠前骨钙储备不足或妊娠期钙摄入不足，均会影响孕妇的骨骼健康。虽然这种影响为暂时的，分娩后很快恢复正常，对胎儿也无影响，但补钙仍有益处。最理想的补钙方式是从饮食中获得。含钙丰富的食物有牛奶、虾皮、蛋黄、鱼类、豆类等。

(5)铁：孕妇容易发生缺铁性贫血，因此妊娠期应注意进食含铁丰富的食物如猪肝、猪血、蛋类、芝麻等，以预防贫血。一旦发生贫血则服用铁剂，但不应常规补铁，以免过度增加血液黏度，影响子宫胎盘血供。

(6)碘：已在服用碘盐者，不必再常规补碘。

三、锻炼

锻炼能改善心肺功能，减轻体重和降低血压，而且增加自信心。只要健康状况允许，应鼓励准备妊娠的妇女进行锻炼。妊娠后仍可继续其习惯的活动，但不能过于剧烈，以免过度出汗和疲劳。

四、工作安排

参加工作不但有经济收入，还可从中得到自尊和自信。所以，除非对胎儿有毒的工作或超负荷的劳动，妊娠妇女都可继续工作到妊娠第38周，甚至到分娩。由于确定某种环境是否有害是个很复杂的流行病学问题，而且孕妇容易遭受环境及职业性有害因素的影响，所以妊娠后或准备妊娠时，应注意避免接触可能有害的物质。

五、疾病防治

准备妊娠前应作全面体检，争取在完全健康的状态下，或者估计妊娠不会加重原有疾病时再考虑妊娠。

1. 妇产科疾病

通过常规妇科检查和必要的辅助检查，例如白带常规、子宫颈刮片、B超等，可以了解有无生殖器畸形、肿瘤、炎症等，以便早治疗或在妊娠期有的放矢地观察处理。

（1）子宫肌瘤：位于子宫角部的肌瘤或黏膜下肌瘤，以及较大的肌壁间肌瘤均可阻碍受精及受精卵的着床，导致不孕或流产；肌瘤较大或妊娠期肌瘤增大较快者可发生子宫肌瘤红色变性，影响妊娠的继续；妊娠后胎位异常、分娩期子宫收缩乏力、胎先露下降受阻，产后出血的发生率均较高。妊娠前诊断出子宫肌瘤者，如果体积小、无症状，可不必处理；如果子宫角部肌瘤阻碍受孕，或肌瘤较大担心妊娠期并发症多者，宜手术摘除，一年后再考虑妊娠。

（2）卵巢肿瘤：卵巢肿瘤易恶变，妊娠期卵巢肿瘤还易并发卵巢囊肿蒂扭转和破裂，如果肿瘤位置较低可阻塞产道、阻碍分娩，故一经确诊应尽快手术。

（3）其他：有习惯性流产、死胎、死产史者，应尽可能明确病因。能治疗者，治愈后再妊娠；病因不明者，应加强妊娠期观察和处理。

2. 感染性疾病

妊娠前，常规筛查HIV、梅毒、风疹和乙肝表面抗原。艾滋病、梅毒病人不宜妊娠，以免将疾病传染给胎儿。如果风疹抗体阴性要接种风疹疫苗，产生抗体后再妊娠。如果乙肝大三阳，病毒DNA很高，母婴传播率很高，应争取治疗到DNA阴性后再妊娠，但实际很难做到。乙型肝炎高危感染者要接种乙肝疫苗，产生抗体后再考虑妊娠。妊娠期对一些高度危害胎儿的感染性疾病，应进行有指征的检查。如接触宠物者作弓形虫检查，有多个性伴侣者作性传播性疾病检查等。

3. 常见内科疾病

（1）心脏病：心功能Ⅲ级以上，有心衰史，肺动脉高压，严重心律失常，活动性风湿热，心脏病并发细菌性心内膜炎，以及紫绀型先天性心脏病者不宜妊娠。

（2）慢性肾炎：一般认为妊娠会加重慢性肾炎。因为妊娠期肾脏负担加重，而且血液高凝，故可加重肾脏缺血性变化。慢性肾炎对妊娠结局的影响取决于其严重程度。慢性肾炎Ⅰ型，即仅尿检发现蛋白尿，一般病情较轻，病程较短者，妊娠预后良好，90%可获活婴。慢性肾炎Ⅱ型，即有蛋白尿和高血压，肾功能正常者，妊娠后一般血压都会进一步升高，并发妊娠期高血压疾病的机会高达70%，仅50%获得活婴。慢性肾炎Ⅲ型，即有高血压、蛋白尿和肾功能损害者，当血肌酐 > 132.6μmol/L，妊娠势必加重病情，威胁母儿生命，不宜妊娠。所以，慢性肾炎病人妊娠应限于血肌酐 < 132.6μmol/L，舒张压≤12.0kPa(90mmHg)。急性肾炎应在治愈1年后才考虑妊娠。妊娠后要加强产前检查，密切观察血压、肾功能和胎儿子宫内状况。控制血压升高是防止慢性肾炎恶化的关键，应注意休息，适当服用降压药。

(3)糖尿病：糖尿病病人血糖控制不良，妊娠早期易致胎儿畸形。据统计，其分娩神经管畸形儿的危险是正常人的20倍。妊娠中、晚期可有巨大儿、羊水过多、死胎、妊娠期高血压疾病、糖尿病酸中毒、感染等，故糖尿病病人和有糖尿病高危因素者应作检查，准备妊娠时要控制好血糖。糖尿病并发心血管疾病、肾功能损害或增生性视网膜炎病人如果妊娠将加重病情，且围生儿预后往往不良，故不宜妊娠。

(4)其他疾病：例如由于妊娠期黏膜充血水肿、口腔抵抗力下降，口腔疾病多发，不宜拔牙，故有龋齿者最好治愈后妊娠。

第二节　妊娠期保健

一、妊娠期保健一般性问题

1. 管理模式

我国普遍推行孕产期系统保健的三级管理，对孕产妇实行划片分级保健。妇女妊娠头3个月内到户口所在地的区乡级妇幼保健机构建立围生保健卡(或册)，并定期在那里接受产前检查。妊娠第24～28周后或诊断为高危妊娠时，持卡(或册)到上级保健机构或计划分娩的医院挂号就诊，并定期接受检查和处理直到分娩。所有情况都登记到保健卡(或册)上，产后再将卡(或册)交回居住地妇幼保健机构，由基层妇幼人员作产后访视。产后第42天，产妇及其婴儿去分娩医院作产后检查。至此，围生期保健工作结束。

有关孕产妇保健的各种资料及基本数据由基层卫生院到区乡级卫生院，再到县市级妇幼保健院，逐级上报、汇总。各地以地区或省为单位，由卫生行政机构和妇产科学会共同领导，并邀请有关专家参加，定期召开孕产妇死亡评审会和围生儿死亡评审会，对本地区的围生期保健质量做出评估，提出相应的预防和改进措施。

从事妊娠期保健的人员为助产士及社区妇幼卫生人员，产科专科医生和有关的专科医生负责对高危妊娠的处理。在一些发达地区，产科医生定期对低危孕妇作高危筛查，以进一步提高产前检查的质量。

2. 产前检查次数

合理的产前检查次数及检查内容尚无统一意见。我国和世界上许多国家规定：妊娠第28周前每4周检查1次，然后每2周检查1次直到妊娠第36周，以后每周检查1次直到分娩。所以，如果第1次检查在妊娠第8周、末次检查在妊娠第40周，产前检查共13次。能否减少检查次数，前提必须是不增加母体和围生儿不良预后。如果要减少检查次数，其目的也是为了更有效地保健和扩展其他服务。

3. 妊娠各期保健重点

(1)妊娠第12周末以前:

- 确诊妊娠。
- 了解既往史、家族史和产科病史。必要时到相关专科进一步检查,作高危评估,确定能否妊娠和妊娠期注意事项,不宜妊娠者及早终止妊娠。
- 提供遗传咨询服务。有下列情况者建议产前诊断:①分娩时母亲年龄已达35岁以上,父亲年龄40岁以上;②分娩过染色体异常儿;③夫妇中有一方具有染色体异常,尤其是染色体平衡易位者;④双方家庭成员中有染色体病人;⑤已知或推测孕妇为X性连锁隐性遗传病携带者;⑥分娩过神经管缺陷儿;⑦有不明原因的流产、死胎、死产和新生儿死亡史;⑧妊娠早期接触过致畸变、突变、癌变剂。
- 妊娠宣教,包括饮食卫生、营养、锻炼,避免接触有害物质,计划生育与母亲权益等。
- 早孕期建卡和接受常规检查,包括梅毒、乙肝及艾滋病病原体标志物检查。

(2)妊娠第13~27周末:

- 分析早孕期检验记录。
- 筛查21-三体病和神经管缺陷,必要时进一步羊水穿刺行染色体检查和AFP测定。
- B超检查确定或修改预产期及早期发现胎儿畸形。
- 常规检查,测血压、体重、宫高、腹围,查胎位和听胎心音。
- 发现妊娠并发症及治疗。

(3)妊娠第28周至分娩:

- 常规检查。
- 观察胎儿生长,如果有子宫内生长受限,妊娠第32周前开始治疗效果较好。
- 检查胎位及监护胎儿,决定分娩时间及方式。
- 发现及治疗妊娠并发症、合并症。

4. 产前宣教及咨询服务

宣教的内容、形式及程度各地差异很大,无统一规定,取决于专业人员的水平及当地的社会经济状况,一般包括:妊娠的诊断、孕妇营养、胎儿监护、分娩先兆及分娩经过、母乳喂养。提供的咨询服务如对孕妇的心理问题、身体不适、各种检查结果等给予解释和疏导。

二、高危妊娠筛查与管理

进行高危妊娠筛查与管理的目的,是发现影响孕产妇和胎婴儿健康的高危妊娠,然后根据高危程度进行有针对性的分级管理,达到以最低的成本实现最佳的保健质量。

1. 高危因素

(1)人口学资料:孕妇年龄、社会经济地位、婚姻状况、配偶情况(年龄、习惯、有无不良嗜好等),营养状况、职业及有害物质接触史。

(2)既往史:吸烟、酗酒、吸毒史,内科合并症,用药、手术、输血等病史。

(3)家族史:先天性遗传病、传染病等。

(4)妇科病史:不孕症、避孕史、月经史、妇科炎症。

(5)产科病史:流产史、分娩史(分娩方式、胎儿结局、妊娠并发症)。

(6)体检:一般体检、妇科检查、产科检查中的异常情况。

(7)妊娠期症状:多胎妊娠、阴道流血、胎动异常、子宫增大异常,羊水过多或过少,以及其他症状如发热、恶心、呕吐、大小便异常、腹痛等。

2. 高危妊娠筛查方法

(1)高危评分法:根据可造成不良围生期预后的因素进行评分,实际很难推行。因为现有的方法不但计算繁琐,而且应用后并未减少不良的围生预后。另外一个明显的缺点是,对可疑的高危妊娠增加了不必要的检查,而对所谓的低危妊娠又失去了应有的重视。

(2)根据经验评估:从循证医学角度看,这种方法的可靠程度只属于Ⅲ级,不是理想的方法。

(3)按规定方案处理:由医疗保健部门根据当地实际情况,规定高危妊娠的范围和高危转诊的指征。虽然不够全面,但实用性好。

3. 高危妊娠管理办法

对高危妊娠的危险度进行量化,实行分级管理。量化标准根据各地具体条件制定。基层医疗保健机构按规定进行高危转诊,病情复杂或严重者直接转到上级医疗机构,避免多次逐级转诊贻误病情。对于转诊的孕产妇,基层医疗保健机构应继续追踪管理。当排除高危情况或病情好转后,可转回基层医疗单位继续处理。

三、超声检查

超声检查是目前较安全的影象学诊断手段,建议对所有孕妇常规超声检查,并对检查结果提供咨询,包括广泛讨论胎儿的病理生理、预后和可能的处理方案。

1. 妊娠早期检查内容及其目的

(1)确定胚胎是否成活。

(2)发现或确定多胎妊娠,并设法区分是单卵还是双卵所致。

(3)确定妊娠周数:测量的参数很多,妊娠第5~7周选用最多的是测定妊娠囊直径,通过查阅妊娠囊直径与胎龄关系表推测出妊娠天数。妊娠第7~12周,通过测定胎儿顶臀长度(CRL)推测胎龄;妊娠第13~20周,通过测定胎儿双顶径或股骨长度推测胎龄;妊娠第20周后,由于胎儿生长受到本身遗传及母亲因素的影响,无法从胎儿大小正确推断胎龄。

(4)检查胎儿有无畸形:如无脑儿、腹壁裂、巨大囊肿、肢体缺失等大体结构畸形。如果有心脏病家族史,发现胎儿心律不齐,可进一步进行胎儿超声心动图检查。唐氏综合征是最常见的非整倍体遗传病,目前认为妊娠第12~14周测量胎儿颈背部皮肤与软组织之间的最大透亮厚度(NT)是筛查21-三体病的有效标志。

(5)根据特殊指征检查:例如怀疑子宫颈功能不良时,超声检查母亲子宫颈长度、形态;妊娠早期阴道流血,通过检查胚囊形态、结构、胎心诊断先兆流产或难免流产,或通过动态观察发现保胎是否成功。

(6)评价子宫及附件有无异常。

2. 妊娠中期检查内容及目的

妊娠第18～20周是妊娠中期超声检查的最佳时机。这时母亲血清遗传筛查报告已获得，母亲的内科并发症大多尚未影响到胎儿，胎儿的大部分结构都能被检查到。但这时超声检查仍有下列不足：①由于胎儿太小，有些结构例如唇、心脏、外周血管等可能看得不够清楚；②某些检查项目，如脐动脉血流、羊水量、胎盘位置等尚处于变动状态，不能做出肯定诊断；③有些先天缺陷还未表现出来，如梗阻性疾病(脑积水、肾积水、十二指肠闭锁)及胎儿生长或行为异常等。即便中期检查存在一些不足，但对了解胎儿的生长发育状况还是非常有意义的。

再次查实有无畸形：对多胎妊娠和较早发生子宫内生长受限者尤应注意。

再次判定胎龄：胎头双顶径(BPD)在妊娠第12～20周期间生长稳定，变异性小，可用以估计胎龄。测量股骨长度估计胎龄也是一个较好的指标，可信度类似BPD。

观察胎儿生长速度：在确定胎龄的前提下，如果单次测量BPD低于该妊娠周数均值的2个标准差或第10百分位提示胎儿宫内生长受限。头围大小不受胎头变形的影响，优于BPD，如果连续测量可提高诊断率。妊娠第16～22周，BPD增长率3.5mm/周；妊娠第23～30周降到2.3mm/周；妊娠第31～40周为1.4mm/周。如果颅骨增长率低于第10百分位，提示子宫内生长受限。

筛查胎儿子宫内生长受限和巨大儿：当胎儿子宫内生长受限时，胎儿肝糖原、腹部软组织、皮下脂肪被消耗，腹围将最早被累及，所以测量腹围能及早反映胎儿营养状况。通常以腹围小于该妊娠周数的第10百分位，或以腹围、双顶径、头围、股长等多参数估计胎儿体重小于第10百分位为子宫内生长受限，大于第90百分位为巨大儿。

筛查双胎妊娠有无子宫内输血：此症主要发生于单卵双胎或单羊膜腔双胎。子宫内输血可表现出两胎儿大小和羊水量相差很大，严重时可有胎儿胸水、腹水、心包积液。

3. 妊娠晚期检查内容及目的

如果已在妊娠中期作过常规检查，并且产前检查都正常，此期不必常规超声检查，因为许多提示染色体非整倍体的形体表现到妊娠晚期已很难与正常的区分开来。胎儿的测量参数、行为特点随其生长发育，个体差异越来越明显。但是，如果以前没有做过详细检查或者有条件，建议再次超声检查。虽然由于胎儿在子宫内活动空间缩小，可能影响全面检查，但是有些梗阻性疾病，例如脑积水、肠梗阻、肾积水等需到妊娠晚期才表现出来。妊娠晚期的超声检查大多根据临床指征来估计羊水量、胎儿大小，检查胎盘位置及形态，了解脐带绕颈或脐带血管异常，进行胎儿生物物理评分，绘制多普勒血流图等。

四、妊娠期、哺乳期合理用药

母亲用药主要通过胎盘和乳汁两条途径到达胎、婴儿，所以孕妇及哺乳母亲用药要考虑到对胎、婴儿的影响。由于胎儿、新生儿的肝脏、肾脏功能尚未成熟，即使母亲用药无不良反应，仍可严重影响胎儿、新生儿。药物对胎儿的有害作用表现为致畸或其他不良影响。事实上，药物的致畸作用很难发现，因为：

- 由于不允许在人类妊娠早期做药物的临床研究，所以只能依据一些个例来推断。

• 致畸作用与母亲用药剂量、持续时间、是否合用其他药物,以及胎儿个体差异(对药物的亲和性、反应性)都有关。

• 人群先天畸形的发生率影响对药物的评估。

• 环境因素也影响畸形的发生率,其中绝大多数找不到原因。所以,实际上常用药物中约 1/2 不能确定其对胚胎、胎儿、新生儿的影响。

1. 致畸本质

致畸的本质是致畸因素阻止发育中的器官充分实现其遗传能力,可表现为不孕或胎儿的丢失,在妊娠期就出现胎儿发育受限、形态结构或中枢神经系统功能的改变。有些情况下,致畸作用直到出生后一段时间才表现出来。

2. 药物对胎婴儿不良影响因素

(1)用药时间:受精卵着床前,即受精后 2 周内,受精卵还在输卵管或子宫腔的分泌液中,未与子宫内膜直接接触,此时除非药物在分泌液中达到相当浓度才起作用。而且这时胚胎细胞在功能上具有潜在的多向性,可修复和代偿破损细胞,使胚胎继续发育不受影响。如有影响则是胚胎早期死亡。所以,这时药物对胚胎的影响是“全”或“无”。受精卵着床后到妊娠第 12 周内,胎盘循环已建立,器官发育最活跃,而其细胞的多向性渐次消失,所以一旦受害,极易畸形。此期是致畸的高度易感期。妊娠 3 个月后,大多数器官已基本形成,受致畸影响减小,所以致畸药物不会造成大范围的畸形。由于生殖系统、中枢神经系统在整个妊娠期都在发育,所以仍会受到影响。

(2)持续用药时间:大多数药物表现为用药时间越长,对胎儿的影响越大。但也有些药物不受此影响,例如雄激素,如果在生殖器官形成阶段用药,即使 1 ~ 2 次就可能致畸。

(3)给药途径:大多数药物都通过血流到达胎儿,所以血药浓度是对胎儿影响大小的一个因素。一般通过静脉给药,血药浓度最高。

(4)药物自身特点:药物通过胎盘的血管合体膜才能到达胎儿体内,但是胎盘的屏障作用不是十分有效,影响转运速度和程度主要是药物的自身特性,如分子量、脂溶性、与蛋白结合状态及渗透性。一般,分子量小、脂溶性高、呈非结合状态、渗透性高的容易通过。例如抗凝药华法令,分子量小,容易通过胎盘,可引起胎儿颅内出血而致畸;如果改为肝素,由于分子量大,不通过胎盘就安全了。

(5)胎儿遗传素质:药物对胎、婴儿的损害与其本身的遗传素质也有关。同样的药物在不同动物、动物与人之间影响不同。不同遗传素质的人,对药物的亲和性、反应性也不同。

3. 美国食品药物管理局(FDA)关于围生期使用的药物危险度分类法

A 类药:人类实验已证实妊娠期用药对胎儿无害。

B 类药:动物实验证实无害或有不良影响,但未经人类早孕期实验证明。

C 类药:动物实验证实能致畸或致胚胎死亡,但在人类未做过对照实验,或在人或动物中均未做过实验,应慎用。

D 类药:证实对人类胎儿有害,在无其他良好方法时不得不冒险使用。

X 类药:人和动物实验均显示可致畸或对胎儿有害,孕妇禁用。

4. 对胎儿有毒或可能有毒性的常用药物

(1)抗肿瘤药:绝大多数抗肿瘤药物属 D 类,可使人胎致畸,甚至胎死子宫内。

(2)抗癫痫药:属 D 类,致胎儿畸形与造成叶酸缺乏有关,但未治疗的癫痫因缺氧也可使胎儿畸形,所以必要时仍使用。能排入乳汁,致婴儿昏睡、吸吮力差,故哺乳期禁用,必须使用者要停止哺乳。

(3)抗高血压药:①血管紧张素转换酶抑制剂,例如开博通,属 C 类,动物实验能致畸,在人类未见实验报告。乳汁中含量低,未见有损害的报道。②硝普钠,有动物胎仔氰中毒的报道,孕妇慎用。

(4)抗生素:①四环素,D 类,致黄色乳牙;②氨基糖甙类,C 或 D 类,致耳聋和肾功能损害;③磺胺类,B 类,但易致新生儿短时的高胆红素血症;④硝基呋喃类,B 类,新生儿溶血性贫血;⑤含 MTT 侧链的头孢菌素类,可致动物睾丸发育不全,孕妇慎用。⑥喹诺酮类,C 类,动物实验发现环丙沙星致动物不可逆性关节病变,故不能用于妊娠期。

(5)抗甲状腺药:①硫氧嘧啶,能增加先天畸形发生、新生儿甲状腺功能低下和甲状腺肿大;②放射性碘,可引起子代永久性甲状腺功能不足,甚至甲状腺肿瘤。

(6)抗躁狂药:碳酸锂,属 D 类,妊娠早期用药心血管畸形增加,妊娠中、晚期用药可致羊水过多和胎儿糖尿病。

(7)抗前列腺药:消炎痛,属 D 类,致胎儿动脉导管早闭。

(8)激素类:①雌激素:己烯雌酚、雌二醇、倍美力、炔雌醇,X 类,妊娠期无用药指征,用药后女婴生殖道畸形危险增加。能抑制泌乳。②孕激素类:黄体酮,B 类;炔诺酮,D 类,致女胎男性化;安宫黄体酮,D 类,有溶黄体作用。③促排卵药:克罗米酚,受孕后用药属 D 类。④避孕药:理论上属 X 类。⑤肾上腺皮质激素:考的松、强的松,C 类,易被胎盘酶灭活,对胎儿影响小;地塞米松、倍他米松胎盘酶灭活作用小,长期、大量用药对胎儿不利。

(9)降糖药:D860,属 D 类,动物实验能致畸,无人类实验资料。

(10)维生素 A:剂量超过 15000 ~ 25000U/d,可致畸。

(11)亚甲蓝:若用于羊膜腔注射,列为 D 类。

(12)风疹疫苗:属 X 类。

(13)其他:拉米夫定,C 类;利巴韦林,X 类。

5. 用药原则

(1)生育年龄用药时,需注意有无妊娠或可能妊娠。

(2)妊娠期可用可不用的药尽量不用,尤其应避免妊娠前 3 个月内用药。必须用药时,应选择疗效确切、对胎儿安全的药物,避免联合用药和应用新药,严格掌握剂量及用药时间,可局部用药者尽量避免全身用药。

(3)分娩期尽量减少不必要的干预,推荐非药物性分娩镇痛,必须用药时掌握好时间及剂量。

(4)哺乳期用药一般不需中断哺乳,可在哺乳后立即用药,尽可能延迟下次哺乳,以降低药物在乳汁中的浓度。

(5)中药及中成药也应按说明慎用或忌用。

第三节 分娩期保健

妊娠满28周后胎儿及其附属物全部从母体排出的过程称分娩。分娩是一个特殊的生理过程,特别需要加强保健和医学处理。我国孕产妇死亡中,将近一半是因为产后出血,以往少见的羊水栓塞、妊娠期急性脂肪肝在死因位次中则开始显著前移,提示围生期保健和产时保健需调整干预对策。

一、分娩期保健目的

• 保证妇女在最佳状态下分娩,使分娩引起的不良影响及任何潜在的病理因素对母体的损害达到最小程度。

• 减少因分娩带来的生理及心理负担。

• 及时识别和正确处理异常分娩,达到防出血、防滞产、防感染、防产伤和防窒息,降低围生期发病率和死亡率。

二、分娩期保健模式

到目前为止,还没有世界各国公认的最好的分娩期保健模式,见诸讨论的主要有下列几方面。

1. 住院分娩

应大力提倡,并由受过严格培训的医务人员进行新法接生,接生人员应有一定的产科知识技能和应急抢救能力。事实证明,住院分娩好处多;在家分娩,即使是低危人群,并有很好的接生者,也有约25%需急诊转院。

2. 自然分娩

以前惯用的剃阴毛、灌肠已废用,反对常规会阴侧切,无明显高危因素的孕妇可自由选择分娩地点或方式。

3. 到条件好的医院分娩

有并发症或估计分娩有困难者应到条件好的医院分娩,以便于发生意外时进行抢救。由于分娩期有些严重的突发高危情况无法预测,所以基层医院应有安全、紧急转送病人的准备和通讯联络设备。WHO规定,一级转诊单位(相当于我国的中心卫生院)要有下列功能:①外科功能:剖宫产、修补产道和子宫、宫外孕手术、脓肿引流、单纯刮宫术;②麻醉功能;③内科治疗:休克、脓毒血症、妊娠并发子痫的抢救;④人工剥离胎盘、头吸助产;⑤输血;⑥计划生育手术:绝育、皮下埋植;⑦高危妊娠处理;⑧新生儿复苏及保暖。

4. 胎儿电子监护

产程中常规持续胎心电子监护能显著降低新生儿抽搐的发生率,但考虑到因此增加剖宫产和阴道助产率,所以建议由产妇和医生共同抉择改用间断监护。

5. 产程处理

观察产程的进展多采用产程图,如有产程进展异常,从产力、产道、胎儿、精神因素四个方面分析、处理。积极处理第三产程可以减少产后出血。不合理地使用催产素是引起一些严重并发症,例如子宫破裂、羊水栓塞、胎儿窘迫的常见原因。

6. 手术产

头吸助产与产钳助产何者更好尚有争论。前者对母体的损伤小,后者的成功率更可靠。目前,剖宫产率在升高,影响因素主要有:手术安全性的增加、法医学的压力、产妇对较长产程的担心等。急诊剖宫产的并发症比择期剖宫产高,所以更要注意安全操作和预防性使用抗生素。

三、分娩疼痛与镇痛

1. 分娩疼痛的影响因素

分娩疼痛常表现为腹痛、腰痛、阴部撕裂痛等。疼痛感觉的强烈程度不完全与子宫收缩的强度有关,还与下列因素有关:

(1)宫缩协调程度:不协调性宫缩过强时疼痛较重。

(2)胎位:枕后位时疼痛更厉害。

(3)心理因素:害怕分娩的人,疼痛感觉常更厉害,故有人称其为"完成预言"。

(4)精神因素:产程很长,又缺少周围人的关心和支持,因为身心疲惫更觉得疼痛。对疼痛的表达方式受各人习惯及社会文化背景影响,一般分娩后回忆分娩疼痛都轻于实际经历的程度。

2. 分娩疼痛的生理原因

(1)子宫下段及子宫颈由于扩张引起疼痛。

(2)子宫肌肉及子宫颈随宫缩发生暂时性缺氧引起疼痛。

(3)胎儿先露部对周围组织的压迫。

3. 分娩疼痛的神经传导

分娩疼痛来源于内脏疼痛和躯体疼痛。

(1)内脏疼痛:当子宫颈扩张或子宫肌肉及子宫颈缺血时,分布在子宫颈周围和子宫下段的内脏神经接收到疼痛信息,并通过与交感神经伴行的感觉神经传递进入腰交感神经链。再通过这个链将有害信息传入胸10~腰1脊神经节段。再通过复杂的传导通路到高级神经中枢。因此,第一产程的疼痛涉及胸10~腰1脊神经节段。每当宫缩引起子宫腔压力大于3.33kPa(25mmHg)时都会有疼痛感。第一产程的宫缩痛可以通过下述方法缓解:子宫颈周围阻滞、在腰2部位行两侧腰交感神经阻滞, 在胸10~腰1行两侧椎旁躯体神经阻滞, 或在胸10~腰1部位行腰麻或硬膜外麻醉。

(2)躯体疼痛:躯体疼痛来源于阴道和会阴,主要通过阴部神经传导,与骶2、3、4神经会合→骶2、3、4脊神经节段→高级神经中枢,因此躯体疼痛发生于第一产程末到第二产程结束,可通过骶麻、腰麻或较低部位的硬膜外麻醉来阻断这种疼痛刺激。区域性麻醉镇痛常不能同时减轻第一产程和第二产程的疼痛。另外,疼痛是由直径小的神经纤维传导的,它能被附近直径大的神经纤维的刺激所阻断,故还可通过转移刺激来减轻分娩疼痛。

4. 减轻疼痛措施

(1)分娩宣教和心理疗法:应在分娩前对每对夫妇进行宣教,甚至实地参观,使其了解分娩过程。学习自我放松运动和呼吸技巧，例如在每次宫缩时均匀地做腹式深呼吸运动，或腹部按摩、压迫两侧腰部。分娩过程中，医务人员不但要指导产妇作自我放松运动，还要给予必要的暗示和鼓励，帮助其克服分娩疼痛。

(2)提供舒适服务：日常生活中人们都能忍受诸如口渴、背痛等不适，但是如果已经历了数小时疼痛的待产妇，可能很难再同时忍受上述不适，所以应创造条件，包括创造一个舒适的环境，提供良好的生活护理和心理护理，开展导乐分娩或由丈夫、亲人陪伴。

(3)药物镇痛：实际上所有分娩时所用的药物均能通过胎盘，并对胎儿产生影响，所以分娩时应尽量少用药，而且应该根据各产程疼痛传导的特点采用合适的镇痛方法。目前认为较安全的镇痛药物及使用如下：

哌替啶：不但是止痛剂，而且有镇静和抗痉挛效用。用药后有陶醉和健康的感觉，有助于子宫颈放松。肌注25～75mg，30 min后即起效，维持2～3h，常用于第一产程。估计胎儿在用药后2～4h分娩者不用，因为此期是药物在胎儿体内的高峰时间，新生儿出生时呈熟睡状态，容易发生新生儿窒息。使用时应备好麻醉拮抗剂纳络酮，如估计新生儿可能有严重呼吸抑制，胎儿娩出前给产妇肌注或静注纳络酮0.4～0.8mg。

椎管内给药：腰部硬膜外阻滞麻醉和结合硬膜外阻滞麻醉（即蛛网膜下腔+硬膜外麻醉），是目前国内外麻醉界公认的最可行的镇痛方法，镇痛有效率在95%以上。对估计能顺利阴道分娩、已临产、无麻醉禁忌证的待产妇均可施行。由于所用药物浓度只及剖宫产麻醉药的1/3～1/4，对母儿的副作用很小。所起效果是镇痛而不是麻醉，即没有意识消失和运动神经阻滞，用药期间产妇可以进食、进水，可以行走。骶管麻醉因起作用的部位较低，仅用于第二产程，而且有特有的产科并发症，故已少用。

第四节　产后保健

一、产后抑郁症

产后抑郁症指产后出现的情绪低落、烦恼、焦虑、自责、绝望等一系列心理障碍。主要表现为食欲不振，因焦虑所致失眠，对日常生活包括自已的孩子不感兴趣，疲乏、自责，甚至有自杀企图。发病率在10%～15%。

产后抑郁症是多种因素综合作用的结果。产褥期妇女激素变化大，是抑郁症的好发时期。甲状腺功能减退者容易出现抑郁心境。社会心理因素，尤其是夫妻关系不融洽是最大危险因素，其他近期应激生活事件如夫妻分离、居住拥挤、婚姻不协调等，也与产后抑郁症的发生有关。产妇个性可能也是一个影响因素，产前抑郁史、精神病史、年龄偏大或偏小等也都是危险因素。目前尚无完整的诊断标准，通常按照普通抑郁症的标准进行诊断。一般采用自评抑郁量表如爱丁堡产后抑郁量表，主要评定心境低落、焦虑及焦虑所致的睡眠障碍。

产后抑郁属良性精神障碍，大多数病人在产后6个月后症状逐渐缓解，个别持续数月甚至数年，一般不需特殊药物治疗。常规产前教育的同时，加强对胎儿父母的心理社会干预，有可能减少产后抑郁、焦虑的发生。产后开展整体护理，及时发现心理变化，从而有针对性地开展教育，以及加强社区教育和卫生服务、提供社会心理支持网络等，都是防治产后抑郁症的良方。产后如果持续出现不能以疾病解释的精神症状，要克服偏见，及时转精神科诊治。

二、产后避孕

如果不哺乳，月经在产后第4～8周恢复。如果哺乳，月经恢复会比较晚些。但是排卵在月经前14天发生，所以不能等月经后再开始避孕，只要有性生活，就应采取避孕措施。可选择的方法如下：

1. 母乳喂养

在产后6个月内，哺乳性闭经的避孕有效率达99%。

2. 屏障避孕

男用避孕套，女用阴道隔膜和宫颈帽。严格按说明书使用，否则影响避孕效果。

3. 杀精子剂

单独应用杀精子剂，安全性较避孕药、避孕套差。

4. 节育环

这是一种非常有用的避孕方法，盆腔感染率低，哺乳不增加脱环率。目前认为，放环应在子宫完全复旧以后。月经过多者最好选用含孕激素的节育器。子宫形状异常、子宫颈功能不良、有宫外孕病史者不宜放环。

5. 只含孕激素的避孕药

这是产后避孕药中最安全的一种，尤其对哺乳期妇女，不抑制哺乳，而且乳汁中避孕药量很少，对婴儿也无影响。有药片、注射针、皮下埋植、阴道环、子宫内节育器等给药方法。少数人能引起不规则阴道流血。

6. 含雌激素的口服避孕药

避孕药中雌激素成分被广泛认为可使乳汁减少，但一直未被证明。药物成分对哺乳儿无不良影响。不哺乳妇女应延期到产后2～3周开始服药，过早服药可能增加血栓形成的危险。

7. 体外射精

由于此方法使性生活时精神紧张，长期应用可使男子的精索静脉曲张、性功能下降和女子腰酸背痛等，而且避孕效果也不是很好。如果阴茎抽出太晚精液进入阴道易造成避孕失败，所以不主张采用。

8. 安全期避孕

月经正常者下次月经前14d为排卵日，在排卵日及其前后4～5d为受孕危险期，性生活可在危险期外进行，以达到避孕的目的。由于产后多有月经不调，不易掌握安全期，故不宜采用。

9. 输卵管绝育术

在剖宫产同时或产后不久行绝育术，产妇痛苦较小，费用也较节省。但术前应充分讨论，包括孩子的健康状况，以免术后反悔。若有犹豫，宁可推迟手术。

思考题

1. 我国围生期的定义是什么?

2. 妊娠前保健的内容有哪些?

3. 妇女35岁以后妊娠容易发生哪些疾病?

4. 妊娠前过度消瘦对妊娠有什么不良影响? 如何处理?

5. 妊娠前过度肥胖对妊娠有什么不良影响? 如何处理?

6. 妊娠期补充维生素、微量元素、矿物质应注意什么?

7. 妊娠前发现卵巢囊肿如何处理? 为什么?

8. 有习惯性流产、死胎、死产史者准备妊娠前,有哪些基本处理?

9. 妊娠前应常规筛查哪些感染性疾病? 有异常结果时如何处理? 哪些常见的感染性疾病应做有指征的筛查?

10. 妊娠各期保健的重点是什么?

11. 如何识别高危妊娠?

12. 妊娠期常规腹部B超检查几次? 分别在什么时候? 检查目的是什么?

13. 妊娠期用药的原则是什么?

14. 分娩期保健的目的是什么?

15. 影响分娩疼痛的因素有哪些?

16. 有哪些减轻分娩疼痛的方法?

17. 产后抑郁症的常见症状有哪些? 常见原因是什么?

18. 产后避孕措施有哪些?

参考文献

1. 曾攒孙,荀文丽. 现代围产医学. 北京:人民卫生出版社,2000.

2. 孙希志,栾美芙,于乃贻. 妊娠与内科系统疾病. 济南:山东科学技术出版社,2002.

3. 周郅隆. 高危妊娠的监护与处理. 上海:上海科技教育出版社,1999.

4. 縻若丝. 妇产科疾病诊断治疗学. 北京:中国医学科技出版社,2000.

5. 乐杰. 妇产科学(第6版). 北京:人民卫生出版社,2004.

6. James D K, et al. 高危妊娠处理的选择. 北京:科学出版社,2001.

7. Rueenan J T. Management of High-Risk Pregnancy. 4th Edition. Australia, Blackwell, Inc 1999.

8. 华嘉增. 妇女保健新编. 上海:复旦大学出版社、上海医科大学出版社,2001.

9. 古梅等. 围产医学最佳证据. 杭州:浙江大学出版社,2004.

10. Cunningham F G, et al. Williams Obstetrics. 21 Edition. 北京:科学出版社,2002.

(姚琦玮)

第三章　围绝经期和绝经后期保健

学习目标：

- 掌握围绝经期和绝经后期女性激素变化特点及常见生理、心理疾病。
- 了解开展健康教育和医学保健的内容。
- 掌握雌激素替代治疗适应证、禁忌证和用药期检测。

第一节　围绝经期和绝经后期的几个概念

围绝经期指从接近绝经年龄出现与绝经有关的内分泌、生物学和临床特征起到绝经后一年内，起点模糊，终点明确。妇女从生殖阶段向非生殖阶段过渡，会产生一系列的不适应症状，月经永久终止为绝经。绝经后的无卵巢功能阶段为绝经后期，约占人生的1/3时间。

一、绝经过渡期

绝经过渡期指绝经前的一段时间，一般在 45 ~ 50 岁之间。随卵巢功能逐渐衰退到完全消失，女性的身体和精神状态会发生不同程度的变化。最多见的是月经不调，约 90%的妇女在绝经前 4 年即会出现此症状。其他有疲劳、紧张、潮热、潮汗、血压不稳定等。由于症状逐渐发生，并且一部分人症状轻微以致难以发现或不易与由疲劳引起的紧张区分开来，所以往往容易被忽视。

二、绝经

1. 自然绝经

因卵巢功能自然丧失而发生月经停止的现象称为自然绝经。

绝经年龄与遗传有关，吸烟、子宫切除及未分娩过的妇女绝经较早，一般发生在 51 岁左右。诊断绝经的传统方法是回顾性诊断，即停止月经来潮 1 年，再结合实验室检查。绝经可精确地定义为：闭经并出现低雌激素血症和高卵泡刺激素水平（floticle-stimulating hormone，FSH >40IU/L）。也可根据闭经伴潮热、潮汗等感觉及黄体酮撤退试验阴性，做出绝经诊断。

与自然绝经有关的一个概念是卵巢早衰。40 岁前由卵巢功能衰竭引发的绝经称为卵巢早衰。病因有：

（1）无明确原因的卵巢萎缩。

（2）自体免疫性疾病。

(3)化疗。

(4)手术切除双侧卵巢。

由于卵巢早衰引起的绝经年龄相对年轻,所以围绝经期的心身疾病往往较重,远期影响如骨质疏松、心血管疾病的发病危险性更高。所以,卵巢早衰病人尤应注意保健,在精神上给予支持,生活上给予关心,一经诊断就要激素替代治疗。对于准备子宫切除术的病人是否同时切除双侧卵巢,手术前一定要与病人充分讨论,慎重决定。

2. 人工绝经

人工绝经指两侧卵巢手术切除或受放射线损坏导致的绝经。由于卵巢功能突然丧失, 所以其围绝经期症状更常见且严重。单纯子宫切除或子宫内膜破坏引起的月经停止来潮属于子宫性闭经,不属于绝经。

三、绝经后期

绝经后期是人生的正常生理阶段。在绝经后期之初,绝经期急性症状逐渐消退,雌激素不足的远期影响如骨质疏松症、心血管疾病等逐渐出现。由于起病缓慢,有的要到绝经后 10 年才表现出明显症状,且与年龄因素不易区别,所以在绝经后 1 年内即开始激素替代疗法就成为绝经后妇女保健的重要问题。

第二节 围绝经期及绝经后期的激素变化及临床表现

一、激素的变化

1. 围绝经期的激素变化

(1)抑制素下降:抑制素是卵巢颗粒细胞的产物,抑制素下降是卵巢功能衰退最早出现的内分泌变化。

(2)雌激素水平逐渐下降:雌激素水平虽然下降,但还能达到一定水平,故月经还能来潮。由于卵泡对 FSH 的刺激逐渐不敏感,卵泡不能达到成熟,故雌激素水平下降。

(3)孕激素减少:由于排卵次数减少,孕激素出现的机会减少,而且即使出现,其水平也较年轻人低。

(4)促性腺激素变化不明显:由于雌、孕激素负反馈的减弱,以及卵巢产生的抑制素减少,所以垂体(FSH)分泌增加(其基础值 >10IU/ml),但黄体生成素(luteinizing hormone,LH)升高不明显,FSH/LH 比值保持绝经前的水平。

2. 绝经后期的激素变化

(1)促性腺激素:水平进一步升高。绝经后 3 年左右,FSH 和 LH 水平达到高峰,并持续 10 年左右,然后逐渐下降,但直到绝经 30 年,其水平仍高于育龄妇女。FSH/LH 比值升高。

(2)雌激素:卵巢产生的雌激素量极微,甚至少到可忽视的程度。虽然循环中仍可测到低水平的雌激素,但已从绝经前的雌二醇为主过渡到以雌酮为主。雌酮由肌肉和脂肪将肾上腺皮质和卵巢基质产生的雄烯二酮转化而来。肥胖妇女转化率高,血雌激素水平也相对较高。绝经后前几年尚有一定的血雌激素水平,以后随肾上腺和卵巢产生的雌激素前驱物的减少,尽管芳香化过程仍在进行,但循环雌激素水平逐渐下降。

(3)孕激素:绝经后卵巢停止产生孕激素。

(4)雄激素:绝经后卵巢和肾上腺皮质产生的雄激素都减少。女性循环中雄激素的生理作用尚未清楚。

二、临床表现

1. 月经失调

在绝经过渡期,约半数以上妇女发生月经不调,大多为周期不规则、经期延长和经量增多。此系卵巢无排卵性周期引起,偶有妊娠可能,需警惕子宫内膜癌、子宫颈癌、子宫内膜息肉及子宫肌瘤。诊断可通过子宫内膜活检或子宫腔镜下活检进行,还可行 B 超协助诊断。如果 B 超子宫内膜厚度 <5mm 或子宫内膜增生过长,内膜癌的可能性极小,颈管诊刮可用于排除颈管内病变。

2. 血管舒缩失调

血管舒缩失调最有特征性的表现是潮热。病人突然面部及颈部皮肤发红并感到全身发热,继之出汗。全过程约 1 ~ 3min,夜间或应激状态易促发。一般一天发作 5 ~ 10 次,也有多达 30 次/d。发作时可伴有心悸、焦虑、头痛、头晕、耳鸣等。有时发作后出现寒战。约 50%的自然绝经者会出现潮热,手术引起绝经者发病率还要高。潮热发生在夜间可影响睡眠。在绝经过渡期的早期,血管舒缩失调可能仅表现为间隙性睡眠障碍而没有明显的潮热。潮热发生可能与下丘脑脉冲式释放促性腺激素释放激素(GnRH)的频率和强度显著增加有关,但并非直接结果。因为下丘脑的活动异常只是中枢功能紊乱的标志,反映体温调节中枢功能异常而发生潮热。

3. 精神、神经症状

(1)睡眠障碍:表现为入睡困难、早醒或睡眠不深,可能由潮热干扰所致。

(2)注意力不集中,记忆力下降:除因年龄增加外,与睡眠差也有关。

(3)抑郁、焦虑和情绪易激惹:围绝经期妇女常有情绪低落、悲观失望或无端的焦虑紧张、身心疲劳感,或者一反常态,特别会生气甚至发脾气。雌激素缺乏影响中枢神经系统的功能是其原因之一。最近发现,补充雌激素能减少 Alzheimer 痴呆症的发生。围绝经期的心理、情绪变化更与精神、社会因素有关,并且有很大的个体差异。

4. 泌尿、生殖道变化

绝经后 4 ~5 年内如果不补充雌激素,约 1/3 的妇女会发生泌尿、生殖道的萎缩性变化,表现为容易感染、尿失禁、阴道干燥和性交痛等。

5. 皮肤、毛发老化

皮肤、毛发发生一系列老化现象,如皮肤皱纹增多、加深;色素沉着,出现斑点;容易过敏、浮肿;创口愈合能力下降。全身毛发的分布、色泽及数量也发生退行性变化。

6. 远期健康问题

长期的雌激素缺乏,可发生远期的不可逆的严重病变,如心血管疾病、骨质疏松症。这些疾病还与年龄、遗传、生活习惯及其他合并症等多种因素有关。但大量证据表明,绝经后雌激素低下是一个重要的危险因素。

(1)心脑血管疾病,包括冠状动脉疾病和脑血管疾病。世界许多国家报道心脑血管疾病是绝经后妇女死亡的主要原因。美国报道,50 岁以上妇女中 50%以上的人死于心血管疾病。

(2)骨质疏松症:指全身性骨量减少,伴骨微结构改变和骨脆性增加,易发生骨折的疾病。40 ~ 50 岁以后,男女都会出现骨矿含量随年龄增长而逐渐下降的情况,但女性绝经后骨量丢失明显高于男性。随着妇女寿命逐年增加和生活水平的提高,预防老年妇女骨质疏松症已引起世界各国的关注。

第三节 围绝经期和绝经后期保健

指通过群体健康教育和个别咨询、指导等方式提高妇女的自我保健能力,通过预防和治疗围绝经期常见的疾病与不适症状,帮助妇女顺利度过围绝经期这一转变时期,为健康的晚年创造条件。

一、健康教育

采用适当的条件和人们可接受的方式传授知识,使围绝经期和绝经后期妇女及其周围人群,尤其是家属明白绝经期是人生旅途中必经的一站,围绝经期症状是这一特殊时期的生理现象。当事人要坦然处之,努力克服困难,其他人则要给予理解、支持和帮助。

二、心理咨询和指导

心理咨询和指导应针对各种具体问题进行,具体可涉及以下几个方面。

1. 心理疏导

(1)建议病人克服困难,把注意力转移到自己身体以外的方面,为社会和家庭多做贡献,并从中获得乐趣。

(2)劝导病人注意学习,陶冶情操,正确对待各种矛盾冲突,主动建立良好的人际关系。

(3)让病人将心中不快以合理的方式宣泄出来。

2. 生活指导

提倡科学和健康的生活方式。

(1)合理安排工作与生活,避免过度疲劳,保证充分睡眠。

(2)重视营养和合理的饮食调配,热量摄入要较年轻人少。戒烟酒和刺激性强的食物。

(3)适度健身锻炼和脑力劳动。

(4)适度和谐的性生活。

(5)定期体检,有条件者每半年至一年全面体检一次。子宫内膜癌、子宫颈癌的高发阶段在 50 ~ 60 岁。卵巢恶性肿瘤早期症状不明显,故应定期检查,以便及早发现、尽早治疗。

3. 避孕指导

围绝经期仍有排卵可能，所以要继续采用安全有效的避孕方法。已放置节育环者要等闭经半年后再取环。口服避孕药者如果发生闭经要检查排除早孕，如果有异常出血要警惕子宫内膜癌。

三、激素替代疗法

1. 适应证

(1)因雌激素缺乏引起的潮热及精神症状。学术界一致认为，激素替代疗法(hormone replacement therapy，HRT)是围绝经期妇女缓解绝经症状的不可替代的、最可靠的治疗方法。

(2)老年性阴道炎及老年妇女反复尿路感染。

(3)预防骨质疏松症。骨质疏松症是最受绝经影响的病变之一。雌激素能促进肠道对钙的吸收以及肾脏对钙的保护作用，而且直接作用于成骨细胞促进骨的生成，对抗甲状旁腺的骨吸收作用。所以，绝经后补充雌激素有助于阻止骨矿丢失和预防骨质疏松症，但停药后保护作用迅速消失。最近发现，孕激素也能促进成骨细胞功能，预防骨质疏松症。由于绝经后骨矿含量迅速减少，所以 HRT 应在绝经后尽早开始。

2. 用法

(1)给药途径：口服、皮肤贴片、阴道塞药、皮下埋植。临床上最广泛的给药途径是口服。应优先考虑阴道和透皮途径给药。

(2)给药方法：

周期序贯法：模拟生理周期，用雌激素 25d，后期加用孕激素 10 ~ 14d。

连续联合法：每天给予雌、孕激素。

周期联合法：连续运用雌、孕激素 25d，停药 4 ~ 6d 后再开始下一周期。

单一雌激素法：用于已切除子宫者。

(3)病人监测。

自觉症状：潮热症状服药后仍不能控制者要增加剂量；阴道干燥症状缓解较潮热慢，一般需 3 ~ 6 个月。用药后发生乳房胀、白带多、头痛、水肿等症状，系雌激素剂量过大，要酌情减量。

阴道流血：周期联合治疗或周期序贯治疗者可能有周期性阴道流血。如果有异常阴道流血要做子宫内膜活检，以排除子宫内膜增生过长或子宫内膜癌。连续联合疗法者约 1/2 的服药者会发生不规则阴道流血，也有必要进行子宫内膜活检。如果异常阴道流血 6 个月以上，需应用超声或子宫腔镜进一步检查。

乳房检查：乳腺是雌激素的一个靶器官，虽然 HRT 是否增加乳腺癌的发病风险尚无一致意见，但接受 HRT 者应经常接受乳房检查，定期做乳房 B 超，必要时进行乳房 X 线检查。

肝胆 B 超：因为雌激素降低胆汁中的鹅去氧胆酸，形成胆结石的机会增加，故接受 HRT 者要警惕胆结石的相关症状，必要时接受 B 超检查。

3. 禁忌证

禁忌证包括:①妊娠,②严重肝病,③胆汁郁积性疾病,④血管栓塞性疾病,⑤原因不明的子宫出血,⑥雌激素依赖性肿瘤。

四、HRT的弊端与忧虑

1. 女性生殖期肿瘤

研究表明,雌激素具有促进含雌激素受体的靶细胞(如子宫腺上皮、乳腺上皮)增殖和去分化的功能。HRT增加了某些妇科恶性肿瘤,如子宫内膜癌的发生率。如果每个周期使用孕激素达12~14d,可将内膜癌的风险降低,但能否将这种风险降到与非HRT人群一样尚无一致意见。从理论上分析,HRT可减少患卵巢癌的风险。因为HRT可降低绝经后促性腺激素的水平,从而减少使卵巢恶变的因素,但流行病学调查仅证明HRT不增加卵巢癌的风险。子宫颈癌的发生与性激素无明显相关,故HRT不增加子宫颈癌的发生率。由于输卵管癌、阴道癌、外阴癌的发病率较低,肿瘤多起源于鳞状上皮,与HRT的相关性较小。

2. 乳腺癌

HRT与乳腺癌的关系复杂,至今仍未得出确切的结论。流行病学调查及其分析发现,HRT与妇女乳腺癌的比例为1.02~1.35,仅轻度升高。两种或两种以上危险因素同时存在时,如乳腺活组织检查呈不典型增生、其一级亲属中有乳腺癌病人,乳腺癌的发病风险将升高。和未用HRT者比较,HRT者乳腺癌发病年龄偏早,早期乳腺癌所占比例、肿瘤细胞高分化率及肿瘤细胞雌激素受体阳性率明显增高,腋窝淋巴结转移率明显降低,预后也较好。多数报道HRT 10年以下不增加患乳腺癌的机会。

3. 心脑血管疾病

早期研究认为,雌激素水平低落所致脂质代谢紊乱、糖耐量异常、凝血机制变化是绝经后妇女冠心病发病率和死亡率增高的主要原因。但是研究表明,健康的绝经后妇女HRT后心血管事件发生增加,因而HRT不适宜冠心病的一级预防。伴有冠心病的绝经期妇女HRT后不能明显降低非致死性心肌梗死、脑卒中、心力衰竭等的发生,因而对心血管事件的二级预防无效。目前已不推荐HRT作为心血管疾病的一级或二级预防。

五、药物选择及用法

理论上没有哪一种雌激素的疗效比其他的更好,当应用某种雌激素发生副反应时,应该调整剂量或用法,而不是放弃用药。国外用得最多的雌激素制剂是妊马雌酮(结合型雌激素),在美国应用已有50多年的历史,有关HRT的安全性和有效性结论大多数来自该药。国内用得最多的是国产尼尔雌醇,应用原则是应选用天然雌激素,取最小的有效剂量,坚持个体化治疗,并加强安全检测。

思考题

1. 绝经过渡期卵巢变化的特点是什么?
2. HRT的适应证和禁忌证是什么?
3. HRT过程中应注意什么?

4. 绝经过渡期、绝经、围绝经期、卵巢早衰、绝经后期的概念是什么？

参考文献

1. 乐杰. 妇产科学(第5版). 北京：人民卫生出版社,2000.
2. 刘新民,丁小平,宋玉琴(译). 现代妇产科诊断与治疗(第8版). 北京:人民卫生出版社,1998.
3. 李美．妇科内分泌学．北京:人民军医出版社,2001.
4. 曹泽毅．中华妇产科学．北京:人民卫生出版社,1999.
5. Berek J　S. Novak's Gynecology. Canada, RG101. 1996.

（姚琦玮）

第四章　糖尿病健康教育

学习目标：

- 了解对糖尿病病人进行健康教育的意义及特点。
- 掌握饮食原则及规律运动的方法。
- 掌握低血糖的预防与处理。
- 熟悉如何教糖尿病病人进行血糖自我监测。
- 掌握糖尿病病人足部并发症的护理。

糖尿病是一种慢性终身性疾病，是继肿瘤和心血管病后第三位危及人类生命的非传染性流行病，可出现一系列包括心、脑、肾、眼、神经等方面的严重并发症，给社会、家庭及个人带来巨大的经济负担。近年来，随着社会的发展和中国人饮食结构及生活方式的改变，糖尿病的发病率快速上升，从10年前的不足0.67%升至2.5%，北京、上海等大城市已达3.5%~4.5%。糖尿病对未来的公众健康已构成极大的威胁，因此，现代糖尿病治疗越来越强调糖尿病教育的重要性。1996年国际糖尿病联盟（international diabetes federation，IDF）已将糖尿病教育列为糖尿病五项基本治疗措施之一，包括饮食治疗、运动治疗、药物治疗、糖尿病教育和自我血糖监测。国际知名糖尿病教育家，瑞士的Assal教授曾指出：糖尿病及其并发症的高质量的治疗，取决于对糖尿病病人的教育。

第一节　糖尿病健康教育的目的和意义

一、糖尿病教育的目的和意义

1. 糖尿病教育的目的

进行糖尿病教育的目的，是提高有关糖尿病的知识、培训技巧以及改变行为，加强病人对治疗的依从性和严格控制代谢，从而改善和提高糖尿病病人的生活质量。

2. 糖尿病教育的意义

（1）提高病人及其家属对糖尿病的认识，提高自我保健和进行疾病管理的能力。

（2）使病人与医务保健人员合作，长期严格地控制代谢紊乱，达到理想控制标准。

（3）防止或延缓糖尿病并发症的发生。

（4）从卫生经济学的角度，通过糖尿病教育，给病人和社会带来经济效益。

（5）改善病人生活质量。

二、正确认识糖尿病

护士应倾听病人对糖尿病的看法和理解，引导并鼓励病人说出对自身疾病的疑问，及时纠正病人对糖尿病的一些错误认识，使病人确信糖尿病虽不能根治但能控制；若不能有效控制，会引发一系列严重的并发症，从而导致生命危险。同时，糖尿病需要综合治疗，即饮食、运动及药物须有机配合，其中饮食和运动是基础。要让病人意识到自己始终处于医疗糖尿病的主导地位，医护人员只能起指导和辅助的作用，以此激发病人自我管理的主动性。

第二节　合理饮食和规律运动

合理饮食是治疗糖尿病最基本的方法，其目的是根据病人的具体情况，使食谱中的总热量与食物结构具有合理性。在饮食合理配伍的同时，通过适当的有规律的运动，可以控制体重在标准范围内，控制血糖，恢复体力。

一、合理饮食

合理饮食的原则是：控制每日摄入食物的总热量，以达到或维持理想体重为目标。

1. 确定每日饮食的总热量

应根据病人的体重和活动强度计算每日摄入的总热量，并定期修正。

每日摄入的总热量 = 标准体重 × 每千克体重需要的热量

标准体重的测算公式：

身高(cm) - 105 = 标准体重(kg)

标准体重 > 10%为超重；超过 20%为肥胖；低于 20%为消瘦。

每千克体重需要的热量控制：休息者每日 25 ~ 30kcal/kg，轻度体力劳动者每日 30 ~ 35 kcal/kg，中度体力劳动者每日 35 ~ 40 kcal/kg，重度体力劳动者每日 40 kcal/kg。儿童、孕妇、消瘦者酌情增加，肥胖者酌情减少。

2. 计算每日所需的食物交换份

食物交换份是指将食物按照来源、性质分成主食类、蔬菜类、水果类、鱼肉类(含豆制品)、乳类(含豆奶)、油脂类六大类。每份食物在一定重量内所含的热量、蛋白质、脂肪和碳水化合物是相近的，同类与不同类食物的交换每份达 80 ~ 90 kcal 热量。主食类食物应占每份数的 50%或以上。

3. 合理分配一日的餐次

最常见的分配方案是早、中、晚：1/3、1/3、1/3 或 1/5、2/5、2/5。对易出现低血糖者，可调整药物剂量或适当加餐(占总热量的 5% ~ 10%)。

二、规律运动

运动疗法和饮食管理是糖尿病治疗的两大基石。适当的运动可减轻病人体重，改善心血管功能，降低胰岛素抵抗，改善血脂水平，提高生活质量。糖尿病病人的运动选择必须个体化，根据病人的年龄、疾病及身体状况以及目前血糖控制情况和生活方式，制订运动计划。

血糖在300mg/dl以下（16.7mol/dl以下）的2型糖尿病、1型糖尿病稳定期病人均可选择运动，有轻度合并症的病人可选择小运动量的运动。

1. 不适合运动的病人

当病人有下列情况时暂不能运动：有急性并发症的病人，如合并急性感染、酮症酸中毒、高渗性昏迷等；伴有心功能不全、心律失常者；严重糖尿病肾病、糖尿病足者；严重视网膜病变、新近发生血栓者；血糖未得到较好控制（空腹血糖>300mg/dl）或血糖波动明显的病人。

2. 病人运动指导

（1）运动前的准备：运动前检测血糖，如>300mg/dl不宜运动，<100mg/dl则应加餐，同时注意多饮水；携带糖尿病急救卡和易于吸收的碳水化合物，如含糖饮料等。运动前先做5~10min的低强度有氧热身运动。

根据病人的具体情况选择适宜的运动方式和强度，运动结束时需做5~10min的整理运动。

（2）运动频率和时间、强度及项目的选择：糖尿病病人每周锻炼3~4次。每次运动时间30~60min。运动时间一般安排在早餐或晚餐后的30min~1h以后，不宜在饱餐后或饥饿时进行运动。

（3）运动强度的选择：心率不超过“170－年龄”。

最低强度运动：散步、购物、做修身养性性质的家务、打太极拳、开车等，持续30 min，平均消耗热卡334.8kJ（80kcal）。

低强度运动：跳交谊舞、下楼梯、平地骑车、打桌球，持续20min，平均消耗热卡334.8kJ。

中等强度运动：平地慢跑、打羽毛球、溜冰、做广播操、划船、上楼梯，持续10min，平均消耗热卡334.8kJ。

高强度运动：跳绳、游泳、举重、打篮球，持续5min，平均消耗热卡334.8kJ。

（4）预防运动过程中低血糖的发生。病人在运动中应遵守以下原则：

- 尽可能在饭后30min~1h参加运动。
- 避免在胰岛素或口服降糖药作用最强时运动。
- 运动前胰岛素注射部位尽量不选运动时剧烈活动的下肢等部位。
- 一般不宜在空腹时运动，如果空腹血糖在120mg/dl以上，可进行运动；如果空腹血糖低于120mg/dl，在运动前应进少量食物，如喝一杯牛奶、吃几块饼干，进食后10min开始运动；如果空腹血糖低于120mg/dl，晚饭前又用长效胰岛素或口服降糖药治疗，也可以适当将药量减少。初次参加运动的病人，可在运动前后测一次血糖，以便选择适合的运动和运动强度。

三、指导病人掌握血糖自我监测的方法

1. 不同时段监测血糖的意义

(1)凌晨或早餐前(空腹)血糖:反映人体基础胰岛素的分泌,应在静息状态(禁食/禁药)下检测。

(2)餐后血糖:反映人体餐后胰岛素的分泌,应选择餐后2h的血糖。

(3)运动前后血糖:是制定适合自己的运动方式、运动时间的依据。

(4)睡前或凌晨3点左右血糖:睡眠中有明显不适的病人增加当时血糖的观察次数,可以指导治疗。

(5)随机监测血糖:感冒等急性疾病或其他慢性疾病应随机监测血糖。

2. 血糖监测频率和时间

(1)全天血糖谱:空腹+三餐后2h+睡前,称5点法;空腹+三餐前+三餐后2h+睡前或夜间,称7点法。

(2)监测频率:非药物治疗者2次/d,选择不同时段的监测如空腹+1次餐后2h血糖,每周测1d。口服降糖药治疗者2~3次/d,选择不同时段的监测如空腹+1或2次餐后2h,空腹+1次餐后2h +睡前血糖,每周测1~2d。胰岛素治疗者5~7次/d(5点法或7点法全天血糖谱),每周测1~2d。每月至少监测凌晨3点血糖1次,以确认有无低血糖。

(3)需加测血糖频率的情况:如患其他疾病时、手术前后、外出旅游时;血糖值经常>10 mmol/L;糖尿病初发或治疗方案改变时;运动前、中、后,尤其是开始一项新项目运动时;遇有不适,尤其出现心慌、手抖、冒冷汗等疑有低血糖时。

第三节　用药指导及并发症预防和处理

一、用药指导

无论是住院还是非住院的糖尿病病人,均应在医生的协助和指导下用药,不可擅自改药、停药。应指导病人掌握用药时间、剂量,药物的作用机制、类型、作用时间及可能出现的副作用。对需要注射胰岛素的病人,应教会其如何注射和保管胰岛素,以及低血糖的预防和处理。

二、低血糖预防与处理

1. 低血糖的常见原因

(1)胰岛素剂量或磺脲类口服降糖药剂量过大,优降糖尤为多见。

(2)阿卡波糖类药物也有引起低血糖的副作用;同时应用β-受体抑制剂、血管紧张素转换酶抑制剂、水杨酸制剂(如阿司匹林)、磺胺类抗生素或抗抑郁剂等偶尔也会引起低血糖。

(3)忘记或推迟进餐,进食量不足。

(4)应用胰岛素治疗者运动量增加。

(5)空腹时饮酒过量。

(6)肾上腺、下丘脑、垂体、甲状腺疾病或肝肾疾病加重。

(7)未能调整好用药量。

2. 症状与体征

低血糖发生的严重程度不仅取决于血糖的水平，还与血糖下降的速度有关。低血糖症状在各个体间的差异很大，典型的症状有心跳加快、多汗、颤抖和极度饥饿，可出现如焦虑、恍惚、心神不定、人格分离、醉酒的感觉以及情绪低落等症状；重度低血糖可导致意识障碍。

3. 指导病人预防低血糖

（1）按时进食，生活规律化。若因特殊原因不能按时进餐时，应预先吃些饼干、水果等。

（2）定时定量使用胰岛素或口服降糖药。

（3）保持恒定的运动量，不宜空腹运动。

（4）应用胰岛素治疗的糖尿病病人应携带少量含糖食物及糖尿病急救卡，以备急需。急救卡内容包括姓名、性别、年龄、所患疾病、所服药物、家庭电话、住址、急救电话及昏迷时应如何救治；同时，要让病人亲友、同事、同学等了解其所患的疾病、所用的降糖药物等，一旦发生低血糖或并有昏迷时知道如何处理。

4. 指导病人处理低血糖

一旦感觉发生低血糖，有条件者应立即用血糖仪进行测定。血糖小于3.8mmol/L，应根据反应的轻重迅速补充易被吸收的碳水化合物。较轻的低血糖一般应在15min内缓解；若未能缓解可再服用上述食物；若仍未缓解，则应到医院诊治。如果低血糖发作离下次进餐还有较长一段时间（1～2h以上），在纠正低血糖之后，还需要加食一份主食，如一片面包或3～5块饼干等。这些食物能使血糖保持的时间较长，防止再次低血糖。阿卡波糖（拜糖平）引起的低血糖必须口服或静脉给葡萄糖或注射胰高血糖素。

三、糖尿病足部护理

1. 关于足部护理意义的教育

对尚无危险因素的年轻糖尿病病人，应向其介绍为什么要进行足部护理，控制吸烟与足部并发症的关系。建议病人避免因穿鞋不当而引起胼胝、囊泡，以及过度潮湿而导致真菌感染。应定期检查，注意足部卫生，正确地修剪趾甲。

2. 老年病人或病史较长但足部正常者

对于老年病人或糖尿病病史较长但足部正常者，除进一步强调上述建议外，还应鼓励病人及时向医生报告有无下肢麻木或刺痛、变色、肿胀、囊泡、外伤、溃疡或胼胝形成等。

3. 对高危病人足部护理的指导

（1）每日检查足部。从足背、足趾缝间到足底仔细检查，注意足部皮肤是否有水疱、擦伤、裂口、红肿，是否有胼胝、鸡眼；趾甲是否过长、过厚，是否有嵌甲、劈裂、甲沟炎等。一旦发现有异常，应立即到医院就诊。

（2）每日洗脚。水温控制在38～40℃，用中性肥皂洗10min为宜，洗脚后应擦干。

（3）正确修剪趾甲。趾甲过长或太短均会伤及皮肤或周围组织，剪趾甲时光线要好，注意修剪。

（4）修除胼胝（角质层）。胼胝是导致足部溃疡的重要隐患，要及时消除。修除胼胝时，先用温水洗脚使之软化，然后用木砂磨去角化层，最好不用锐器去削割。

(5)保持皮肤润滑。每天涂抹羊脂或植物油类润滑剂，并轻柔而充分地按摩皮肤。

(6)预防外伤、烫伤和冻伤。

(7)选择合适的鞋袜。

4. 病人高危足危险判断

如果病人存在以下两种以上情况，应视为易患糖尿病足危险人群：

(1)有截趾或截肢病史。

(2)接受过肾移植的病人。

(3)既往有足部溃疡或疼痛病史、下肢痛觉减退或丧失的病人。

(4)病人有下肢麻木、刺痛或血管缺血性痛，有下肢缺血体征。

(5)存在明显的糖尿病视网膜病变或糖尿病肾病。

(6)老年人和糖尿病病史较长者。

男性较女性更易患糖尿病足。

5. 定期检查对早期发现并发症的意义

糖尿病的慢性并发症有：由微血管病变导致的肾脏、神经、眼部病变，大血管病变导致的心血管、脑血管、下肢血管病变。因此，指导糖尿病病人定期检查，可早期发现并发症，及时治疗，为药物的使用提供依据。

定期检查内容如下：

(1)血压、脉搏、体重及腰臀围，至少每周测定1次。

(2)血糖及尿常规，尤其是尿糖、尿蛋白、尿酮体，至少每月检查1次。

(3)糖化血红蛋白，每2至3个月检查1次。

(4)尿微量白蛋白，每半年至一年检查1次。

(5)眼部情况(包括眼底检查)，每半年至一年检查1次。

(6)肝功能、肾功能、血脂，每半年检查1次。

将上述检查结果做记录，并注明检查日期；同时记录自觉症状、每餐的进食量和热量，工作、活动情况，有无低血糖反应的发生。这些都会为医生制订进一步的治疗方案提供重要的参考资料。

第四节 糖尿病健康教育的特点

糖尿病健康教育需要一个团队。糖尿病教育的任务非常繁重，一个完备的糖尿病治疗组应有医生、护士、营养师、心理工作者、运动生理工作者、社会工作者、足病医生。

1. 糖尿病是终身性疾病

一方面由于糖尿病具有终身性的特点，因此对糖尿病的健康教育要保持经常性，以便使病人获得新的信息，掌握新的技术，得到更好的治疗。另一方面由于糖尿病病人对教育内容的遗忘或当时对教育的内容未予重视，随着时间的推移，最初的教育内容可能已不再适用，治疗方案也可能已改变；因此糖尿病健康教育需要反复强化，而重复强化的教育还可以对病人提供社会以及心理的支持，提高病人的生活质量。

2. 心理和社会支持在糖尿病教育中的作用

糖尿病为慢性终身性疾病，这种长期的患病状态会导致一些心理和社会问题。通过医患交流、患患交流，参与社会团体，寻求社会机构如学校、单位、家庭的帮助，可以获得必要的社会和心理的支持。

3. 糖尿病教育存在的问题及展望

虽然我国的糖尿病健康教育已日益得到重视，但与发达国家相比差距甚大，这主要表现在专业人员缺乏，技术力量和手段较落后，经费投入严重不足；教育过程中强调的是疾病知识的传递，缺乏长期有效的效果评估；病人对教育不够重视等。这些问题都亟待不断改进。

今后的糖尿病健康教育应该是一个系统工程，它的主体至少应包含行政机构、民间协会、医院、病人、企业、媒体等六个方面。病人应积极参与；政府有相关政策给予支持；协会发动民间力量，组织系统化、规模化的教育活动；医院利用自身特色，发挥临床教育优势；企业以宣传先进的医疗技术带动区域性教育，形成局部规模；媒体在舆论上积极倡导，培育病人接受教育的意识和心理基础，进一步完善糖尿病健康教育体系，从而使我国的糖尿病健康教育事业走上快速发展的道路。

思考题

1. 对糖尿病病人的教育有何意义？
2. 糖尿病病人合理饮食有哪些原则？
3. 糖尿病病人如何进行有规律的运动？
4. 糖尿病病人运动的频率、时间、强度及项目如何选择？
5. 如何预防低血糖？低血糖如何处理？
6. 糖尿病病人如何进行血糖自我监测？
7. 如何判断病人是否有患高危足的危险？
8. 糖尿病病人足部并发症如何护理？
9. 糖尿病教育有哪些特点？

参考文献

1. 朱禧星主编. 现代糖尿病. 上海：上海医科大学出版社，2000.

2. 刘建琴，刘道平，陆秀华等. 患者糖尿病知识掌握程度与疾病直接医疗费用关系的调查. 2000，35(9)：524－526.

3. 范丽凤，潘长玉，田慧等. 全程糖尿病健康教育模式的建立与实践. 中华护理杂志，2001，36(4)：249－252.

4. 李雪萍. 加强健康教育，提高糖尿病足患者的预防意识. 护士进修杂志，2000，15(5)：387.

5. 许曼音. 享受健康人生——糖尿病细说与图解. 上海：上海科学技术文献出版社，2002.

6. Pibernik-Dkanovic M, Prasck M, Poljicanin-Filipavic T, et al. Effects of an empowerment-based psychosocial intervention on quality of life and metabolic control in type 2 diabetic patients. Patient Educ Cons, 2004, 52(2): 193－199.

（何晓文）